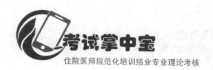

骨科住院医师规范化培训结业专业理论考核

考前重点辅导

住院医师规范化培训结业专业理论考核命题研究委员会
组编

U0220008

上海科学技术出版社

图书在版编目（ＣＩＰ）数据

骨科住院医师规范化培训结业专业理论考核考前重点
辅导 / 住院医师规范化培训结业专业理论考核命题研究
委员会组编. -- 上海：上海科学技术出版社，2023.4
（考试掌中宝·住院医师规范化培训结业专业理论考
核）
ISBN 978-7-5478-6124-0

Ⅰ. ①骨… Ⅱ. ①住… Ⅲ. ①骨科学－资格考试－自
学参考资料 Ⅳ. ①R68

中国国家版本馆CIP数据核字(2023)第048968号

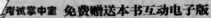

· 经典例题，引导考点，知识全面覆盖

· 结构分明，条理清晰，重点一目了然

· 紧扣考纲，梳理剖析，复习事半功倍

使用方法： 扫描二维码→手机号注册账号并输入授权码→根据页面提示下载APP并在相应
模块中使用

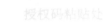

微信添加您的
专属备考客服

医考问答
学习社区

骨科住院医师规范化培训结业专业理论考核考前重点辅导
住院医师规范化培训结业专业理论考核命题研究委员会　组编

上海世纪出版(集团)有限公司
上 海 科 学 技 术 出 版 社 出版、发行
（上海市闵行区号景路 159 弄 A 座 9F‐10F）
邮政编码 201101　　www. sstp. cn
常熟市华顺印刷有限公司印刷
开本 787×1092　1/16　印张 17
字数：390 千字
2023 年 4 月第 1 版　2023 年 4 月第 1 次印刷
ISBN 978‐7‐5478‐6124‐0/R·2733
定价：98.00 元

本书如有缺页、错装或坏损等严重质量问题，请向工厂联系调换

前　言

　　住院医师规范化培训是毕业后医学教育的重要组成部分,是培养合格临床医师的关键阶段,顺利通过考核是成为合格临床医师的必经途径。

　　住院医师规范化培训考核包括过程考核和结业考核,考核合格者颁发统一的住院医师规范化培训合格证书。结业考核包括专业理论考核和临床实践能力考核,重点考察临床医师岗位胜任能力。其中,结业专业理论考核在全国实行统一考试,考试时间一般由国家卫生健康委员会人才交流服务中心确定,考试形式为使用计算机作答,题型包括共用题干单选题、单选题和案例分析题(不定项选择题)。注意,共用题干单选题和案例分析题的答题过程是不可逆的,即不能退回上一问,只能进入下一问。临床实践能力考核时间由各省级卫生健康行政部门根据《住院医师规范化培训结业考核实施办法(试行)》规定另行确定。

　　近年,随着住院医师规范化培训制度的不断完善,结业专业理论考核呈现出难度逐渐加大、内容更加繁杂的趋势。同时,参与培训的大多数考生因忙于临床工作而使备考时间不足,加上缺乏理想的复习指导用书,导致考核效果往往不理想。为帮助广大考生顺利、高效地通过结业专业理论考核,我们按照最新住院医师规范化培训结业专业理论考试大纲,结合历年考试经验,以实用、高效为原则,用心编写了本套考前重点辅导的系列书籍。

　　本书在编写时以最新考试大纲为框架,分章节编写,按照对考点"了解""掌握"等不同层次的要求合理安排内容,以例题为引导,通过选择有代表性的经典例题,进行知识梳理、考点分析,既帮助考生了解出题角度和形式,也以考点串联整体,化繁为简,突出重点,让复习效果事半功倍。

　　为了方便考生复习迎考,本书包括纸质版和配套的手机 APP 应用版,使考生随时随地互动复习,反复强化,加深记忆,帮助广大考生轻松通过考试。

　　由于编写人员经验水平有限,书中难免存在疏漏与不足之处,敬请使用本书的广大考生及其他读者予以批评指正。

住院医师规范化培训结业专业理论考核

命题研究委员会

2022 年 9 月

目 录

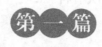

公 共 理 论

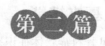

专 业 理 论

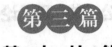

基 本 技 能

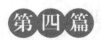

外科通用部分

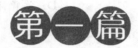

公 共 理 论

| 第一章 |

政 策 法 规

例题 1

对医疗机构的执业要求规定,医疗机构必须将以下项目悬挂于明显处,除了(C)

A. 医疗机构执业许可证　　　　B. 诊疗科目

C. 诊疗医生　　　　　　　　　D. 收费标准

E. 诊疗时间

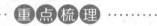 重点梳理

1. **卫生法基本理论**　①主要形式,包括宪法中卫生方面的规范、卫生法律、卫生行政法规、卫生标准等。②效力,包括卫生法对人的效力、空间效力和时间效力。③卫生法的解释,可分为正式解释与非正式解释。

2. **医疗机构管理法律制度**

(1) 医疗机构执业要求:①任何单位或个人,未取得"医疗机构执业许可证"或者未经备案,不得开展诊疗活动。②必须将"医疗机构执业许可证"、诊疗科目、诊疗时间和收费标准悬挂于明显处所。③必须按照核准登记或者备案的诊疗科目开展诊疗活动。④不得使用非卫生技术人员从事医疗卫生技术工作。⑤工作人员上岗工作,必须佩戴载有本人姓名、职务或者职称的标牌。⑥对危重患者应当立即抢救,对限于设备或者技术条件不能诊治的患者,应当及时转诊等。

(2) 医疗机构的校验期:床位在 100 张以上的综合医院、中医医院、中西医结合医院、民族医医院及专科医院、疗养院、康复医院、妇幼保健院、急救中心、临床检验中心和专科疾病防治机构的校验期为 3 年;其他医疗机构的校验期为 1 年。

3. **执业医师法律制度**

(1) 执业医师资格考试条件:①具有高等学校相关医学专业本科以上学历,在执业医师指导下,在医疗卫生机构中参加医学专业工作实践满 1 年。②具有高等学校相关医学专业专科学历,取得执业助理医师执业证书后,在医疗卫生机构中执业满 2 年。

(2) 执业助理医师资格考试条件:具有高等学校相关医学专业专科以上学历,在执业医师指导下,在医疗卫生机构中参加医学专业工作实践满 1 年的,可以参加执业助理医师资格考试。

(3) 医师在执业活动中享有的权利

1) 在注册的执业范围内,按照有关规范进行医学诊查、疾病调查、医学处置、出具相应的医

学证明文件,选择合理的医疗、预防、保健方案。

2)获取劳动报酬,享受国家规定的福利待遇,按照规定参加社会保险并享受相应待遇。

3)获得符合国家规定标准的执业基本条件和职业防护装备。

4)从事医学教育、研究、学术交流。

5)参加专业培训,接受继续医学教育。

6)对所在医疗卫生机构和卫生健康主管部门的工作提出意见和建议,依法参与所在机构的民主管理。

7)法律、法规规定的其他权利。

(4)医师在执业活动中履行的义务

1)树立敬业精神,恪守职业道德,履行医师职责,尽职尽责救治患者,执行疫情防控等公共卫生措施。

2)遵循临床诊疗指南,遵守临床技术操作规范和医学伦理规范等。

3)尊重、关心、爱护患者,依法保护患者隐私和个人信息。

4)努力钻研业务,更新知识,提高医学专业技术能力和水平,提升医疗卫生服务质量。

5)宣传推广与岗位相适应的健康科普知识,对患者及公众进行健康教育和健康指导。

6)法律、法规规定的其他义务。

(5)执业注册:除有《中华人民共和国执业医师法》规定不予注册的情形外,卫生健康主管部门应当自受理申请之日起20个工作日内准予注册,将注册信息录入国家信息平台,并发给医师执业证书。

(6)医师考核:国家实行医师定期考核制度。

1)县级以上人民政府卫生健康主管部门或者其委托的医疗卫生机构、行业组织应当按照医师执业标准,对医师的业务水平、工作业绩和职业道德状况进行考核,考核周期为3年。

2)对考核不合格的医师,县级以上人民政府卫生健康主管部门应当责令其暂停执业活动3~6个月,并接受相关专业培训。暂停执业活动期满,再次进行考核,对考核合格的,允许其继续执业。

(7)法律责任

1)医师在执业活动中有下列行为之一的,由县级以上人民政府卫生健康主管部门责令改正,给予警告;情节严重的,责令暂停6个月以上1年以下执业活动直至吊销医师执业证书:①在提供医疗卫生服务或开展医学临床研究中,未按照规定履行告知义务或者取得知情同意。②对需要紧急救治的患者,拒绝急救处置,或者由于不负责任延误诊治。③遇有自然灾害、事故灾难、公共卫生事件和社会安全事件等严重威胁人民生命健康的突发事件时,不服从卫生健康主管部门调遣。④未按照规定报告有关情形。⑤违反法律、法规、规章或者执业规范,造成医疗事故或者其他严重后果。

2)医师在执业活动中有下列行为之一的,由县级以上人民政府卫生健康主管部门责令改正,给予警告,没收违法所得,并处1万元以上3万元以下的罚款;情节严重的,责令暂停6个月以上1年以下执业活动直至吊销医师执业证书:①泄露患者隐私或者个人信息。②出具虚假医学证明文件,或者未经亲自诊查、调查,签署诊断、治疗、流行病学等证明文件或者有关出生、死亡等证明文件。③隐匿、伪造、篡改或者擅自销毁病历等医学文书及有关资料。④未按照规定使用麻醉药品、医疗用毒性药品、精神药品、放射性药品等。⑤利用职务之便,索要、非法收受财物或者牟取其他不正当利益,或者违反诊疗规范,对患者实施不必要的检查、治疗造成不良后果。⑥开展禁止类医疗技术临床应用。

例题2

根据医疗损害责任相关规定,什么时候必须要取得患方的明确同意才能够实施医疗行为(C)

A. 任何诊断活动   B. 任何治疗活动

C. 实施手术、特殊检查、特殊治疗时   D. 仅在实施手术时

E. 仅在特殊检查时

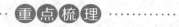 重点梳理

医疗事故与损害法律制度

1. 病历书写、查阅、复制

(1) 因紧急抢救未能及时填写病历的,医务人员应当在抢救结束后6小时内据实补记,并加以注明。任何单位和个人不得篡改、伪造、隐匿、毁灭或者抢夺病历资料。

(2) 患者有权查阅、复制其门诊病历、住院志、体温单、医嘱单、化验单(检验报告)、医学影像学检查资料、特殊检查同意书、手术同意书、手术及麻醉记录、病理资料、护理记录、医疗费用,以及国务院卫生主管部门规定的其他属于病历的全部资料。患者死亡的,其近亲属可以依照规定,查阅、复制病历资料。

2. 尸检 患者死亡,医患双方对死因有异议的,应当在患者死亡后48小时内进行尸检;具备尸体冻存条件的,可以延长至7天。

3. 不属于医疗事故的情形 ①在紧急情况下为抢救垂危患者生命而采取紧急医学措施造成不良后果的。②在医疗活动中由于患者病情异常或者患者体质特殊而发生医疗意外的。③在现有医学科学技术条件下,发生无法预料或者不能防范的不良后果的。④无过错输血感染造成不良后果的。⑤因患方原因延误诊疗导致不良后果的。⑥因不可抗力造成不良后果的。

4. 医疗机构的法律责任 医疗机构违反《医疗事故处理条例》的规定,有下列情形之一的,由卫生行政部门责令改正、给予警告;对负有责任的主管人员和其他直接责任人员依法给予行政处分或者纪律处分;情节严重的,由原发证部门吊销其执业证书或者资格证书:①承担尸检任务的机构没有正当理由,拒绝进行尸检的。②涂改、伪造、隐匿、销毁病历资料的。

5. 医疗机构承担赔偿责任的情形 ①未尽到说明义务。医务人员在诊疗活动中应当向患者说明病情和医疗措施。需要实施手术、特殊检查、特殊治疗的,医务人员应当及时向患者说明医疗风险、替代医疗方案等情况,并取得其明确同意;不能或者不宜向患者说明的,应当向患

者的近亲属说明,并取得其明确同意。医务人员未尽到前述义务,造成患者损害的,医疗机构应当承担赔偿责任。②未尽到与当时医疗水平相应的诊疗义务。③泄露患者隐私。

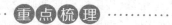

例题3

医疗机构发现甲类传染病患者、病原携带者应当予以隔离治疗。拒绝隔离治疗或者隔离期未满擅自脱离隔离治疗的,可以由哪个部门协助医疗机构采取强制隔离治疗措施(A)

A. 公安机关　　　　　　　　　B. 卫生行政部门

C. 卫生监督机构　　　　　　　D. 卫生防疫机构

E. 地方政府

·············· 重点梳理 ··············

1. 母婴保健法律制度

(1) 婚前医学检查包括对下列疾病的检查:①严重遗传性疾病,是指由于遗传因素先天形成,患者全部或者部分丧失自主生活能力,后代再现风险高,医学上认为不宜生育的遗传性疾病。②指定传染病,是指《中华人民共和国传染病防治法》中规定的获得性免疫缺陷综合征(艾滋病)、淋病、梅毒、麻风病及医学上认为影响结婚和生育的其他传染病。③有关精神病,是指精神分裂症、躁狂抑郁型精神病及其他重型精神病。

(2) 婚前医学检查意见:①经婚前医学检查,对患指定传染病在传染期内或者有关精神病在发病期内的,医师应当提出医学意见;准备结婚的男女双方应当暂缓结婚。②经婚前医学检查,对诊断患医学上认为不宜生育的严重遗传性疾病的,医师应当向男女双方说明情况,提出医学意见;经男女双方同意,采取长效避孕措施或者施行结扎手术后不生育的,可以结婚。但有关婚姻的法律规定禁止结婚的除外。③经婚前医学检查,医疗、保健机构不能确诊的,应当转到设区的市级以上人民政府卫生行政部门指定的医疗、保健机构确诊。

(3) 终止妊娠医学意见。经产前诊断,有下列情形之一的,医师应当向夫妻双方说明情况,并提出终止妊娠的医学意见:①胎儿患严重遗传性疾病的。②胎儿有严重缺陷的。③因患严重疾病,继续妊娠可能危及孕妇生命安全或者严重危害孕妇健康的。

(4) 行政管理

1) 医疗保健机构开展婚前医学检查、遗传病诊断、产前诊断,以及施行结扎手术和终止妊娠手术的,必须符合国务院卫生行政部门规定的条件和技术标准,并经县级以上地方人民政府卫生行政部门许可。

2) 从事遗传病诊断、产前诊断的人员,必须经过省、自治区、直辖市人民政府卫生行政部门的考核,并取得相应的合格证书。从事婚前医学检查、施行结扎手术和终止妊娠手术的人员,必须经过县级以上地方人民政府卫生行政部门的考核,并取得相应的合格证书。

(5) 法律责任

1) 医疗、保健机构或者人员未取得母婴保健技术许可,擅自从事婚前医学检查、遗传病诊断、产前诊断、终止妊娠手术和医学技术鉴定或者出具相关医学证明的,由卫生行政部门给予警告,责令停止违法行为,没收违法所得;违法所得 5 000 元以上的,并处违法所得 3 倍以上 5 倍以下的罚款;没有违法所得或者违法所得不足 5 000 元的,并处 5 000 元以上 20 000 元以下的罚款。

2)违反规定进行胎儿性别鉴定的,由卫生行政部门给予警告,责令停止违法行为;对医疗、保健机构直接负责的主管人员和其他直接责任人员,依法给予行政处分。进行胎儿性别鉴定 2 次以上的或者以营利为目的进行胎儿性别鉴定的,并由原发证机关撤销相应的母婴保健技术执业资格或者医师执业证书。

2. 传染病防治法律制度

(1)传染病分类:①甲类,包括鼠疫、霍乱。②乙类,包括新型冠状病毒感染、人感染 H7N9 禽流感、炭疽、严重急性呼吸综合征(传染性非典型肺炎)、艾滋病、病毒性肝炎、脊髓灰质炎、麻疹、流行性出血热、狂犬病、流行性乙型脑炎、登革热、细菌性和阿米巴痢疾、肺结核、伤寒和副伤寒、流行性脑脊髓膜炎、百日咳、白喉、新生儿破伤风、猩红热、布鲁菌病、淋病、梅毒、钩端螺旋体病、血吸虫病、疟疾。③丙类,包括流行性感冒(包括甲型 H1N1 流感)、流行性腮腺炎、风疹、急性出血性结膜炎、麻风病、流行性和地方性斑疹伤寒、黑热病、包虫病、丝虫病,除霍乱、细菌性和阿米巴痢疾、伤寒和副伤寒以外的感染性腹泻病,手足口病。

(2)甲类传染病预防控制措施的适用:除甲类传染病外,对乙类传染病中传染性非典型肺炎、肺炭疽,采取甲类传染病的预防、控制措施。

(3)医疗机构采取的控制措施

1)医疗机构发现甲类传染病时,应及时采取下列措施:①对患者、病原携带者,予以隔离治疗,隔离期限根据医学检查结果确定。②对疑似患者,确诊前在指定场所单独隔离治疗。③对医疗机构内的患者、病原携带者、疑似患者的密切接触者,在指定场所进行医学观察并采取其他必要的预防措施。对拒绝隔离治疗或隔离期未满擅自脱离隔离治疗的,可以由公安机关协助医疗机构采取强制隔离治疗措施。

2)医疗机构发现乙类或者丙类传染病患者,应当根据病情采取必要的治疗和控制传播措施。医疗机构对本单位内被传染病病原体污染的场所、物品及医疗废物,必须依照法律、法规的规定实施消毒和无害化处置。

3. 药品及处方管理法律制度

(1)禁止生产、销售、使用假药。有下列情形之一的,为假药:①药品所含成分与国家药品标准规定的成分不符。②以非药品冒充药品或以他种药品冒充此种药品。③变质的药品。④药品所标明的适应证或功能主治超出规定范围。

(2)禁止生产、销售、使用劣药。有下列情形之一的,为劣药:①药品成分的含量不符合国家药品标准。②被污染的药品。③未标明或者更改有效期的药品。④未注明或者更改产品批号的药品。⑤超过有效期的药品。⑥擅自添加防腐剂、辅料的药品。⑦其他不符合药品标准的药品。

(3)处方书写的规则

1)患者一般情况、临床诊断填写清晰、完整,并与病历记载相一致。

2) 每张处方限于 1 名患者的用药。

3) 字迹清楚,不得涂改;如需修改,应当在修改处签名并注明修改日期。

4) 药品名称应当使用规范的中文名称书写,没有中文名称的可以使用规范的英文名称书写;医疗机构或者医师、药师不得自行编制药品缩写名称或者使用代号;书写药品名称、剂量、规格、用法、用量要准确规范,药品用法可用规范的中文、英文、拉丁文或者缩写体书写,但不得使用"遵医嘱""自用"等含混不清字句。

5) 患者年龄应当填写实足年龄,新生儿、婴幼儿写日、月龄,必要时要注明体重。

6) 西药和中成药可以分别开具处方,也可以开具一张处方,中药饮片应当单独开具处方。

7) 开具西药、中成药处方,每一种药品应当另起一行,每张处方不得超过 5 种药品。

8) 中药饮片处方的书写,一般应当按照"君、臣、佐、使"的顺序排列;调剂、煎煮的特殊要求注明在药品右上方,并加括号,如布包、先煎、后下等;对饮片的产地、炮制有特殊要求的,应当在药品名称之前写明。

9) 药品用法用量应当按照药品说明书规定的常规用法用量使用,特殊情况需要超剂量使用时,应当注明原因并再次签名。

10) 除特殊情况外,应当注明临床诊断。

11) 开具处方后的空白处画一斜线以示处方完毕。

12) 处方医师的签名式样和专用签章应当与院内药学部门留样备查的式样相一致,不得任意改动,否则应当重新登记留样备案。

(4) 处方保管的管理:①处方由调剂处方药品的医疗机构妥善保存。普通处方、急诊处方、儿科处方保存期限为 1 年,医疗用毒性药品、第二类精神药品处方保存期限为 2 年,麻醉药品和第一类精神药品处方保存期限为 3 年。处方保存期满后,经医疗机构主要负责人批准、登记备案,方可销毁。②医疗机构应当根据麻醉药品和精神药品处方开具情况,按照麻醉药品和精神药品品种、规格对其消耗量进行专册登记,登记内容包括发药日期、患者姓名、用药数量。专册保存期限为 3 年。

(5) 医师出现下列情形之一的,由县级以上卫生行政部门给予警告或者责令暂停 6 个月以上 1 年以下执业活动;情节严重的,吊销其执业证书:①未取得处方权或者被取消处方权后开具药品处方的。②未按照《处方管理办法》规定开具药品处方的。③违反《处方管理办法》其他规定的。

例题 4

医疗机构的医务人员违反《中华人民共和国献血法》规定,将不符合国家规定标准的血液用于患者的,由县级以上卫生行政部门给予的行政处罚是(D)

A. 警告　　　　　　　　　　　　B. 罚款

C. 吊销医疗机构执业许可证　　　D. 责令改正

E. 限期整顿

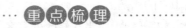 重点梳理

血液管理法律制度

1. 医疗机构临床用血管理 ①公民临床用血时只交付用于血液的采集、储存、分离、检验等费用,无偿献血者临床需要用血时,免交上述规定的费用;无偿献血者的配偶和直系亲属临床需要用血时,可以按照省、自治区、直辖市人民政府的规定免交或减交上述规定的费用。②为保障公民临床急救用血的需要,国家提倡并指导择期手术的患者自身储血,动员家庭、亲友、所在单位及社会互助献血。

2. 临床用血申请 ①同一患者一天申请备血量少于 800 mL 的,由具有中级以上专业技术职务任职资格的医师提出申请,上级医师核准签发后,方可备血。②同一患者一天申请备血量在 800~1 600 mL 的,由具有中级以上专业技术职务任职资格的医师提出申请,经上级医师审核,科室主任核准签发后,方可备血。③同一患者一天申请备血量达到或超过 1 600 mL 的,由具有中级以上专业技术职务任职资格的医师提出申请,科室主任核准签发后,报医务部门批准,方可备血。上述规定不适用于急救用血。

3. 血站的采血要求 《中华人民共和国献血法》规定,血站对献血者必须免费进行必要的健康检查;身体状况不符合献血条件的,血站应当向其说明情况,不得采集血液。血站对献血者每次采集血液量一般为 200 mL,不得超过 400 mL,两次采集间隔期不少于 6 个月。严格禁止血站违反规定对献血者超量、频繁采集血液。

4. 血站的供血要求 《中华人民共和国献血法》规定,血站应当根据国务院卫生行政部门制定的标准,保证血液质量。①血站对采集的血液必须进行检测,未经检测或者检测不合格的血液,不得向医疗机构提供。②临床用血的包装、储存、运输,必须符合国家规定的卫生标准和要求。③无偿献血的血液必须用于临床,不得买卖,血站不得将无偿献血的血液出售给单采血浆站或者血液制品生产单位。

5. 法律责任

(1) 医疗机构出售无偿献血的血液的,由县级以上地方人民政府予以取缔,没收违法所得,可以并处 10 万元以下的罚款;构成犯罪的,依法追究刑事责任。

(2) 血站违反规定向医疗机构提供不符合国家规定标准的血液的,由县级以上人民政府卫生行政部门责令改正;情节严重,造成经血液途径传播的疾病传播或者有传播严重危险的,限期整顿,对直接负责的主管人员和其他直接责任人员,依法给予行政处分;构成犯罪的,依法追究刑事责任。

例题 5

医疗机构发现发生或者可能发生传染病暴发流行时,应当(B)

A. 在 1 小时内向所在地县级人民政府卫生行政主管部门报告

B. 在 2 小时内向所在地县级人民政府卫生行政主管部门报告

C. 在 4 小时内向所在地县级人民政府卫生行政主管部门报告

D. 在 6 小时内向所在地县级人民政府卫生行政主管部门报告

E. 在 8 小时内向所在地县级人民政府卫生行政主管部门报告

·············· 重点梳理 ··············

突发公共卫生事件的应急处理条例

1. **突发公共卫生事件的范围**　包括重大传染病疫情、群体性不明原因疾病、重大食物和职业中毒,以及其他严重影响公众健康的事件。

2. **医疗卫生机构的职责**　《突发公共卫生事件应急条例》规定,突发事件监测机构、医疗卫生机构和有关单位发现下列需要报告情形之一的,应当在 2 小时内向所在地县级人民政府卫生行政主管部门报告:①发生或者可能发生传染病暴发、流行。②发生或者发现不明原因的群体性疾病。③发生传染病菌种、毒种丢失。④发生或者可能发生重大食物和职业中毒事件。接到报告的卫生行政主管部门应当在 2 小时内向本级人民政府报告,并同时向上级人民政府卫生行政主管部门和国务院卫生行政主管部门报告。任何单位和个人对突发事件,不得隐瞒、缓报、谎报或者授意他人隐瞒、缓报、谎报。

3. **法律责任**　医疗卫生机构有下列行为之一的,由卫生行政主管部门责令改正、通报批评、给予警告;情节严重的,吊销"医疗机构执业许可证";对主要负责人、负有责任的主管人员和其他直接责任人员依法给予降级或者撤职的纪律处分;造成传染病传播、流行或者对社会公众健康造成其他严重危害后果,构成犯罪的,依法追究刑事责任:①未依照规定履行报告职责,隐瞒、缓报或者谎报的。②未依照规定及时采取控制措施的。③未依照规定履行突发事件监测职责的。④拒绝接诊患者的。⑤拒不服从突发事件应急处理指挥部调度的。

第二章

循证医学与临床科研设计

例题

从某医院收集 100 例狼疮肾炎肾衰竭患者,另取 200 例狼疮肾炎肾功能正常患者,两组患者年龄、性别、入院日期配对,回顾性分析狼疮肾炎的预后因素。该研究方案所采用的方法是(B)

A. 回顾性队列研究　　　　　　　　B. 病例对照研究
C. 前瞻性队列研究　　　　　　　　D. 横断面研究
E. 描述性研究

······· 重 点 梳 理 ·······

1. **概述**　循证医学是指在充分考虑患者意愿的条件下,医务人员认真、明智、深思熟虑地把从科学研究中获得的最佳证据,结合自己的专业知识和经验运用到临床决策中。其有三个基本要素:①临床研究的最佳证据。②临床医师的经验与技能。③患者的基本价值观与愿望。

2. **实践循证医学的步骤**

(1) 提出临床问题:常用国际上的 PICO 格式,其中,P——何种疾病或患病人群;I——干预措施;C——对比因素;O——与患者相关联的结果。

(2) 寻找证据:需要确定检索资源、制定检索策略。

(3) 评价证据:对得到的证据进行真实性评估,并加以充分理解和掌握,才能更好地应用到临床实践。真实性指一项研究产生结论的正确性和可靠度,即所得的结果是否反映了欲进行研究结果的真实情况。

(4) 应用证据:常用的证据等级划分标准有牛津大学循证医学中心的证据等级标准和 GRADE 系统标准。

(5) 后效评价:即对实施结果进行追踪和再评估,修正错误,发现更好的方法。

3. **获取证据的策略**　随机对照临床试验结论是循证医学最高级别的证据,也是权威临床指南最重要的证据基础。获取证据的策略是依据证据等级金字塔从高到低依次检索。

4. **基本概念**

(1) 病因与危险因素:概率论的因果观层面,病因定义为能使人群中发病概率升高的因素,当其中的一个或多个因子不存在时,人群中疾病频率就会下降。概率论因果观层面的病因一般称为危险因素,体现了多病因论的思想,不仅具有病因理论上的科学性和合理性,而且具有重要的公共卫生学意义。

具有下列任何一种含义者即可称为危险因素:①某个因素或暴露状态与特定结果(如疾病

的发生)的概率增大有联系,但不一定是因果联系,该因素为危险标记。②一种能增加某种疾病或其他特定结局发生概率的因素,该因素为决定因素。③一种决定因素能通过干预措施改变其影响和作用,并通过这种干预降低疾病或其他特定结局发生的概率。为了避免混淆,这种决定因素可以称为可预防危险因素。值得注意的是,危险因素虽与疾病的发生、消长有一定的因果关系,但缺乏充分依据能阐明其明确的致病效应。

(2)发病率:是病因研究的基础,即暴露有关可疑病因或危险因素后,发病人数占可能发病总人数的百分比。

组别	发病人数	未发病人数	总人数	累积发病率
暴露组或治疗组	a	b	n_e	$I_e = a/n_e$
非暴露组或对照组	c	d	n_0	$I_0 = c/n_0$

(3)效应:是暴露或治疗对结局作用的大小,多用暴露组和非暴露组间结局事件发生率的差别或治疗组与对照组的差别来表达。

(4)效应指标:用于测量效应大小的指标叫效应指标。效应指标的种类有很多,病因学研究最常用的是基于结局是二分类变量的各种相对和绝对指标,如下表。

相对指标	绝对指标
① 相对危险度$(RR) = I_e/I_0$ ② 比值比$(OR) = ad/bc$ ③ 归因危险度百分比$(ARP) = (I_e - I_0)/I_e$,$ARP > 0$ 称为相对危险增加率,$ARP < 0$ 称为相对危险减少率 ④ 人群归因危险度百分比$(PAR\%)$ $PAR\% = (I_t - I_0)/I_t$,I_t 代表全人群的率,I_0 为非暴露组的率 $PAR\% = P_e(RR - 1)/[P_e(RR - 1) + 1] \times 100\%$,$P_e$ 表示人群中有某种暴露者的比例	① 归因危险度$(AR) = I_e - I_0$,>0 的 AR 称为绝对危险增加,<0 的 AR 称为绝对危险减少 需治疗人数$(NNT) = 1/AR$ ② 人群归因危险度$(PAR) = I_t - I_0$

1)相对危险度(RR):又称为危险度比或率比。测量的是暴露与疾病(或结局事件)关联的相对强度。在队列研究和随机对照试验研究中,是指暴露组(干预组)发病或死亡的危险性与非暴露组(对照组)发病或死亡的危险性之比,其反映的是病因对疾病危险作用的相对大小,或治疗对结局事件作用的相对大小。若结局是不良事件,则:

$RR > 1$ 时,表示暴露增加疾病的危险,是疾病的危险因素。

$RR < 1$ 时,表示暴露可降低疾病的危险,是疾病的预防因素或称之为保护性因素。

$RR = 1$ 时,表示暴露与疾病无关联。

当结局为有益事件时,RR 的意义则刚好相反。

2)比值比(OR):队列研究和临床试验的数据多可以直接计算相对危险度,但一般病例对照研究数据则只能估计比值比。当结局事件发生率比较低时(如低于10%),比值比的大小和

临床意义与 RR 相同,可将比值比当作 RR 的近似值来解释和应用,其意义表示病例组中暴露于该因素者与未暴露者的比值为对照组中该项比值的倍数。

鉴别指标	相同点	不同点
RR	是表示研究因素与疾病结局间关联强度的指标	一般用于前瞻性队列研究或临床试验研究
OR	同上	在病例对照研究和横断面研究中运用的 RR 的替代性指标,是 RR 的近似估计值

3) 归因危险度(AR):又称为特异危险度、危险度差、率差和超额危险度,是暴露组发病率与对照组发病率相差的绝对值。它表示危险特异地归因于暴露因素的程度。若结局是不良事件,AR 是暴露组与非暴露组发病率差别的绝对值,即暴露者单纯由于暴露而增加的发病危险的绝对数,则:

$AR = 0$ 时,说明两组之间无差异。

$AR < 0$ 时,说明暴露能降低不良事件发生的危险,是保护因素。

$AR > 0$ 时,说明暴露可增加不良事件发生的危险性,是危险因素。

若事件为有益事件时,AR 的公共卫生和临床意义则刚好相反。

鉴别指标	相同点	不同点
RR	是表示关联强度的重要指标,彼此密切相关	说明暴露者与非暴露者比较相应疾病危险增加的倍数,具有病因学的意义
AR	同上	指暴露者与非暴露者比较,所增加的疾病发生的数量,如果暴露因素消除,就可减少这个数量的疾病发生;更具有疾病预防和公共卫生学上的意义

注:RR 和 AR 是通过比较暴露组与对照组,说明暴露的生物学效应,即暴露的致病作用有多大。

4) 归因危险度百分比(ARP,$AR\%$):又称为病因分值或归因分值,是指暴露人群中的发病或死亡归因于暴露的部分占全部发病或死亡的百分比。

5) 人群归因危险度(PAR):是指总人群发病率中归因于暴露的部分。

6) 人群归因危险度百分比($PARP$,$PAR\%$):又称为人群病因分值或人群归因分值,指 PAR 占总人群全部发病(或死亡)的百分比。

注意,PAR 和 $PAR\%$ 是通过比较暴露组与全人群,说明暴露对一个具体人群的危害程度,以及消除这个因素后该人群中的发病率或死亡率可能降低的程度,它们既与 RR 和 AR 有关,又与人群中暴露的比例有关。

7) 估计可信区间:由于随机误差的存在,以上效应的点估计不能代表效应的真实值,可信区间(CI)可用来表达由随机误差引起的效应估计的不确定性,一般用 $95\%CI$ 表达。$95\%CI$ 的含义是真实效应有 95% 可能在这个区间之内。传统的显著性检验和相应 P 值的临床意义不易解释,因此应尽可能避免单独使用它们来评估研究结果。

5. 常用病因学研究设计类型

（1）观察性研究

1）描述性研究：①病例报告，特点为快、无对照、无设计，用于提供病因线索。②横断面研究，特点为有设计、无对照，用于描述分布，寻找病因线索。

2）分析性研究：①病例对照研究，特点为由果及因，按有无疾病分组，可初步验证因果关系。②队列研究，特点为由因及果，按暴露状况分组，验证因果关系。

（2）实验性研究：常用随机对照试验，其特点为随机化分组，人为干预，可验证因果关系，研究疗效、副作用。随机对照试验的主要特征：

1）属于前瞻性研究：干预在前，效应在后，因果论证强度高。

2）随机分组：采用随机的方法把研究对象分配到实验组或对照组，以控制研究中的偏倚和混杂。

3）具有均衡可比的对照组：实验流行病学研究中的对象均来自同一总体的样本人群，其基本特征、自然暴露因素等应相似。

4）有人为给予的干预措施：是与观察性研究（自然状态）的根本不同点。

研究设计类型	性质描述	论证强度
随机对照试验	前瞻性，可行性差	＋＋＋＋
队列研究	前瞻性，可行性较好	＋＋＋
病例对照研究	回顾性，可行性好	＋＋
横断面研究	断面，可行性好	＋

6. 疾病病因与危险因素研究结果的评价原则

关于疾病病因与危险因素研究结果是否能够确定病因，病因学研究的科学性和研究结论的可信度如何，其研究的水平和价值多大，从循证医学实践的角度，需要从真实性、重要性和实用性三个方面进行评价。

（1）真实性评价

1）研究对象是否有明确的定义，各组除了暴露因素外，其他重要的方面是否相似和可比。

2）试验组和对照组有关暴露和结局的测量方法是否相同——是否采用盲法或客观的方法测量暴露和结局。在病因学研究中，对于所致疾病的诊断标准和结果指标的测量方法，在试验组和对照组间应保持一致，而且观测方法宜为盲法，这样才能保证结果的真实性。

3）随访时间是否足够长，随访是否完整。

4）结果是否满足因果推断标准。

因果推断标准：①是否因在先，果在后，满足因果时间顺序。致病因素引起发病，必然是因在前，果在后，时序性是构成因果关系的基础。②是否存在剂量效应关系。剂量效应关系是指暴露因素（危险因素或治疗效应）的剂量、程度或暴露时间与疾病发生的进展和程度存在显著的相关关系。③是否有停止暴露或减少暴露后发病率下降的研究。疾病在人群中的分布特点和消长的变化，往往与相关的危险因素消长的变化相吻合。当危险因素存在时，该病的发病率和患病率往往较高；反之，当其减弱或消除时，该病的发病率及患病率也随之下降。④有无在其他不同研究中反映因果联系的一致性。对某危险因素与某种疾病关系的研究,如果在不同地区、不同时间、不同研究者和不同设计方案的研究中都获得一致结论的话,这种病因学的因果效应就较可信。⑤生物学合理性,如果病因学研究(或治疗措施副作用研究)揭示的因果关系有生物学的可解释性(病理生理的改变),则可增加因果联系的证据强度和结果的真实性。

(2) 重要性评价

1) 因果联系强度的大小:评价病因学研究结果的重要性常借助于一些反应暴露与疾病的因果关联强度的效应指标。如在临床试验和队列研究中,定性指标有事件发生率(如病死率、生存率、治愈率等)、相对危险度、归因危险度百分比、人群归因危险度与人群归因危险度百分比等。病例对照研究则多用比值比(OR)进行评价。对于定量指标,则较为单一,主要是计算组间均数差值。

在判断 RR 和 OR 的意义时,有必要进行敏感度分析,这有助于对潜在的混杂因素影响进行"调整"或"修正"。①当 RR(或 OR)>1 时,如果调整后的 RR(或 OR)较调整前的 RR(或 OR)明显变小(趋向 1);或当 RR(或 OR)<1 时,如果调整后的 RR(或 OR)较调整前的 RR(或 OR)明显变大(趋向 1),则应该怀疑原来的结果。②相反,如果调整后的 RR 或 OR 与调整前相比保持不变或比调整前明显增大,则可以更确信该因果关联的真实性。一般 RR 或 OR 越远离 1,则越有价值。

2) 研究结果的精确性,即可信区间是否较窄:除评价因果关系的联系强度点估计强度外,还需评价其精确性,方法是计算 RR 或 OR(或其他效应指标)的 $95\%CI$。如果 $95\%CI$ 的范围较窄,则其精确度就高。统计学意义的判定可通过假设检验和区间估计加以实现。若假设检验的 P 小于预先设置的检验水准(一般为 0.05),则可认为组间差异有统计学意义。区间估计的下限值和上限值不包括 1.0,同样表明在相应的检验水准结果有统计学意义。这里要强调的是,若组间差异无临床意义,P 再小或 $95\%CI$ 再窄也无临床应用价值。

(3) 实用性评价

1) 自己的患者是否与文献报道的患者非常不同。

2) 患者可以得到的益处和危害是什么。

3) 患者的意愿、期望是什么。

4) 措施是否可行。

7. 诊断试验

(1) 准确性评价

常用指标:灵敏度高的试验主要用于排除无病的对象,此时阴性结果最有意义。特异度高的试验主要用于确诊有病的对象,此时阳性结果最有意义。

指标	别称	含义	说明
灵敏度	敏感度或真阳性率	一项诊断试验能将真正有病的人正确诊断为患者的能力,或采用金标准诊断为"有病"的病例中,此项诊断试验检测为阳性例数的比例	灵敏度越大,试验发现阳性的可能性越大;若试验结果为阴性,则更容易排除被检查者患病的可能,即漏诊率越低

续 表

指标	别称	含义	说明
漏诊率	假阴性率	一项诊断试验将真正有病的人错误地诊断为非患者的概率	—
特异度	真阴性率	指一项诊断试验能将真正无病的人正确诊断为非患者的能力;或采用金标准诊断"无病"的例数中,诊断试验结果为阴性的比例	真阴性例数越多,特异度越高,误诊率则越低
误诊率	假阳性率	指一项诊断试验将实际无病的人错误诊断为患者的概率	—
准确性	—	指诊断试验中真阳性和真阴性在总检例数中的比例	灵敏度和特异度是准确性的两个基本特征。一个理想的诊断试验,灵敏度和特异度均为100%,即假阳性和假阴性均为0

(2) 临床应用评估指标及意义:预测值受患病率影响,似然比不受患病率影响。

1) 阳性预测值:是指诊断试验阳性结果中真正有病的概率。

2) 阴性预测值:是指诊断试验阴性结果中真正无病的概率。

3) 阳性似然比($+LR$):是诊断试验中,真阳性率与假阳性率的比值。表明该诊断试验阳性时,患病与不患病机会的比值。比值越大,则患病的机会越大。一般认为 $+LR \geq 10$ 预示该诊断试验具有较高的临床价值。

4) 阴性似然比($-LR$):是诊断试验中,假阴性率与真阴性率的比值。表明实际判断阴性的可能性是正确判断阴性可能性的倍数,即该诊断试验为阴性时,患病与不患病机会的比值。比值越小,试验的价值越大。一般认为 $-LR \leq 0.10$ 预示该诊断试验有较高的诊断价值。

注意:预测值是试验阳/阴性时患病/不患病的概率,其受患病率影响。

(3) 计算公式

试验	有病人数	无病人数	合计
阳性	a	b	$a+b$
阴性	c	d	$c+d$
合计	$a+c$	$b+d$	$a+b+c+d$

灵敏度 $= a/(a+c) \times 100\%$。

漏诊率 $= 1 -$ 灵敏度。

特异度 $= d/(b+d) \times 100\%$。

误诊率 $= 1 -$ 特异度。

准确性 $= (a+d)/(a+b+c+d)$。

阳性预测值 $= a/(a+b)$。

阴性预测值 $= d/(c+d)$。

阳性似然比 $=$ 灵敏度/(1 - 特异度) $=$ 灵敏度/误诊率。

阴性似然比＝(1－灵敏度)/特异度＝漏诊率/特异度。

(4)患病率:指诊断试验的全部例数中,真正有病例数所占的比例。灵敏度和特异度提示有病患者和无病对象出现诊断试验阳性和阴性结果的机会分别有多大,但临床医师需要了解的是,诊断试验结果阳性或阴性时,患病和不患病的机会有多大,即诊断试验结果对疾病判断的可靠性怎样。

当诊断试验用于患病率很低的人群时,即使灵敏度很高,阳性预测值也不会很高,在阳性结果中可能存在较多的假阳性。同样,当用于患病率很高的人群时,即使特异度很高的诊断试验,阴性结果中仍然会有不少假阴性结果的出现。

(5)验前概率:是指临床医师在应用某一诊断性试验前估计该疾病的患病概率,即该疾病的患病率,通常可从文献中查找得到。

(6)验后概率:是指在进行完某一诊断性试验后,根据需诊断的疾病的验前概率和该诊断试验的阳性似然比计算而得出,即在不同患病率情况下该试验的预测值。

似然比是诊断性试验综合评价的理想指标,能够依据灵敏度、特异度、试验的阳性或阴性结果,计算出患病的概率,即验后概率,便于在诊断试验之后,更确切地对患者做出诊断。

(7)ROC曲线:又称受试者工作曲线,指在诊断试验中,通过多次连续分组测定的数据进行制图。制图时以该试验灵敏度(真阳性率)为纵坐标,以1－特异度(假阳性率)为横坐标,依据连续分组测定所得数据,分别计算出的灵敏度和特异度标入图中,连成曲线,即为ROC曲线。曲线上的任意一点代表某项诊断试验的特定阳性标准值所相对应的灵敏度和特异度对子。

(8)诊断试验研究的评价原则

1)是否将研究的诊断试验与金标准进行了盲法比较:被研究的诊断性试验在临床应用之前,应与金标准进行盲法比较,根据四格表计算出灵敏度、特异度、阳性和阴性预测值、准确性和似然比等。

诊断性研究中诊断试验的金标准是指当前临床医师公认的诊断疾病最可靠的方法,也称为诊断标准,它能正确区分"有病"与"无病"。临床诊断常用的金标准,包括病原学诊断、病理学诊断、外科手术发现、特殊的影像学诊断,临床综合性诊断标准、长期临床随访所得出的肯定结果等,均可作为金标准。但应注意,有些疾病诊断的金标准是相对的,又被称为相对金标准。

2)研究中纳入病例的选择是否有代表性:如评价筛选诊断试验价值,可选择普通人群作为研究对象;评价临床诊断试验价值,则应选择病例作为研究对象。同时,病例还应包括不同病期、不同病情程度(轻、中、重)、有无并发症及典型和非典型病例等,以使研究的结果具有代表性。对照组应包括由金标准确认无该病,但有易于与该病混淆的其他病例,而不是健康正常人。

3)研究对象的来源是否正确叙述:患病率对诊断试验的预测值等最后分析结果有很大的影响。某一诊断试验其灵敏度和特异度是相对固定的,而在临床工作中,我们更注重的是诊断试验的阳性预测值,同时又要减少假阳性例数,希望通过该诊断试验能提高对疾病诊断的预测能力,充分发挥诊断试验的效率。

4) 诊断性试验是否具有很好的重复性:诊断试验需重复操作,其重复性是诊断试验临床应用的先决条件。诊断试验要求重复测定值应处于相对稳定状态,即多次测定同一标本,应结果接近,方法可靠。

5) 诊断性试验的正常值的确定是否合理、可靠:是否为最佳临界点直接影响到诊断性试验的灵敏度和特异度及其他重要指标。

6) 联合试验的选择是否合理、科学:诊断试验的联合方式包括平行试验和系列试验。平行试验的应用可提高灵敏度和阴性预测值,但降低了特异度和阳性预测值;系列试验提高了特异度和阳性预测值,但同时降低了敏感度和阴性预测值。

7) 诊断性试验的操作方法是否仔细叙述。

8) 诊断性试验的临床实用性如何。

8. 随机对照试验(RCT) 3大基本原则是设立对照、随机分组与采用盲法,也是控制偏倚的重要措施。

(1) 对照组的类型

1) 安慰剂对照:安慰剂的外观(如剂型、大小、颜色、重量、气味、口味等)与试验药尽可能保持一致,但不含试验药物的有效成分。安慰剂对照可以确定受试药物的"真实"或"绝对"效力与不良反应,适用于测试新疗法疗效的双盲试验。

2) 空白对照:对照组受试者不接受任何对照药物。仅适用于安慰剂盲法试验无法执行,或执行起来极为困难的情形下。如试验组为放射治疗或外科手术等。

3) 阳性对照:在很多临床情况下,特别是当某种疾病已有了肯定的疗法时,安慰剂对照并不符合伦理,需要与目前临床上公认的标准疗法作比较,旨在考核新疗法在疗效或安全性方面是否等同或优于已为临床所采用的疗法。

注意,一个RCT不一定只有一个对照组,可以根据研究需要设立多个对照组。

(2) 盲法

设盲程度	说明	补充
双盲	试验的研究者和受试者对随机分组都不知晓	如条件许可,试验应尽可能采用双盲,尤
单盲	研究医师了解分组情况,受试者不知晓被分配在试验组还是对照组	其在试验的主要结局指标易受主观因素干扰时。如双盲不可行,则应优先考虑单盲试验
开放性	在某些特殊情况下,由于一些原因而无法进行盲法试验时,如不同外科手术方式的比较,则进行开放性的试验	

(3) 优点:设计及执行良好的随机对照试验能为临床问题提供最强的证据,被认为是评价干预效果的金标准。

(4) 局限性:①RCT具体实施时有一定的难度,对伦理学的要求非常高。②如果所要研究的结局发生率很低,则需要很大的样本、随访时间很长,花费大。③RCT受试者有相对严格的入选标准和排除标准,试验对各种因素的控制较为严格,理想RCT环境下的治疗效力与真实临床环境中的治疗效果存在差距,因此 RCT 试验结果应用于其他人群时会受到一定影响,即存在外推性或外部真实性的问题。

(5)样本量估计意义:进行随机试验前应该正确地计算样本量。经过计算得到的样本量,当得到阳性结果时,假阳性的概率很小;当得到阴性结果时,假阴性的概率同样很小。

(6)随机分组:是通过随机的方法,使每个受试者都有同等的机会进入试验组或对照组,从而实现各种已知的与未知的可能影响结果的预后因素组间分布均衡,最大限度地减少分配偏倚。随机化的基本类型:①简单随机;②区组随机;③分层随机。随机分组隐藏是隐藏随机序列的措施。

9. 非随机对照试验（NRCT） 与 RCT 区别在于研究分组时没有采用随机化,受试者分组是由研究者决定或由患者等的意愿决定。仅仅在"不可能"或"非常困难"将受试者随机分配到试验组和对照组的情况下采用,而且研究结果主要用于探索目的。

10. 单病例随机对照试验 适用于相对稳定的症状或疾病,用来测试半衰期短并可快速测量疗效的药物。如慢性疾病且需长期治疗者,或心理精神性疾病的治疗性研究,确定个体患者的最佳治疗。

11. 交叉对照研究

(1)定义:通常指交叉组设计的随机对照试验,即将受试者随机分配到试验组和对照组。分别给予不同的干预措施,经过一个治疗效应期及洗脱期后,再将试验组和对照组接受的干预措施互换,最后将结果进行比较的试验方法。

(2)优点:与经典设计的 RCT 比,其优点是每例患者先后接受试验组或对照组的治疗,消除了不同个体间的差异,所需要样本量较少。

(3)缺点:①应用病种范围受限,通常用于慢性病患者症状改善评价,对于治愈性治疗或快速变化的病症,交叉试验通常不可行或不符合伦理规范。②为避免前一阶段药物对后一阶段药物的影响,必须安排足够长的洗脱期以消除延滞效应。③交叉设计整个研究观察期较长,患者的病情和观察指标的自然波动无法避免,患者的依从性不容易得到保证。

12. 治疗性研究

(1)文献评价原则:包括真实性、重要性和实用性。

(2)效果大小的评价指标:①相对危险度;②相对危险度减少;③绝对危险度减少;④NNT。

(3)效果精确性的评价指标:可信区间表示精确度或范围,通常用 95%CI 表示。95%CI 范围越窄,估计越准确。

13. 预后研究的各种率

指标	含义	说明
病死率	指在某病患者总人数中,死于该病的患者所占的比例	常用于病程短且容易死亡的疾病,如各种传染病、急性中毒等,一般以百分号(%)为单位

续　表

指标	含义	说明
疾病死亡率	是指一定的时期内(通常指一年),某一人群中因为某病死亡的人数所占的比例	一般以 1/100 000 或 1/10 000 为单位
治愈率	指治愈的患者人数占该病接受治疗患者总数的比例	—
缓解率	指进行某种治疗后,进入疾病临床消失期的病例数占总治疗例数的百分比	有完全缓解率、部分缓解率和自发缓解率之分
复发率	指疾病经过一定的缓解或痊愈后又重复发作的患者数占观察患者总数的百分比	—
总体生存率	指从疾病临床过程的某一点开始(一般为确诊时间),一段时间后存活的病例数占总观察例数的百分比	用于长病程致死性疾病,病程较短的癌症可用 1 年生存率,一般癌症用 5 年生存率表示预后
无病生存率	指疾病经过治疗达到临床缓解后,没有临床疾病复发或死亡的患者占所有临床患者的比例	常用于癌症的结局判断
无进展生存率	指疾病诊断或进入临床试验随机化分组后,没有进展或死亡的患者占所有临床患者的比例	常用于癌症的结局判断

14. 预后研究的最佳设计方案与步骤　①前瞻性队列研究是预后研究的最佳设计方案。②队列研究的基本步骤是收集队列、随访、确定结局、统计分析。

15. 预后性研究设计注意点　①研究对象应该有统一的随访起点。②研究对象应该具有代表性,注意避免样本的偏倚。③判断患者的结局应该采用客观标准,尽量用盲法判断。④多因素分析是常用的校正混杂因素的统计方法。⑤报告预后结局的指标主要包括生存率、中位生存时间、生存曲线;Kaplan-Meier 生存曲线是常用的生存分析方法。

16. 失访对结果的影响　判断失访对结论的影响一般遵从"5 和 20"原则。失访率<5%,其研究结果偏倚少,结果可靠;如失访率>20%则严重影响结果真实性,"5 和 20"之间结果比较可靠。

17. 健康相关生命质量评估　常用量表来评估和动态随访目标人群健康相关生命质量的水平和变化。

(1)量表主要分为 2 种:①测量患者一般健康状态的普适量表;②疾病特异性的专用量表。这 2 种类型量表评估的是患者健康相关生命质量的不同方面,因而具有互补性。

(2)可靠性:即信度,是对测定工具所得结果的稳定性和对变化反应性的评估。

(3)有效性:即效度,是指量表包含内容是否全面反映被检测者生命质量内涵,是否实现生命质量测定目的。

18. Meta 分析应用于临床决策过程　①确定需要回答的问题。②检索 Meta 分析研究证据。③评估所获得的 Meta 分析质量。④结合临床环境应用 Meta 分析进行临床决策。⑤后效评价。

19. Meta 分析的异质性来源　临床异质性、方法学异质性和统计学异质性。

20. 资料的类型　医学研究中通常将资料分成三种类型。

(1)计量资料:又称定量资料,包括离散型资料变量(是离散型变量的测量结果)和连续型资料(是连续型变量的测量结果)。离散型变量只取整数值,如一个月中的手术患者数;连续型的变量可以取实数轴上的任何数值,如血压、身高的数值。

(2) 无序分类资料:指变量值为某种属性,其取值无次序关系,相互独立,如性别(男、女)、婚姻状况(未婚、已婚、离异、丧偶或其他)。

(3) 有序分类资料:又称等级资料,指变量值为某种属性,且其取值存在次序关系,具有半定量性质,表现为等级大小或程度,如文化程度(小学及以下、初中、高中、大学及以上)、疗效评价(痊愈、显效、有效、无效)。

21. 医学科研的基本步骤 ①科研选题。②科研设计。③基金申请。④研究实施。⑤总结归纳。

22. 常用统计学指标

(1) 算术均数:简称均数,是一组变量值之和除以变量值个数所得的商。适用于呈正态或近似正态分布的定量资料。

(2) 几何均数:用 G 表示,适用于某些呈非正态分布,但数据经过对数变换后呈正态分布的资料,也可用于观察值之间呈倍数或近似倍数变化(等比关系)的资料,如抗体的平均滴度、药物的平均效价等。计算几何均数时观察值中不能有 0;一组观察值中不能同时有正、负值。

(3) 中位数:是一组由小到大按顺序排列的观察值中位次居中的数值,用 M 表示。在全部观察值中,小于和大于中位数的观察值个数相等。可用于描述任何分布,特别是偏态分布资料以及频数分布的一端或两端无确切数据资料的中心位置。

(4) 极差:也叫全距,用 R 表示,是一组资料的最大值与最小值之差。全距越大,说明资料的离散程度越大。全距仅考虑两端数值之间的差异,未考虑其他数据的变异情况,且不稳定易受极端值大小的影响。

(5) 四分位数间距:用 Q 表示。Q 越大,说明资料的离散程度越大。通常用于描述偏态分布资料的离散程度。

(6) 标准差:反映一组观察值的离散程度,标准差小,离散程度小,均数的代表性好。

第三章

医 学 伦 理 学

例题

对于阑尾切除术后患者,宜采取的医患模式是(C)

A. 主动-被动型   B. 被动-主动型

C. 指导-合作型   D. 共同参与型

E. 合作-指导型

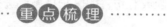

（一）医学伦理学的理论基础和规范体系

1. 医学伦理学的含义及研究对象 医学伦理学是研究医学道德现象的学问,是医学与伦理学的交叉学科。一方面,医学伦理学是规范伦理学在医疗卫生领域中的具体应用,即医学伦理学属于应用规范伦理学。另一方面,医学的人文属性日益被人们所关注,医学人文已成为医学学科群的一个分支。医学伦理学以医学科学发展和医疗卫生实践中的道德现象作为自己的研究对象。

2. 医学伦理的指导原则 防病治病,救死扶伤;实行社会主义人道主义;全心全意为人民身心健康服务。

3. 医学伦理的基本原则

（1）尊重原则

1）含义:在医护实践中,尊重原则是指对患者的人格尊严及其自主性的尊重。

2）患者实现自主性的条件:①它是建立在医护人员为患者提供适量、正确且患者能够理解的信息基础之上的。②患者必须具有一定的自主能力。对于丧失自主能力(如精神病患者的发作期,处于昏迷状态和植物状态的患者等)或缺乏自主能力的患者(如婴幼儿、少年患者,先天性严重智力低下的患者等),其自主性可由家属、监护人或代理人代理。③患者作出决定时情绪必须处于稳定状态。患者虽有自主能力,但由于情绪处于过度紧张、恐惧或冲动状态,往往失去自制或难以作出自主性决定。④患者的自主性决定必须是经过深思熟虑的。⑤患者自主性决定不会与他人、社会的利益发生严重冲突。即当患者的自主性会对他人、社会利益构成严重危害时,也要受到必要的限制。

3）尊重原则对医务人员的要求:①平等尊重患者及其家属的人格与尊严。②尊重患者知情同意和选择的权利,对于缺乏或丧失知情同意和选择能力的患者,应该尊重家属或监护人的知情同意和选择的权利。但在生命的危急时刻,家属或监护人不在场而又来不及赶到医院时,医务人员出于患者的利益和责任,可以按照相关规定行使特殊干涉权。③要履行帮助、劝导,甚至限制患者选择的权利。为了使患者知情同意和选择,医务人员要帮助患者,如提供正确、适量、适度的信息,并让患者能够理解,在此前提下让患者自由地同意和选择;如果患者的选择不当,此时应劝导患者,不要采取听之任之、出问题自负的态度,劝导无效仍应尊重患者或家属的自主权。

（2）不伤害原则

1）含义:医学实践中,不伤害是指在诊治、护理过程中不使患者的身心受到损伤。不伤害原则并不是要求医务人员绝对不能对患者带来任何伤害,而是强调医务人员不应当有故意伤害患者的行为,其注重的是医务人员行为的动机,必须是出于善意的。一般在医疗、护理上必需的或者是属于适应证范围内的,那么所实施的诊治、护理手段就是符合不伤害原则的。

2）不伤害原则对医务人员的要求:①树立为患者利益和健康着想的动机,杜绝有意和责任伤害。②尽力提供最佳的诊治、护理手段,防范无意但可知的伤害,把不可避免但可控的伤害控制在最低限度。③对有危险或有伤害的医护措施要进行评估,要选择利益大于危险或伤害的措施等。

（3）有利原则

1）含义:有利原则又称有益原则。在医学实践中,有利原则有狭义和广义之分。狭义的有利原则是指医务人员履行对患者有利的德行,即医务人员的诊治护理行为对患者确有助益,能够减轻患者痛苦,促进其身心康复;广义的有利原则不仅要求对患者有利,而且医务人员的医护行为还应有利于医学事业和医学科学的发展,有利于促进人群、人类的健康和福利。通常所强调的有利原则首先是从狭义上来说的。

2）有利原则对医务人员的要求:①医务人员的行为要与解除患者的痛苦有关。②医务人员的行为可能减轻或解除患者的痛苦。③医务人员的行为对患者利害共存时,要使行为给患者带来最大的益处和最小的危害。④医务人员的行为使者受益的同时不给他人带来太大的伤害等。

（4）公正原则

1）含义:公正原则是指以形式公正与内容公正的有机统一为依据,分配和实现医疗和健康利益的伦理原则。

2）形式公正:是指分配负担和收益时,相同的人同样对待,不同的人不同对待。在医护实践中,即指类似的个案以同样的准则处理,不同的个案以不同的准则处理,在我国仅限于基本的医疗和护理。

3）内容公正:是指根据哪些方面来分配负担和收益,如人们提出公正分配时可根据需要、个人能力、对社会的贡献、在家庭中的角色地位等分配收益和负担,现阶段我国稀有卫生资源的分配,主要依据的就是内容公正。

4）公正原则对医务人员的要求:①公正地分配卫生资源。医务人员既有宏观分配卫生资源的建议权,又有参与微观分配卫生资源的权利,那么应根据形式公正和内容公正,运用自己的权利,尽力实现患者基本医疗和护理的平等。②不仅在卫生资源分配上,而且态度上能够公正地对待患者,特别是老年患者、精神病患者、残疾患者、年幼患者等。③在医患纠纷、医护差错事故的处理中要坚持实事求是,站在公正的立场上,避免利益冲突,不应受自身利益所左右。

(二) 医患关系伦理

1. 医患关系伦理的特点 ①明确的目的性和目的的统一性。②利益的相关性和社会价值实现的统一性。③人格权利的平等性和医学知识上的不对称性。④医患冲突或纠纷的不可避免性。

2. 医患关系伦理的属性 ①从法律上说,医患关系是一种医疗契约关系。②从伦理上说,医患关系是一种信托关系。

3. 医患关系伦理模式的基本类型

(1) 主动-被动模式:适用于昏迷、休克、精神病患者发作期、严重智力低下者及婴幼儿等一些难以表达主观意志的患者。

(2) 指导-合作模式:适用于大多数患者。

(3) 共同参与模式:适用于具有一定医学知识背景或长期的慢性病患者,是最理想的模式。

4. 患者的道德权利 平等医疗权、知情同意权、隐私保护权、损害索赔权和医疗监督权。

5. 患者的道德义务 ①配合医者诊疗。②遵守医院规章制度,尊重医务人员及其劳动。③给付医疗费用。④保持和恢复健康。⑤支持临床实习和医学发展。

(三) 临床诊疗中的伦理问题

临床诊疗的伦理原则:①患者至上原则。②最优化原则。③知情同意原则。④保密守信原则。知情同意原则是指医务人员在选择和确定疾病的诊疗方案时要让患者充分知情并自由选择与决定,对于一些特殊检查、特殊治疗和手术,还要以患者或患者家属(无家属者由监护人)签字为据。在知情同意和选择的前提下,医务人员再对患者实施诊疗的具体措施。如果患者选择有误,医务人员有履行指导的责任。如果不经患者知情同意而医务人员一意孤行地进行诊疗,是侵犯患者自主权的行为。

(四) 死亡医学伦理

1. 脑死亡哈佛标准 ①对外部的刺激和内部的需要无接受性、无反应性。②自主的肌肉运动和自主呼吸消失。③诱导反射消失。④脑电波平直或等电位。同时规定,凡符合以上 4 条标准,持续 24 小时测定,每次不少于 10 分钟,反复检查多次结果一致者,可宣告死亡。但体温过低(<32.2 ℃)或刚服用过大剂量巴比妥类等中枢神经系统抑制药物者除外。

2. 确定脑死亡标准的伦理意义 ①有利于科学准确判定人的死亡。②有利于维护死者的尊严。③有利于节约卫生资源和减轻家属的负担。④有利于器官移植技术的开展。

(五) 生命科学发展中的伦理问题

1. 人类辅助生殖技术引发的主要伦理问题 ①如何确定配子、合子和胚胎的道德地位。②家庭人伦关系的确定。③自然法则可否违背。④错用或滥用的可能。

2. 人类辅助生殖技术的伦理原则 ①有利于患者的原则。②知情同意原则。③保护后代原则。④社会公益原则。⑤保密原则。⑥严防商业化的原则。⑦伦理监督的原则。

3. 人体器官移植的伦理争论 ①器官受体人格是否具有完整性。②器官移植费用过于昂贵。③患者从器官移植的受益多少值得评估。④移植器官的供不应求。

4. 我国人体器官移植的伦理准则 ①患者健康利益至上原则。②自愿、无偿与禁止商业化原则。③知情同意原则。④尊重和保护供者原则。⑤保密原则。⑥公正原则。⑦伦理审查原则。

5. 其他 人的胚胎干细胞研究的伦理争论,基因诊断与治疗的伦理争议。

（六）健康伦理

1. 概述 健康伦理是关于人们维护自身健康、促进他人健康和公共健康等过程中的伦理问题进行研究的学问,而公共健康伦理是其重要的内容。1948 年,联合国在《世界人权宣言》再次强调了健康权利的概念:"人人有权享受为维持他本人和家属的健康和福利所需的生活水准,包括食物、衣着、住房、医疗和必要的社会服务;在遭到失业、疾病、残废、守寡、衰老或在其他不能控制的情况下丧失谋生能力时,有权享受保障。"

2. 健康权利与健康责任 是健康伦理中的两个重要内容,两者之间的关系是健康伦理的核心,即健康公正或健康正义的问题。

（七）医学道德的评价、监督和修养

1. 医学道德评价的标准 ①是否有利于患者疾病的缓解和康复(首要标准)。②是否有利于人类生存和环境的保护与改善。③是否有利于优生和人群的健康、长寿。④是否有利于医学科学的发展和社会的进步。

2. 评价方式 社会舆论、传统习俗和内心信念。

3. 医学道德修养的根本途径 坚持实践。

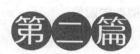

专 业 理 论

第四章

骨科基础理论

第一节　骨科影像学

（一）全身各骨关节的正常解剖学图像

1. 骨干

（1）X线平片

1）骨皮质表现为密度均匀的致密影，外缘清楚，在骨干中部最厚，越靠近两端越薄。

2）骨皮质外面（除外关节囊内部分）和里面均覆有骨膜，前者为骨外膜，后者为骨内膜。

3）松质骨表现为致密网格影。

4）骨干中央为骨髓腔，X线表现为无结构的半透明区。

（2）CT检查：骨皮质为致密线状或带状影，骨小梁为细密网状影，骨髓腔呈低密度影。

（3）MRI检查：骨皮质和骨松质在 T_1WI 和 T_2WI 上均为低信号影，骨髓腔如为红髓，则 T_1WI 为中等信号影，T_2WI 为高信号影；如为黄髓，T_1WI 和 T_2WI 上均为高信号影。

2. 关节

（1）关节骨端：①骨性关节面在X线上表现为边缘光滑整齐的线样致密影，CT表现为高密度影，MRI表现为在不同加权图像上呈一薄层清晰锐利的低信号影。②关节面上覆盖的关节软骨及儿童期尚未骨化的骺软骨在X线和CT上均不能分辨。

（2）关节间隙

1）X线表现为两个骨性关节面之间的透亮间隙，包括关节软骨、潜在关节腔及少量滑液的投影。

2）CT表现为关节骨端间的低密度间隙，在冠状和矢状重组图像上比较直观。

3）关节软骨及少量滑液在CT上常不能分辨。滑液在 SET_1WI 上呈薄层低信号，在 T_2WI 上呈细条状高信号。

（3）关节囊、韧带、关节盘

1）关节囊、韧带、关节盘在X线上不能分辨。

2）关节囊壁在CT上呈窄条状软组织密度影，厚约3 mm。韧带在CT上显示为线条状或短带状软组织影。一些关节内的关节盘，如膝关节半月板在薄层CT横断位上显示为轮廓光滑、密度均匀的"C"形或"O"形结构。

3）关节囊壁在MRI各序列上均呈光滑、连续的小弧形线样低信号。韧带在MRI表现为条状低信号影。

3. 脊柱

（1）X线正位片

1）椎体：呈长方形，从上而下依次增大，主要由松质骨组成，边缘为密质骨，密度高而均匀，轮廓光滑。椎体上下缘的致密线状影为终板，彼此平行，其间的透亮间隙为椎间隙，是椎间盘的投影。

2）横突：椎体两侧可见横突影，其外侧端圆滑。

3）椎弓根：横突内侧可见椭圆形环状致密影，为椎弓根的投影，称椎弓环。

4）关节突、椎弓板和棘突：椎弓环上下方可见上下关节突的投影，椎弓板由椎弓根向后内下延续，在中线联合成棘突，投影于椎体中央偏下方，呈尖向上的类三角形致密影。

5）腰大肌影：腰椎正位片上可见腰大肌的投影，起于第12胸椎下缘，两侧对称，斜向外下方，外缘清晰。

（2）X线侧位片

1）椎体：呈长方形，其上下缘与后缘呈直角，椎弓根紧居其后。

2）椎管：在椎体后方显示为纵行的半透亮区。

3）椎弓板：位于椎弓根和棘突之间。

4）关节突：上下关节突分别位于椎弓根与椎弓板连接处的上方和下方。

5）椎间孔：相邻椎弓根、椎体、关节突及椎间盘之间，呈半透明影。

6）椎间隙：侧位片显示更好，胸椎间隙较窄，自下胸椎起，椎间隙逐渐增宽，以 $L_{4\sim5}$ 最宽，$L_5\sim S_1$ 又变窄。椎间隙前后不等宽，随脊柱生理弯曲有一定的变化。

（3）CT

1）椎体：骨窗像上显示为由薄层骨皮质包绕的海绵状松质骨结构，其后缘向前凹。椎体中部层面上有时可见松质骨中的"Y"形低密度线条影，为椎体静脉管。

2）椎管：由椎体、椎弓根和椎弓板共同构成椎管骨环，硬膜囊居椎管中央，呈低密度影，与周围结构有较好的对比。

3）椎间盘：由髓核、纤维环和软骨板组成，密度低于椎体，表现为均匀的软组织密度影，但常见椎体终板影混入其中。

（4）MRI

1）脊椎各骨性结构的皮质、前纵韧带、后纵韧带和黄韧带呈低信号。

2）骨髓在 T_1WI 上为高信号，在 T_2WI 上为中等或略高信号。

3）椎间盘在 T_1WI 上信号较低且不能区分纤维环和髓核，在 T_2WI 上纤维环为低信号、髓核为高信号。随年龄增长，髓核 T_2WI 信号减低。

4）脊髓在 T_1WI 上呈中等信号，信号高于脑脊液；在 T_2WI 上则低于脑脊液信号。

5）神经根在分辨力高的 MRI T_2WI 上可见神经根穿行于高信号的脑脊液中。

（二）全身各骨关节骨折、脱位、骨病等的影像学诊断

1. 骨折

（1）X线检查

1）骨的断裂多为不整齐的断面。断端间可呈不规则透明线，称为骨折线。骨皮质断裂显

示清楚整齐,骨松质断裂可仅表现为骨小梁中断、扭曲、错位。X线投照中,中心X线平行于骨折断面,则骨折线显示清楚,否则可显示不清。

2)长骨以骨折近段为准来判断骨折远段向内、外或前、后移位及其程度。骨折断端纵轴可形成大小不等的交角,称为成角移位。骨折断端的内外、前后和上下移位称为对位不良,成角移位则称为对线不良。X线摄影至少需正、侧位。

3)骨折后,断端之间、骨髓腔内和骨膜下形成血肿。2~3天后血肿开始机化,形成纤维性骨痂,进而骨化形成骨性骨痂。此时,X线片上骨折线变得模糊不清;骨膜增生骨化形成外骨痂。

(2)CT检查:不作为骨折常规检查方法,但对解剖结构复杂、有骨结构重叠的部位,则可以避免X线平片重叠遮掩导致的漏诊,如骨盆、髋、肩、膝、腕等关节,以及脊柱和面骨;三维重建可立体显示骨折线,利于指导临床治疗。

(3)MRI检查:由于骨髓高信号衬托,骨折线在MRI上为低信号。可清晰显示骨折断端及其周围出血、水肿,也可清晰显示软组织、邻近脏器损伤。骨折后骨髓内水肿表现为骨折线周围边界模糊的 T_1WI 低信号、T_2WI 高信号影。

2. 关节脱位

(1)X线检查:对一般部位的关节脱位,可做出诊断,但对有些部位的关节脱位则难以明确。

(2)CT检查:对X线片上难以发现的关节脱位,CT可清晰显示,如胸锁关节前、后脱位和骶髂关节脱位等。

(3)MRI检查:不但能显示关节脱位,还可直观地显示关节脱位合并的损伤,如关节内积血、囊内外韧带和肌腱断裂,以及关节周围的软组织损伤等。

3. 骨质疏松

(1)X线平片:主要表现是骨密度减低。在长骨可见骨小梁变细、减少,但边缘清晰,小梁间隙增宽,骨皮质出现分层和变薄现象;在脊椎,椎体内结构呈纵行条纹,周围骨皮质变薄,严重时,椎体内结构消失,椎体变扁,其上下缘内凹,而椎间隙增宽,呈梭形,致椎体呈鱼脊椎状;疏松的骨骼易发生骨折,椎体可压缩呈楔状。

(2)CT检查:与X线表现基本相同。

(3)MRI检查:除可见骨外形的改变外,老年性骨质疏松由于骨小梁变细、数量减少及黄骨髓增多,在 T_1WI 和 T_2WI 上信号增高;骨皮质变薄及其内出现线状高信号,代表中央管扩张和黄骨髓侵入。

4. 骨质破坏

(1)X线平片:表现为骨质局限性密度减低,骨小梁稀疏消失,正常骨结构消失;在早期,骨松质破坏可表现为斑片状骨小梁缺损,骨皮质破坏发生于中央管而致其扩大,X线上呈筛孔状密度减低影,当骨皮质表层破坏时则呈虫蚀状改变;骨破坏严重时,往往有骨皮质和骨松质的大片缺失。

(2)CT检查:骨松质的破坏表现为斑片状缺损区,骨皮质破坏表现为皮质内筛孔样破坏和其内外表面的不规则虫蚀样改变、骨皮质变薄,甚至斑块状的骨皮质和骨松质缺损。

(3) MRI检查:骨质破坏表现为低信号的骨质被不同信号强度的病理组织所取代,骨皮质破坏的形态改变与CT所见相同,骨松质破坏常表现为高信号的骨髓被较低信号或混杂信号影所取代。

(三) 影像学基本知识

1. X线检查

(1) 基本原理:当X线穿过人体不同密度和不同厚度的组织时,会发生被这些组织不同程度吸收的现象,从而使得到达荧屏、胶片或特殊接收装置的X线量出现差异,形成不同黑白对比的X线影像。物质的密度越高,对X线吸收越多。

生物体组织分类	举例	X线片影像
高密度组织	骨或钙化等	呈白色
中等密度组织	软骨、肌肉、神经、实质器官、结缔组织及体液等	呈灰白色
低密度组织	脂肪及含气组织等	呈灰黑或深黑色

(2) 检查方法:①普通检查,包括透视、普通X线摄影。②特殊检查,包括软X线摄影、X线减影技术、体层容积成像。③X线造影检查。

(3) 临床应用:①中枢神经系统,包括脑、颅骨、脊髓、椎管。②头颈部,包括眼、耳、鼻与鼻窦、口咽、喉咽、唾液腺及甲状腺等重要结构。③胸部,包括肺、纵隔、心脏、大血管及乳腺等重要结构。④腹部,即膈肌以下、盆底以上的解剖范围,包括消化系统、泌尿系统、生殖系统、腹膜腔、腹膜后间隙及腹壁等结构。⑤肌骨系统,透视常用于观察四肢骨骼有无骨折、脱位等情况。

2. 计算机体层成像(CT)

(1) 基本原理:用X线束对人体检查部位一定厚度的层面进行扫描,由探测器接收透过该层面上各个不同方向的人体组织的X线,经模/数转换输入计算机,通过计算机处理后得到扫描断层的组织衰减系数的数字矩阵,再将矩阵内的数值通过数/模转换,用黑白不同的灰度等级在荧光屏上显示出来,即构成CT图像。

(2) 图像特点:①CT图像是数字化模拟灰度图像,由一定数目从黑到白不同灰度的像素按固有矩阵排列而成。像素的灰度反映相应体素的X线吸收系数。②CT图像的密度分辨力较常规X线图像高,能清楚显示由软组织构成的器官,如脑、纵隔、肝、胰、脾、肾及盆腔等器官,并可在良好图像背景上确切显示出病变影像。③CT图像的密度能够进行量化评估,量化标准用CT值表示,单位为亨氏单位(HU)。④CT图像为断层图像。

(3) 检查方法:平扫、增强扫描、造影扫描、高分辨率CT扫描、图像后处理技术。

3. 磁共振成像(MRI)

(1) 成像特点

1) MRI图像上的黑白灰度对比,反映组织间弛豫时间的差异。MRI检查有两种基本成像：一种主要反映组织间 T_1 值的差异，称为 T_1 加权成像（T_1WI）；另一种主要反映组织间 T_2 值的差异，称为 T_2 加权成像（T_2WI）。

2）MRI 图像上的黑白灰度称为信号强度。白影为高信号，灰影为中等信号，黑影为低信号或无信号。T_1WI 图像上，高信号代表 T_1 弛豫时间短的组织，常称为短 T_1 高信号或短 T_1 信号，如脂肪组织；低信号代表 T_1 弛豫时间长的组织，常称为长 T_1 低信号或长 T_1 信号，如脑脊液。T_2WI 图像上，高信号代表 T_2 弛豫时间长的组织，常称为长 T_2 高信号或长 T_2 信号，如脑脊液；低信号代表 T_2 弛豫时间短的组织，常称为短 T_2 低信号或短 T_2 信号，如骨皮质。

（2）检查方法：①平扫检查，包括普通平扫、特殊平扫（如脂肪抑制 T_1WI 和 T_2WI、水抑制 T_2WI）。②对比增强检查。③MRA 检查。④MR 水成像检查。

第二节　骨折概论

 例题

下列骨折局部表现的叙述，正确的是（E）

A. 只有压痛、肿胀者不是骨折

B. 有肢体功能障碍者可确诊为骨折

C. 没有畸形者可排除骨折

D. 同时存在肿胀、瘀斑、功能障碍者可诊断为骨折

E. 有反常活动者可确诊为骨折

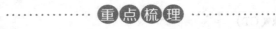 重 点 梳 理

（一）骨折的定义与病因

1. **定义**　骨折指骨的完整性和连续性中断。

2. **病因**　临床上以创伤性骨折最多见。

（1）直接暴力：暴力直接作用于受伤部位造成骨折，常伴有不同程度的软组织损伤。

（2）间接暴力：力量通过传导、杠杆、旋转和肌收缩使肢体远端因作用力和反作用力的关系发生骨折。

（3）疲劳性骨折：长期、反复、轻微的直接或间接损伤可致肢体某一特定部位骨折，如远距离行军易致第 2、3 跖骨和腓骨下 1/3 骨干骨折，称为疲劳性骨折，也称应力性骨折。

（4）病理因素：骨骼疾病，如骨髓炎、骨肿瘤等所致的骨质破坏，受轻微外力即发生的骨折，称为病理性骨折。

（二）骨折分类

1. **根据骨折处皮肤、黏膜的完整性分类**

（1）闭合性骨折：骨折处皮肤或黏膜完整，骨折断端不与外界相通。

（2）开放性骨折:骨折处皮肤或黏膜破裂,骨折断端与外界相通。骨折处的创口可由刀伤、枪伤由外向内形成,亦可由骨折尖端刺破皮肤或黏膜从内向外所致。

2. 根据骨折的程度和形态分类 ①横行骨折:骨折线与骨干纵轴接近垂直。②斜行骨折:骨折线与骨干纵轴呈一定角度。③螺旋形骨折:骨折线呈螺旋状。④粉碎性骨折:骨质碎裂成三块以上。⑤青枝骨折:发生在儿童的长骨,受到外力时,骨干变弯,但无明显的断裂和移位。⑥嵌插骨折:骨折片相互嵌插,多见于股骨颈骨折。⑦压缩性骨折:松质骨因外力压缩而变形。⑧骨骺损伤:骨折线经过骨骺,且断面可带有数量不等的骨组织。

3. 根据骨折断端稳定程度分类

（1）稳定性骨折:骨折断端不易发生移位的骨折,如裂缝骨折、青枝骨折、横行骨折、压缩性骨折、嵌插骨折等。

（2）不稳定性骨折:骨折断端易发生移位的骨折,如斜行骨折、螺旋形骨折、粉碎性骨折等。

（三）骨折的临床表现

1. 全身表现

（1）休克:骨折所致的出血是主要原因,特别是骨盆骨折、股骨骨折和多发性骨折,其出血量大者可达 2 000 mL 以上。严重的开放性骨折或并发重要内脏器官损伤时亦可导致休克甚至死亡。

（2）发热:骨折后一般体温正常,出血量较大的骨折,可出现低热,但一般不超过 38 ℃。开放性骨折出现高热时,应考虑感染的可能。

2. 局部表现

（1）一般表现:包括局部疼痛、肿胀和功能障碍。

（2）特有体征:具有以下 3 个骨折特有体征之一者,即可诊断为骨折。

1）畸形:骨折断端移位可使患肢外形发生改变,主要表现为缩短、成角或旋转畸形。

2）异常活动:正常情况下肢体不能活动的部位,骨折后出现异常活动。

3）骨擦音或骨擦感:骨折后,两骨折断端相互摩擦时,可产生骨擦音或骨擦感。

有些骨折如裂缝骨折、嵌插骨折、脊柱骨折及骨盆骨折,没有上述 3 个典型的骨折特有体征,应常规进行 X 线平片检查,必要时行 CT 或 MRI 检查,以便确诊。

（四）骨折的并发症

1. 早期并发症

（1）休克:严重创伤、骨折引起大出血或重要器官损伤所致。

（2）脂肪栓塞综合征:发生于成人,临床上出现呼吸功能不全、发绀,胸片显示广泛性肺实变。动脉低血氧可致烦躁不安、嗜睡,甚至昏迷和死亡。

（3）重要内脏器官损伤:①肝、脾破裂。②肺损伤。③膀胱和尿道损伤。④直肠损伤。

（4）重要周围组织损伤。

损伤情况	说明
重要血管损伤	常见股骨髁上骨折,远折断端可致腘动脉损伤;胫骨上段骨折可致胫前或胫后动脉损伤;伸直型肱骨髁上骨折,近折断端易造成肱动脉损伤
周围神经损伤	特别是在神经与骨紧密相邻的部位,如肱骨中、下 1/3 交界处骨折极易损伤紧贴肱骨行走的桡神经
脊髓损伤	为脊柱骨折和脱位的严重并发症,多见于脊柱颈段和胸腰段,导致脊髓神经损伤平面以下瘫痪

(5) 骨筋膜室综合征:是由骨、骨间膜、肌间隔和深筋膜形成的骨筋膜室内肌肉和神经因急性缺血而产生的一系列早期综合征。

1) 常见于前臂掌侧和小腿,多由创伤骨折后血肿和组织水肿引起骨筋膜室内容物体积增加,或外包扎过紧、局部压迫使骨筋膜室容积减小而导致骨筋膜室内压力增高所致。

2) 当压力达到一定程度可使供应肌肉的小动脉关闭,形成缺血-水肿-缺血的恶性循环,根据其缺血的不同程度而导致濒临缺血性肌挛缩、缺血性肌挛缩、坏疽。如有大量毒素进入血液循环,还可致休克、心律失常和急性肾衰竭。

3) 可根据以下 4 个体征确定诊断:①患肢感觉异常。②被动牵拉受累肌肉出现疼痛(肌肉被动牵拉试验阳性)。③肌肉在主动屈曲时出现疼痛。④筋膜室即肌腹处有压痛。

4) 骨筋膜室综合征常并发肌红蛋白尿,治疗时应予以足量补液促进排尿,如筋膜室压力大于 30 mmHg,应及时行筋膜室切开减压手术。

2. 晚期并发症

(1) 坠积性肺炎:主要发生于因骨折长期卧床不起的患者,特别是老年、体弱和伴有慢性病的患者,有时可危及生命。

(2) 压疮:严重创伤骨折,长期卧床不起,身体骨突起处受压,局部血液循环障碍,易形成压疮。常见部位有骶骨部、髋部、足跟部。

(3) 下肢深静脉血栓形成:多见于骨盆骨折或下肢骨折,下肢长时间制动,静脉血回流缓慢,加之创伤所致血液高凝状态,易导致血栓形成。

(4) 感染:开放性骨折,特别是污染较重或伴有较严重的软组织损伤者,若清创不彻底,坏死组织残留或软组织覆盖不佳,可能发生感染。处理不当可致化脓性骨髓炎。

(5) 损伤性骨化:又称骨化性肌炎。由于关节扭伤、脱位或关节附近骨折,骨膜剥离形成骨膜下血肿,处理不当使血肿扩大,血肿机化并在关节附近软组织内广泛骨化,造成严重关节活动功能障碍。常见于肘关节。

(6) 创伤性关节炎:关节内骨折,关节面遭到破坏,未能达到解剖复位,骨愈合后使关节面不平整,长期磨损致使关节负重时出现疼痛。

(7) 关节僵硬:患肢长时间固定,静脉和淋巴回流不畅,关节周围组织中浆液纤维性渗出和纤维蛋白沉积,发生纤维粘连,关节囊和周围肌肉挛缩,致使关节活动障碍。

(8) 急性骨萎缩:即损伤所致关节附近的疼痛性骨质疏松,亦称反射性交感神经性骨营养不良。好发于手、足骨折后,典型症状是疼痛和血管舒缩紊乱。

(9) 缺血性骨坏死:骨折可破坏某一骨折断端的血液供应,从而该骨折断端发生缺血性坏死。

(10) 缺血性肌挛缩:是骨折最严重的并发症之一,是骨筋膜室综合征处理不当的严重后果。典型的畸形是"爪形手"或"爪形足"。

(五) 骨折愈合过程

1. 分期

(1) 一期愈合(直接愈合):指骨折复位和坚强内固定后,骨折断端可通过哈弗系统重建直接发生连接,X线平片上无明显外骨痂形成,而骨折线逐渐消失。特征为愈合过程中无骨皮质区吸收,坏死骨在被吸收的同时由新的板层骨取代,达到皮质骨间的直接愈合。

(2) 二期愈合(间接愈合):是膜内化骨与软骨内化骨两种成骨方式的结合,有骨痂形成。

1) 血肿炎症机化期:肉芽组织形成过程,骨折导致骨髓腔、骨膜下和周围组织血管破裂出血,在骨折断端及其周围形成血肿,伤后6~8小时,由于内、外凝血系统被激活,骨折断端的血肿凝结成血块。严重的损伤和血管断裂使骨折断端缺血,可致部分软组织和骨组织坏死,在骨折处引起无菌性炎症反应。

2) 原始骨痂形成期:成人一般需3~6个月。骨内、外膜增生,新生血管长入,成骨细胞大量增生,合成并分泌骨基质,使骨折断端附近内、外形成的骨样组织逐渐骨化,形成新骨,即膜内成骨。由骨内、外膜紧贴骨皮质内、外形成的新骨,分别称为内骨痂和外骨痂。骨痂不断钙化加强,当其达到足以抵抗肌肉收缩及剪力和旋转力时,骨折达到临床愈合。此时X线平片上可见骨折处有梭形骨痂阴影,但骨折线仍隐约可见。

3) 骨痂改造塑形期:需1~2年。原始骨痂中新生骨小梁逐渐增粗,排列逐渐规则和致密。骨折断端的坏死骨经破骨和成骨细胞的侵入,完成死骨清除和新骨形成的爬行替代过程。原始骨痂被板层骨所替代,使骨折部位形成坚强的骨性连接。髓腔重新沟通,恢复正常骨结构。在组织学和放射学上不留痕迹。

2. 骨折临床愈合标准
临床愈合是骨折愈合的重要阶段,此时患者已可拆除外固定,通过功能锻炼,逐渐恢复患肢功能。标准:①局部无压痛及纵向叩击痛。②局部无异常活动。③X线片显示骨折处有连续性骨痂,骨折线已模糊。

(六) 影响骨折愈合的因素

1. 全身因素

(1) 年龄:儿童骨折愈合较快,老年人则需要更长的时间。

(2) 健康状况:健康状况欠佳,特别是患有慢性消耗性疾病者,骨折愈合时间明显延长。

2. 局部因素

(1) 骨折的类型:骨折断面接触面大,愈合较快。

(2) 骨折部位的血液供应:是影响骨折愈合的重要因素,骨折断端完全丧失血液供应,发生骨折不愈合的可能性较大。

(3) 软组织损伤程度:严重的软组织损伤,特别是开放性损伤,可直接损伤骨折断端附近的肌肉、血管和骨膜,破坏血液供应,影响骨折的愈合。

(4) 软组织嵌入:血管、肌肉、肌腱等软组织嵌入骨折断端之间,阻碍骨折断端的对合及接触,骨折难以愈合甚至不愈合。

(5)感染:开放性骨折,局部感染可导致化脓性骨髓炎,出现软组织坏死,以及形成死骨,严重影响骨折愈合。

3. 不当治疗方法的影响

(1)反复多次的手法复位,可损伤局部软组织和骨外膜,不利于骨折愈合,应予避免。

(2)切开复位时,软组织和骨膜剥离过多影响骨折段血供,可能导致骨折延迟愈合或不愈合,手术应尽可能地少干扰和破坏局部血液供应。

(3)开放性骨折清创时,过多地摘除碎骨片,造成骨质缺损致骨不愈合。

(4)行持续骨牵引治疗时,牵引力量过重,可造成骨折断端分离,并可因血管痉挛而致局部血液供应不足,导致骨折延迟愈合或不愈合。

(5)骨折固定不牢固,骨折仍可受到剪力和旋转力的影响,干扰骨痂生长,不利于骨折愈合。

(6)过早或不恰当的功能锻炼,可能妨碍骨折部位的固定而影响骨折愈合。

(七)骨折的急救

1. 抢救休克　首先检查患者全身情况,如处于休克状态,应注意保温,尽量减少搬动,有条件时应立即输液、输血。合并颅脑损伤处于昏迷状态者,注意保持呼吸道通畅。

2. 包扎伤口　开放性骨折,绝大多数伤口出血可用加压包扎止血。大血管出血,加压包扎不能止血时,可采用止血带止血。最好使用充气止血带,并应记录所用压力和时间。创口用无菌敷料或清洁布类予以包扎,以减少再污染。若骨折断端已戳出伤口,并已污染,又未压迫重要血管、神经者,不应将其复位,以免将污物带到伤口深处。

3. 妥善固定　固定是骨折急救的重要措施。凡疑有骨折者,均应按骨折处理。

(1)骨折固定的目的:①避免骨折断端在搬运过程中对周围重要组织,如血管、神经、内脏的损伤。②减少骨折断端的活动,减轻患者的疼痛。③便于运送。

(2)处理:固定可用特制的夹板,或就地取材选用木板、木棍、树枝等。若无任何可利用的材料时,上肢骨折可将患肢固定于胸部,下肢骨折可将患肢与对侧健肢捆绑固定,脊柱骨折采用滚动式搬动并俯卧位搬运。

4. 迅速转运　患者经初步处理、妥善固定后,应尽快地转运至最近的医院进行治疗。

(八)骨折的治疗原则

1. 复位　是将移位的骨折段恢复正常或近乎正常的解剖关系,重建骨的支架作用,是治疗骨折的首要步骤,也是骨折固定和康复治疗的基础。

(1)复位方法

1)手法复位:指应用手法使骨折或脱位复位,优点是创伤小,不破坏骨折部位的血液供应,缺点是不易达到骨折解剖复位。

2)切开复位:即手术切开骨折部位的软组织,暴露骨折断端,在直视下将骨折复位。优点是能使骨折达到解剖复位,缺点是减少骨折部位的血液供应,可引起骨折延迟愈合或不愈合。

(2)复位标准

1)解剖复位:骨折断端通过复位,恢复了正常的解剖关系,对位(两骨折断端的接触面)和对线(两骨折段在纵轴上的关系)完全良好。

2)功能复位:经复位后,两骨折断端虽未恢复至正常的解剖关系,但骨折愈合后对肢体功能无明显影响。功能复位的标准:①骨折部位的旋转移位、分离移位必须完全矫正。②成角移位必须完全复位。否则关节内、外侧负重不平衡,易引起创伤性关节炎。肱骨干骨折稍有畸形,对功能影响不大。③长骨干横行骨折,骨折断端对位至少达1/3,干骺端骨折至少应对位3/4。④缩短移位,在成人下肢骨折不超过1 cm;儿童无骨骺损伤者,下肢短缩不超过2 cm。

2. 固定　即将骨折维持在复位后的位置,使其在良好对位情况下达到牢固愈合,是骨折愈合的关键。

(1)外固定:指用于身体外部的固定(固定器材位于体外)。常用的有小夹板、石膏绷带、外固定支具、持续牵引、外展架、外固定器等。

(2)内固定:指用于身体内部的固定(固定器材位于体内)。切开(手术)内固定材料包括接骨钢板、螺丝钉、可吸收螺丝钉、髓内钉或带锁髓内钉、加压钢板等。

3. 功能锻炼及康复　是在不影响固定的情况下,尽快地恢复患肢肌肉、肌腱、韧带、关节囊等软组织的舒缩活动。早期合理的功能锻炼和康复治疗,可促进患肢血液循环,消除肿胀;减少肌萎缩、保持肌肉力量;防止骨质疏松、关节僵硬和促进骨折愈合,是恢复患肢功能的重要保证。

(九)开放性骨折的处理

1. 分度　开放性骨折根据软组织损伤的轻重,可分为三度。

第一度:皮肤由骨折断端自内向外刺破,软组织损伤轻。

第二度:皮肤破裂或压碎,皮下组织与肌组织中度损伤。

第三度:广泛的皮肤、皮下组织与肌肉严重损伤,常合并血管、神经损伤。ⅢA型,软组织严重缺损,但骨膜仍可覆盖骨质;ⅢB型,软组织严重缺损伴骨外露;ⅢC型,软组织严重缺损,合并重要血管损伤伴骨外露。

2. 处理原则　及时正确地处理创口,尽可能地防止感染,力争将开放性骨折转化为闭合性骨折。

3. 清创的时间　任何开放性骨折,原则上清创越早、感染机会越少,治疗效果越好。

(1)通常伤后6~8小时内是清创的黄金时间,此时污染伤口的细菌尚未侵入组织深部,经过彻底清创缝合术后,绝大多数可以一期愈合。

(2)超过8小时后,感染的可能性增大。但在24小时之内,在有效使用抗生素的情况下也可进行清创。

(3)超过24小时的污染伤口,已有细菌侵入深部组织,原则上不应彻底清创,但应简单清除明显坏死的组织和异物,建立通畅引流,留待二期处理。

4. 清创的要点

(1)清创:即将污染的创口,经过清洗、消毒,然后切除创缘、清除异物,切除坏死和失去活力的组织,使之变成清洁的创口。手术可在臂丛、硬膜外或全身麻醉下进行。为减少出血,特别是伴有血管损伤时,可在使用止血带下手术。由于止血带不易确定组织的血液供应状况,清创止血后,应放开止血带,彻底切除无血液供应的组织。

(2) 骨折固定与组织修复

1) 骨折固定:清创后,直视下将骨折复位,并根据骨折的类型选择适当的内固定方法。固定方法以最简单、最快捷为宜,必要时术后可加用外固定。第三度开放性骨折及第二度开放性骨折清创时间达伤后 6～8 小时或以上者,不宜应用内固定,可选用外固定器固定。

2) 重要软组织修复:肌腱、神经、血管等重要组织损伤,应争取在清创时即采用合适的方法予以修复,以便早日恢复功能。

3) 创口引流:用硅胶管置于创口内最深处,从正常皮肤处穿出体外,并接以负压引流瓶,于24～48 小时后拔除。

(3) 闭合创口:完全闭合创口,争取一期愈合,是达到将开放性骨折转化为闭合性骨折的关键,也是清创术争取达到的主要目的。第一、二度开放性骨折,清创后大多数创口能一期闭合。第三度开放性骨折,在清创后伤口可使用高分子材料作为临时覆盖物,如闭合负压引流装置。待肿胀消退后直接缝合切口或进行游离植皮。清创过程完成后,根据伤情选择适当的固定方法固定患肢。应使用抗生素预防感染,并应用破伤风抗毒素。

（十）骨折延迟愈合、不愈合的处理

1. 骨折延迟愈合

(1) 概述:骨折经过治疗,超过通常愈合所需要的时间(一般为 4～8 个月),骨折断端仍未出现骨折连接,称骨折延迟愈合。

(2) 原因:除全身营养不良等因素外,主要原因是骨折复位和固定不牢固,骨折断端存在剪力和旋转力或者牵引过度所致的骨端分离。

(3) X 线检查:显示骨折断端骨痂少,轻度脱钙,骨折线仍明显,但无骨硬化表现。

(4) 处理:骨折延迟愈合仍有继续愈合的能力和可能性,针对原因进行适当的处理后,仍可达到骨折愈合。

2. 骨折不愈合

(1) 概述:骨折经过治疗,超过一般愈合时间(9 个月),且经再度延迟治疗(时间 3 个月),仍达不到骨性愈合,称为骨折不愈合。

(2) 原因:骨折不愈合多由于骨折断端间嵌夹软组织,开放性骨折清创时去除较多骨片而造成骨缺损,多次手术对骨的血液供应破坏较大及内固定失败等因素所致。

(3) X 线检查:肥大型表现为骨折断端膨大、硬化,呈象足样,说明曾有骨再生,但由于断端缺乏稳定性,新生骨痂难以跨过骨折线。萎缩型表现为骨折断端无骨痂,断端分离、萎缩,说明骨折断端血运差,无骨再生,骨髓腔被致密硬化的骨质所封闭,临床上骨折处有假关节活动。

(4) 处理:切除硬化骨,打通骨髓腔,修复骨缺损,一般需行植骨、内固定,必要时还需加用石膏绷带外固定予以治疗。

（十一）严重皮肤软组织缺损或创伤后感染的治疗原则

感染伤口的处理用等渗盐水或呋喃西林等药液纱布条敷在伤口内,引流脓液促使肉芽组织生长。肉芽生长较好时,脓液较少,表面呈粉红色、颗粒状突起,擦之可渗血;同时创缘皮肤

有新生,伤口可渐收缩。如肉芽有水肿,可用高渗盐水湿敷。如肉芽生长过多,超过创缘平面而有碍创缘上皮生长,可用10％硝酸银液棉签涂肉芽面,随即用等渗盐水棉签擦去。

第三节　骨科康复

(1) 骨科的康复治疗极其重要,是防止并发症发生和及早恢复功能的重要保证。应在医务人员指导下,鼓励患者进行早期康复治疗,促进创伤愈合和功能恢复,防止并发症发生。

(2) 患者治疗时,应遵循个体化、循序渐进、长期持续、主动参与、全面锻炼等原则。

(3) 常用的康复技术包括物理治疗(如各种主动、被动运动)、作业治疗(如日常生活技能)、心理治疗等。

第五章

骨科常见疾病

第一节　上肢骨、关节损伤

📦 例题

（1～3题共用题干）

男孩，9岁。上学时不慎滑倒，身体向前摔下，手掌撑地。当时即感左肘部疼痛，肿胀。检查：左肘部压痛、肿胀，肘后三角关系正常，手指感觉运动及血供未见异常。

1. 最可能的诊断是(D)

A．肱骨干骨折 　　　　　　　　B．Monteggia 骨折

C．肘关节脱位 　　　　　　　　D．肱骨髁上骨折

E．Galeazzi 骨折

2. 应首选的措施是(A)

A．闭合复位，石膏固定 　　　　B．切开复位内固定

C．颈腕吊带制动 　　　　　　　D．择期手术

E．牵引治疗

3. 观察恢复期间，需及时手术处理，否则易造成肢体严重残疾的情况是(D)

A．骨折断端再移位 　　　　　　B．桡动脉搏动减弱

C．手指主动活动差 　　　　　　D．骨筋膜室综合征

E．前臂及肘部出现水疱或血疱

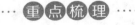
重点梳理

（一）锁骨骨折

1. **概述**　锁骨呈 S 形，位置表浅，易受伤形成骨折。锁骨骨折好发于儿童及青壮年，常由间接暴力引起，多见于锁骨中部。主要受伤机制是侧方摔倒，肩部着地或手部撑地，暴力传导至锁骨导致骨折。直接暴力较间接暴力少见，从上方直接撞击锁骨，造成锁骨外 1/3 骨折。成人锁骨骨折多为斜行、粉碎性骨折，儿童锁骨骨折多为青枝骨折。

2. **Allman 分型**

(1) Ⅰ型：锁骨中段 1/3 骨折。

(2) Ⅱ型：锁骨外侧 1/3 骨折。Ⅱa 型，骨折断端在喙突和喙锁韧带的内侧，锁骨干向近端

移位;Ⅱb型,伴喙锁韧带损伤。

(3)Ⅲ型:锁骨内侧1/3骨折。

3. 诊断

(1)锁骨一旦发生骨折,即出现局部肿胀、瘀斑,肩关节活动时疼痛加剧。

(2)患者常用健手托住肘部,减少肩部活动引起的骨折断端移动而导致的疼痛,头部向病侧偏斜,以减轻因胸锁乳突肌牵拉骨折近端而导致疼痛。

(3)检查时,可扪及骨折断端,有局限性压痛、骨摩擦感。

(4)根据物理检查和症状,可对锁骨骨折作出正确诊断。在无移位或儿童青枝骨折时,单靠物理检查有时难以作出正确诊断,上胸部的正位X线平片是不可缺少的检查方法。

(5)锁骨后有臂丛及锁骨下血管经过,若暴力作用强大,骨折移位明显,局部肿胀严重,可合并其他部位的骨折、肺部损伤、血管损伤和臂丛的损伤,体检时应仔细检查上肢的神经功能及血供情况。

4. 并发症　①不愈合。②畸形愈合。③血管神经损伤。④创伤性关节炎。⑤手术治疗的并发症。

5. 治疗

(1)儿童的青枝骨折及成人的无移位骨折可不作特殊治疗。仅用三角巾悬吊患肢3～6周即可开始活动。

(2)一般认为80%～90%锁骨中段骨折可采取非手术的方法进行治疗,即手法复位,横行"8"字绷带固定。

1)治疗后应严密观察双侧上肢血液循环及感觉运动功能,若出现肢体肿胀、麻木,表示固定过紧,应及时调整固定。

2)术后1周左右,由于骨折区肿胀消失,或因绷带张力降低,常使固定的绷带松弛而导致再移位,复位后2周内应经常检查固定是否可靠,及时调整固定的松紧度。

(3)可考虑行切开复位内固定的情况:①患者不能忍受"8"字绷带固定的痛苦。②复位后再移位,影响外观。③合并神经、血管损伤。④开放性骨折。⑤陈旧骨折不愈合。⑥锁骨外端骨折,合并喙锁韧带断裂。

(4)切开复位时,应根据骨折部位、骨折类型及移位情况选择钢板、螺钉或弹性钉、克氏针等固定。钢板固定时,应根据锁骨形状进行预弯处理,并将钢板放在锁骨上方,尽量不放在前方。

（二）肱骨近端骨折

1. 概述　肱骨外科颈是松质骨和密质骨的交接处,易发生骨折,且附近有臂丛、腋血管通过,有合并血管神经损伤的可能。肱骨近端骨折可发生于任何年龄,但以中、老年人为多。骨折多因间接暴力引起,由于暴力作用的大小、方向、肢体的位置及患者的骨质量等不同,可发生不同类型的骨折。

2. 分型　临床常用Neer分型,根据肱骨4个解剖部位(肱骨头、大结节、小结节和肱骨干)及相互之间的移位程度(以移位>1cm或成角畸形>45°为移位标准)来进行分型。

（1）一部分骨折:肱骨近端骨折,无论骨折线数量是多少,只要未达到上述移位标准,说明骨折部位尚有一定的软组织附着连接,有一定的稳定性。

（2）两部分骨折:指仅一个部位发生骨折并且移位;有 4 种形式,即解剖颈骨折、大结节骨折、小结节骨折或外科颈骨折。

（3）三部分骨折:指肱骨近端 4 个解剖部位中,有 2 个部位骨折并且移位;有 2 种形式,常见大结节、外科颈骨折,以及小结节、外科颈骨折。

（4）四部分骨折:指肱骨近端 4 个部分都发生骨折移位,形成 4 个分离的骨块。肱骨头向外侧脱位,成游离状态;血液供应破坏严重,极易发生缺血、坏死。

3. 临床表现

（1）跌倒致肩部撞地或手撑地后,患侧肩关节疼痛,活动受限。

（2）患者常用另一手托扶患臂。肩部肿胀,局部明显压痛及轴向叩击痛,或可闻及骨擦音,有时可扪及骨折断端并出现骨擦感,移位或成角严重的患者可见畸形。伤后 24 小时可在肩部及上臂见到瘀斑。

（3）如骨折远端向内侧移位,可能伤及腋动脉。腋神经损伤也可发生,如 4 周后仍存在三角肌失张力导致的肩关节半脱位,需注意是否为腋神经麻痹。

4. 影像学检查

（1）X 线检查:需要拍摄前后位片、肩胛骨侧位片及腋位片,一般可明确骨折块间的关系。

（2）CT 及 CT 三维重建:对于复杂肱骨近端骨折可提供更为准确的信息,在判断大小结节移位、肱骨头劈裂骨折、压缩骨折、盂缘骨折及骨折脱位方面有很大帮助。

（3）MRI:对软组织损伤的诊断具有较大意义,尤其是对于肩袖、肱二头肌肌腱、盂唇损伤的诊断。

5. 治疗

（1）保守治疗

1）对于无移位的肱骨近端骨折,包括大结节骨折,肱骨外科颈骨折,可用上肢三角巾悬吊 3～4 周,复查 X 线片示有骨愈合迹象后,行肩部功能锻炼。

2）对于有轻度移位的 Neer 两部分骨折,患者功能要求不高者可使用三角巾悬吊 3～4 周,复查 X 线片示有骨愈合时,可行肩部功能锻炼。

（2）手术治疗

1）多数移位的肱骨近端骨折是两部分以上的骨折,应及时行切开复位钢板内固定进行治疗,大部分患者可得到良好的功能恢复。

2）对于 Neer 三部分、四部分骨折,可行切开复位钢板内固定术,对于特别复杂的老年人四部分骨折也可选择人工肱骨头置换术。

（三）肱骨干骨折

1. 概述 肱骨干骨折可由直接暴力或间接暴力引起。直接暴力常由外侧打击肱骨干中段,致横行或粉碎性骨折。间接暴力常由于手部着地或肘部着地,暴力向上传导,加上身体倾倒所产生的剪切应力,导致中下 1/3 骨折。有时因投掷运动或"掰腕",可导致中下 1/3 骨折,多为斜行或螺旋形骨折。

2. 分类

（1）根据骨折部位分类

1）骨折线位于三角肌止点以上、胸大肌止点以下，近折断端受胸大肌、背阔肌、大圆肌的牵拉而向前、向内移位，远折断端因受三角肌、喙肱肌、肱二头肌、肱三头肌的牵拉而向外、向近侧移位。

2）骨折线位于三角肌止点以下，近折断端由于受三角肌的牵拉而向前、向外移位，远折断端因受肱二头肌、肱三头肌的牵拉而向近侧移位。

3）无论骨折发生在哪一节段，在体弱患者，由于肢体重力作用或不恰当的外固定物重量，均可引起骨折断端分离移位或旋转移位。

4）肱骨干下 1/3 骨折的移位方向与暴力作用方向及前臂和肘关节所处位置有关，多表现为成角、短缩及旋转移位。

（2）AO/OTA 分类：根据骨折粉碎程度，将肱骨干骨折分为三大类。A 型为简单骨折，B 型有蝶形骨块，C 型为粉碎性骨折。

3. 临床表现

（1）伤后上臂疼痛、肿胀、畸形、瘀斑，患肢活动障碍，有反常活动和骨擦感。

（2）患者常用另一手托扶患臂，局部明显压痛及轴向叩击痛，可发现异常活动或闻及骨擦音，有时可扪及骨折断端并出现骨擦感，骨传导音减弱或消失，移位或成角严重者可见畸形。

（3）若合并桡神经损伤，可出现垂腕，各指掌指关节不能背伸、伸拇及前臂旋后障碍，手背桡侧皮肤感觉减退或消失。

（4）可能造成肱动脉损伤，出现患肢循环障碍。

4. 影像学检查

（1）X 线检查：可确定骨折的类型、移位方向。肱骨干骨折的标准 X 线片应包括肱骨干正侧位，拍摄范围应包括肩、肘关节。

（2）CT 检查：不常用。对于复杂的肱骨干骨折，CT 可帮助判断骨折移位程度、方向，是否合并肱骨近、远端骨折及骨折脱位。

5. 非手术治疗

（1）麻醉：局部麻醉或臂丛阻滞麻醉。

（2）体位：仰卧位。

（3）牵引：助手握住前臂，在屈肘 90°位，沿肱骨干纵轴牵引，在同侧腋窝施力作反牵引，经过持续牵引，纠正重叠、成角畸形。骨折线位于三角肌止点以上、胸大肌止点以下，在内收位牵引；骨折线位于三角肌止点以下，在外展位牵引。

（4）复位

1）在充分持续牵引、肌放松的情况下，术者用双手握住骨折断端，按骨折移位的相反方向，矫正成角及侧方移位。若肌松弛不够，断端间有少许重叠，可采用折顶反折手法使其复位。

2）畸形矫正，骨传导音恢复即证明复位成功。凡有条件者均应行 X 线片，确认骨折的对位对线情况。

（5）外固定:复位成功后,减小牵引力,维持复位,应用外固定。方法包括带领和袖口吊带的上臂管型石膏、功能支架、皮肤牵引或骨牵引、外展夹板和肩人字石膏、上臂悬垂石膏和接骨夹板等。

6. 手术治疗

（1）指征:①手法复位失败,骨折断端对位对线不良,未达到功能复位要求,估计愈合后影响功能。②骨折分离移位,或骨折断端间有软组织嵌入。③病理性骨折。④合并神经、血管损伤。⑤陈旧性骨折不愈合。⑥同一肢体有多发性骨折。⑦肱骨下 1/3 螺旋形骨折,若采用手法复位外固定损伤桡神经风险较大。⑧影响功能的骨折畸形愈合。⑨8～12 小时以内的污染不重的开放性骨折。⑩不适用于闭合复位的严重的神经功能障碍,如帕金森病等。

（2）方法

1）麻醉:臂丛阻滞麻醉、高位硬膜外麻醉或全麻。

2）体位:仰卧,伤肢外展 90°放在手术桌上。

3）切口与显露:常采用后外侧入路和外侧入路显露骨折断端,从肱二头肌、肱三头肌间切口,沿肌间隙显露骨折断端。若为上 1/3 骨折,切口向上经三角肌、肱二头肌间隙延长;若为下 1/3 骨折,切口向下经肱二头肌、肱桡肌间隙延长。注意勿损伤桡神经。

4）复位与固定:在直视下尽可能达到解剖对位。用外固定支架或加压钢板螺钉内固定,也可用带锁髓内针固定。术后可不用外固定,早期进行功能锻炼。肱骨干下 1/3 骨折对骨的血液循环破坏较重,再加上手术操作,易导致骨折不愈合。

5）对于有桡神经损伤者,术中探查神经,若完全断裂,可一期修复桡神经。若为挫伤,神经连续性存在,则切开神经外膜,减轻神经继发性病理改变。

（四）肱骨髁上、髁间骨折

1. 概述　肱骨髁上、髁间骨折是指肱骨干与肱骨髁交界处及内外髁之间的骨折,骨折线波及关节面,是肘部严重的关节内骨折,多见于老年人,骨折常呈粉碎性。

2. 临床表现

（1）症状:外伤后局部疼痛、肿胀伴功能障碍,可出现手部及手指麻木、活动困难等。

1）桡动脉搏动减弱或消失,提示桡动脉损伤可能。

2）手背虎口区域浅感觉减退,腕关节及手指伸直功能丧失,提示有桡神经损伤。

3）拇指、示指、中指浅感觉减退,拇指对掌功能障碍,提示有正中神经损伤。

4）小指感觉减退,环指、小指"爪形手"畸形及手指分指、并指障碍,提示有尺神经损伤。

（2）体征:①伤后肘部剧烈疼痛,压痛广泛,肿胀严重,有大片皮下瘀斑,纵轴叩击痛(＋),触之有骨擦音及异常活动。②肘关节呈半伸位,前臂旋前,肘部横径明显增宽,鹰嘴部向后突出,可触及骨折块,骨擦感明显。③肘关节功能障碍。

3. AO 分型　①C1 型:一侧髁骨折。②C2 型:累及髁间的骨折。③双髁骨折。

4. 鉴别诊断　肱骨髁间骨折肘后三角关系改变,压痛范围更加广泛,肱骨髁上骨折肘后三角关系正常。

5. 治疗

（1）外固定：预后较差，患者常有严重的肘关节僵硬，活动时伴有明显疼痛，仅能恢复极少部分肘关节功能。指征：①患者已有神经损伤，周围肌肉已无功能。②开放的肱骨髁上、髁间骨折，尤其是伴有大的软组织缺损或感染，可采用微型外固定架固定。③对于髁上、髁间严重粉碎性骨折，估计切开复位内固定预后很差时。④患者肘关节已融合于功能位。⑤患者伴随严重的内科疾病，不能经受切开复位手术治疗。

（2）切开复位内固定：切开复位、牢固的内固定和早期功能练习是肱骨髁上、髁间骨折的首选治疗方法。

（3）全肘关节置换术

1）适应证：①肱骨髁间骨折 C3 型，关节面损毁严重，无法复位并行内固定。②老年患者，骨质疏松明显，内固定不能获得满意的强度。③内固定失败。④术后创伤性关节炎，严重疼痛或功能障碍。

2）禁忌证：①肘关节近期感染。②肘关节已长时间融合于功能位，不伴疼痛，不影响功能者。③软组织损伤伴有大量的骨和软组织缺损。④肘关节周围肌肉瘫痪者。⑤患者期望过高或伴有严重的内科疾病不能经受手术。

6. 伸直型肱骨髁上骨折

（1）病因：多为间接暴力引起。当跌倒时，肘关节处于半屈或伸直位，手掌着地，暴力经前臂向上传递，身体向前倾，由上向下产生剪式应力，使肱骨干与肱骨髁交界处发生骨折。通常是近折断端向前下移位，远折断端向上移位。如果在跌倒时，同时遭受侧方暴力，可发生尺侧或桡侧移位。

（2）诊断

1）儿童有手着地受伤史，肘部出现疼痛、肿胀、皮下瘀斑，肘部向后突出并处于半屈位，应考虑肱骨髁上骨折可能。

2）检查时局部明显压痛，有骨擦音及假关节活动，肘前方可扪到骨折断端，肘后三角关系正常。

3）注意有无神经血管损伤，特别注意观察前臂肿胀程度、腕部有无桡动脉搏动，以及手的感觉和运动功能等。

4）必须拍摄肘部正、侧位 X 线平片，能确定骨折的存在，准确判断骨折移位情况，为选择治疗方法提供依据。

（3）治疗

1）手法复位外固定：适用于受伤时间短，局部肿胀轻，没有血液循环障碍者。麻醉后仰卧于骨科牵引床上。屈肘约 50° 位、前臂中立位，沿前臂纵轴牵引。以同侧腋窝部向上作反牵引。在持续牵引的情况下，术者双手 2～5 指顶住骨折远折断端，拇指在近折断端用力推挤，同时缓慢使肘关节屈曲 90° 或 100°，即可达到复位。复位时应注意恢复肱骨下端的前倾角和肘部提携角。复位后用后侧石膏托屈肘位固定 4～5 周，X 线片证实骨折愈合良好，即可拆除石膏，开始功能锻炼。

2）手术治疗：在肱骨内下方切口，向肘前方延伸，切开深筋膜和肱二头肌腱膜，检查正中神经和肱动脉，若为血管痉挛，骨折复位后大多数可以缓解，或切开血管外膜，进行液压扩张，可缓解血管痉挛。若为血管破裂，可进行修补术或血管吻合术。对有正中神经挫伤，应切除外膜，减轻神经内压力。骨折在准确对位后用交叉克氏针固定。

7. 屈曲型肱骨髁上骨折

（1）病因：多为间接暴力引起。跌倒时，肘关节处于屈曲位，肘后方着地，暴力传导至肱骨下端导致骨折。

（2）诊断

1）受伤后，局部肿胀、疼痛，肘后凸起，皮下瘀斑。检查可发现肘上方压痛，后方可扪及骨折断端。

2）X线片可发现骨折存在及典型的骨折移位，即近折断端向后下移位，远折断端向前移位，骨折线呈由前上斜向后下的斜行骨折。

3）由于暴力作用的方向和跌倒时的体位改变，骨折可出现尺侧或桡侧移位，较少合并神经血管损伤。

（3）治疗：基本原则与伸直型肱骨髁上骨折相同，但手法复位的方向相反。肘关节屈曲40°左右行外固定，4～6周后开始主动练习肘关节屈伸活动。

（五）桡骨远端骨折

1. 分型

AO 分型	特点
A 型	关节外骨折
A1 型	尺骨骨折，桡骨完整
A2 型	桡骨简单骨折或嵌插骨折，伴背侧旋转，即 Colles 骨折；伴掌侧旋转，即 Smith 骨折
A3 型	桡骨骨折或粉碎骨折
B 型	部分关节内骨折
B1 型	桡骨矢状面部分关节内骨折
B2 型	桡骨背侧缘部分关节内骨折，即 Barton 骨折，伴腕关节背侧脱位
B3 型	桡骨掌侧缘部分关节内骨折，即反 Barton 骨折，伴腕关节掌侧脱位
C 型	完全关节内骨折
C1 型	桡骨干骺端及关节内简单骨折
C2 型	桡骨干骺端粉碎骨折，关节内简单骨折
C3 型	桡骨关节粉碎骨折，伴干骺端简单骨折或粉碎骨折

2. 伸直型骨折

（1）概述：伸直型骨折（Colles 骨折）多为腕关节处于背伸位、手掌着地、前臂旋前时受伤。

（2）诊断：伤后局部疼痛、肿胀，可出现典型畸形姿势，即侧面看呈"银叉"畸形，正面看呈"刺刀样"畸形。局部压痛明显，腕关节活动障碍。X线片可见骨折远端向桡、背侧移位，近端向掌侧移位。可同时伴有下尺桡关节脱位及尺骨茎突骨折。

（3）治疗

1）手法复位外固定：麻醉后仰卧位，肩外展90°，助手一手握住拇指，另一手握住其余手指，沿前臂纵轴，向远端牵引，另一助手握住肘上方作反牵引。经充分牵引后，术者双手握住腕部，拇指压住骨折远端向远侧推挤，2～5指顶住骨折近端，加大屈腕角度，纠正成角，然后向尺侧挤压，缓慢放松牵引，在屈腕、尺偏位检查骨折对位对线情况及稳定情况。使用石膏将复位满意的前臂固定，2周水肿消退后，可在腕关节中立位更换石膏托或前臂管型石膏固定。

2）切开复位内固定指征：①严重粉碎骨折移位明显，桡骨下端关节面破坏。②手法复位失败，或复位成功，外固定不能维持复位。

3. 屈曲型骨折

（1）概述：屈曲型骨折(Smith骨折)常由于跌倒时，腕关节屈曲、手背着地受伤引起。也可由腕背部受到直接暴力打击发生。

（2）诊断：受伤后，腕部下垂，局部肿胀，腕背侧皮下瘀斑，腕部活动受限。检查局部有明显压痛。X线片可见近折断端向背侧移位，远折断端向掌侧、桡侧移位。可合并下尺桡关节损伤、尺骨茎突骨折和三角纤维软骨损伤。

（3）治疗：主要采用手法复位，夹板或石膏固定。复位手法与伸直型骨折相反，基本原则相同。复位后若极不稳定，外固定不能维持复位者，行切开复位，钢板或钢针内固定。

4. 桡骨远端关节面骨折伴腕关节脱位（Barton骨折）

（1）诊断

1）患者腕背伸、前臂旋前位跌倒，手掌着地，暴力通过腕骨传导，撞击桡骨关节背侧发生骨折，腕关节也随之向背侧移位。表现为与Colles骨折相似的"银叉"畸形及相应的体征。X线片可发现典型移位。

2）跌倒时，腕关节屈曲、手背着地受伤，可发生与上述相反的桡骨远端掌侧关节面骨折及腕骨向掌侧移位。

（2）治疗：无论是掌侧或背侧桡骨远端关节面骨折，均首先采用手法复位、夹板或石膏外固定方法治疗。复位后很不稳定者，可切开复位、钢针内固定。

（六）前臂双骨折

1. 病因

病因分类	说明
直接暴力	多见于暴力打击或机器伤。骨折为横行或粉碎性骨折
间接暴力	跌倒时手掌触地，暴力向上传达桡骨中或上1/3骨折，残余暴力通过骨间膜转移到尺骨，造成尺骨骨折。桡骨为横行或锯齿状，尺骨为短斜行，骨折往往移位
扭转暴力	跌倒时身体向同一侧倾斜，前臂受扭转外力作用出现过度旋前或旋后，发生双骨的螺旋形骨折。骨折线方向多为尺骨内上斜向桡骨外下，尺骨干骨折线在上，桡骨骨折线在下

2. 诊断

（1）受伤后，前臂出现疼痛、肿胀、畸形及功能障碍。检查可发现骨摩擦音和假关节活动。

骨传导音减弱或消失。

（2）X线片检查应包括肘关节或腕关节，可发现骨折的准确部位、骨折类型及移位方向，以及是否合并有桡骨头脱位或尺骨小头脱位。

3. 分类

（1）孟氏（Monteggia）骨折：指尺骨上 1/3 骨干骨折合并桡骨小头脱位。

（2）盖氏（Galeazzi）骨折：指桡骨干下 1/3 骨折合并尺骨小头脱位。

4. 保守治疗

（1）指征：①大多数儿童尺桡骨双骨折。②没有移位的尺桡骨双骨折，需密切随访影像学检查，出现骨折移位或成角需改为手术治疗。③存在全身情况差或凝血功能不正常等手术禁忌证。

（2）复位：麻醉后，仰卧位，在肩外展 90°，屈肘 90°位，沿前臂纵轴向远端牵引，肘部向上作反牵引。远端的牵引位置以骨折部位而定。经过充分持续牵引，取消旋转、短缩及成角移位后，术者用双手拇指与其余手指在尺桡骨间用力挤压，使骨间膜分开，紧张的骨间膜牵动骨折断端复位。必要时再以折顶、反折手法使其复位。

1）若为桡骨在旋前圆肌止点以上骨折，近折断端由于旋后肌和肱二头肌牵拉而呈屈曲、旋后位，远折断端因旋前圆肌及旋前方肌牵拉而旋前，此时应在略有屈肘、旋后位牵引。

2）若骨折线在旋前圆肌止点以下，近折断端因旋后肌和旋前圆肌力量平衡而处于中立位，骨折断端略旋前，应在略旋后位牵引。

3）若骨折在下 1/3，由于旋前方肌的牵拉，桡骨远端多处于旋前位，应在略旋后位牵引。

（3）注意事项

1）双骨折中，若其中一骨干骨折线为横行稳定骨折，另一骨干为不稳定的斜行或螺旋形骨折时，应先复位稳定的骨折，通过骨间膜的联系，再复位不稳定的骨折则较容易。

2）若尺、桡骨骨折均为不稳定型，发生在上 1/3 的骨折，先复位尺骨；发生在下 1/3 的骨折先复位桡骨。发生在中段的骨折，一般先复位尺骨。

3）X线平片上发现斜行骨折的斜面呈背向靠拢，应认为是远折断端有旋转，应先按导致旋转移位的反方向使其纠正，再进行骨折断端的复位。

（4）固定：手法复位成功后，用上肢前、后石膏夹板固定。待肿胀消退后改为上肢管型石膏固定，一般 8～12 周可达到骨性愈合。

5. 手术治疗

（1）手术指征：①手法复位失败。②受伤时间较短、伤口污染不重的开放性骨折。③合并神经、血管、肌腱损伤。④同侧肢体有多发性损伤。⑤陈旧骨折畸形愈合。

（2）内固定方法：常用钢板内固定和髓内钉内固定，以钢板最为常用。

6. 康复治疗

（1）术后应抬高患肢，严密观察肢体肿胀程度、感觉、运动功能及血液循环情况，警惕骨筋膜室综合征的发生。

（2）术后 2 周即开始练习手指屈伸活动和腕关节活动。4 周以后开始练习肘、肩关节活动。8～10 周后拍片证实骨折已愈合，才可进行前臂旋转活动。

（七）桡骨头骨折

1. 临床特点 ①外伤史,肘外侧疼痛、局部肿胀。②局部压痛,功能障碍,尤其前臂旋后功能受限最明显,偶可触及骨擦感。

2. 临床分型 有 Mason 分型、Keonconen 分型、Bakalim 分型、Morrey 分型等,以 Mason 分型较为经典和常用。Mason 分型:①Ⅰ型,无移位型骨折,骨折线可通过桡骨头边缘或呈劈裂状。②Ⅱ型,移位型骨折,有分离的边缘骨折。③Ⅲ型,粉碎型骨折,可移位、无移位或呈塌陷性骨折。④Ⅳ型,桡骨头骨折伴有肘关节脱位。

3. 治疗

（1）保守治疗

1）指征:①无移位或者单纯移位,但对上尺桡关节活动无阻挡的骨折。②骨折范围＜25％、塌陷＜2 mm 的桡骨头可保守治疗。③骨折移位大,但对旋转功能无影响。

2）方法:患肢用颈腕吊带或石膏进行固定,并在医师指导下开始主动的屈伸、旋前和旋后练习。疼痛缓解后去除外固定,开始活动。一般制动时间为 7～14 天。

（2）手术治疗:方式包括切开复位内固定、桡骨头切除、桡骨头置换等。

（八）桡骨头半脱位

1. 发病机制 桡骨头半脱位多发生在 5 岁以下的儿童,因桡骨头发育尚不完全,环状韧带薄弱,当腕、手被向上提拉、旋转时,肘关节囊内负压增加,使薄弱的环状韧带或部分关节囊嵌入肱骨小头与桡骨头之间,取消牵拉力以后,桡骨头不能回到正常解剖位置,而向桡侧移位,形成桡骨头半脱位。

2. 诊断 儿童的手、腕有被动向上牵拉受伤的病史,患儿感肘部疼痛,活动受限,前臂处于半屈位及旋前位。检查肘部外侧有压痛,即应诊断为桡骨头半脱位。X 线片常不能发现桡骨头脱位。

3. 治疗 不用麻醉即可进行手法复位。复位成功的标志是有轻微的弹响声,肘关节旋转、屈伸活动正常。复位后不必固定,但不可再暴力牵拉,以免复发。

第二节 手外伤

 例题

下列关于手休息位的描述,不正确的是（D）

A. 手处于自然静止状态的姿势

B. 从示指到小指的指尖指向腕舟骨结节

C. 腕关节轻度尺偏

D. 腕关节背伸 $20°\sim25°$

E. 掌指关节和指间关节半屈曲位

············· 重点梳理 ·················

（一）概述

1. 手外伤的应用解剖

（1）手的休息位是手内在肌、外在肌、关节囊、韧带张力处于相对平衡状态，即手自然静止的状态。表现为腕关节背伸10°~15°，轻度尺偏；掌指关节、指间关节半屈曲位，从示指到小指各指腹到手掌的距离越来越小，各指轴线延长线交汇于腕舟骨结节；拇指轻度外展，指腹正对示指远侧指间关节桡侧。肌腱损伤后，手的休息位将发生改变。

（2）手的功能位是手将发挥功能时的准备体位，呈握球状。表现为腕关节背伸20°~25°，轻度尺偏；拇指外展、外旋与其余手指处于对指位，其掌指及指间关节微屈；其余手指略微分开，掌指、近指间关节半屈位，远侧指间关节轻微屈曲，各手指关节的屈曲程度较一致。严重手外伤术后，特别是估计日后关节功能难以恢复正常，甚至会发生关节强直者，在此位置固定可使患肢保持最大的功能。

2. 损伤原因及特点

（1）刺伤：由尖、锐利物造成，如钉、针、竹签等。特点是伤口小、深，可将污染物带入造成深部组织感染，可引起神经、血管损伤，易漏诊，应高度重视。

（2）切割伤：如刀、玻璃、电锯等所致。伤口较齐，污染较轻，可造成血管、神经、肌腱断裂，重者致断指断掌。

（3）钝器伤：如锤打击、重物压砸导致。皮肤可裂开或撕脱，神经、肌腱、血管损伤，严重者可造成手部毁损。

（4）挤压伤：不同致伤物造成的损伤也不同，如门窗挤压可引起甲下血肿、甲床破裂、末节指骨骨折。车轮、机器滚轴挤压，可致广泛皮肤撕脱或脱套，同时合并深部组织损伤，多发性骨折，甚至发生毁损伤。

（5）火器伤：由雷管、鞭炮和枪炮所致。损伤性质为高速、爆炸、烧灼。伤口呈多样性、组织损伤重、污染重、坏死组织多、易感染。

3. 检查与诊断

（1）皮肤损伤检查

1）皮肤的颜色与温度：与周围一致，表示活力良好。呈苍白、青紫、冰凉者，表示活力不良。

2）毛细血管回流试验：手指按压皮肤时，呈白色，放开手指皮肤由白很快转红，表示活力良好。正常组织撤除压力后，由白色变为潮红色的时间≤2秒。皮肤颜色恢复慢，甚至不恢复，则活力不良或无活力。

3）皮肤边缘出血状况：用无菌纱布擦拭或用无菌组织剪修剪皮肤边缘时，有点状鲜红色血液渗出，表示皮肤活力良好。如不出血，则活力差。

（2）肌腱损伤的检查

1）检查指深屈肌腱时，固定近侧指间关节于伸直位，嘱患者主动屈曲远侧指间关节，若不能则提示该肌腱断裂。

2）检查指浅屈肌腱时,固定伤指之外的三指于伸直位,嘱主动屈曲近侧指间关节,若不能则提示该肌腱断裂。若手指近、远侧指间关节均不能主动屈曲,提示浅深肌腱均断裂。

3）检查拇长屈肌腱,固定拇指掌指关节于伸直位,嘱屈曲拇指指间关节。

（3）神经损伤的检查:臂丛的终末支为正中神经、尺神经和桡神经,支配手部的运动和感觉。在腕平面及以远,正中神经、尺神经支配手部内在肌运动功能及感觉,桡神经仅支配感觉。

（4）血管损伤的检查

1）动脉损伤:表现为皮肤颜色苍白、皮温降低、指腹瘪陷、毛细血管回流缓慢或消失、动脉搏动减弱或消失。

2）静脉损伤:表现为皮肤青紫、肿胀、毛细血管回流加快、动脉搏动存在。

3）Allen 试验:是判断尺、桡动脉是否通畅的有效方法之一。嘱患者用力握拳,检查者两手拇指分别用力按压、阻断腕与前臂交界处的尺、桡动脉,嘱患者手掌放松、伸指,此时手掌部皮肤苍白,放开尺动脉,手掌迅速变红。重复上述试验,更替放开桡动脉继续压迫尺动脉,得到相同结果,表明尺、桡动脉循环通畅。否则可能为解剖变异或不通畅。

（5）骨关节损伤的检查:X 线检查最为重要,除常规正侧位片外,还应拍摄特殊体位片,如斜位、舟骨位以防止骨重叠阴影的干扰。CT 检查适用于复杂腕骨骨折,MRI 检查适用于韧带及三角纤维软骨复合体损伤。

4. 现场急救

（1）止血:局部加压包扎是手外伤最简单而行之有效的止血方法,可用于创面止血,以及腕平面的尺桡动脉断裂出血。禁忌采用束带类物在腕平面以上捆扎,捆扎过紧、时间过长易导致手指坏死;若捆扎压力不够,只将静脉阻断而动脉未能完全阻断,出血会更加严重。

（2）创口包扎:采用无菌敷料或清洁布类包扎伤口,避免进一步污染。创口内不宜用药水或抗感染药物。

（3）局部固定:可因地制宜、就地取材,如木板、竹片、硬纸板,固定至腕平面以上,以减轻转运途中因局部反常活动引起的疼痛,防止组织进一步损伤。

（4）迅速转运:有助于赢得处理的最佳时机。

5. 治疗原则

（1）早期彻底清创:应在良好的麻醉和气囊止血带控制下进行,从浅到深,按顺序将各种组织清晰辨别、认真清创,以防漏诊,利于修复和防止进一步损伤组织。

（2）组织修复:清创后尽可能一期修复手部的肌腱、神经、血管、骨等组织。应争取在伤后6～8 小时内进行,若受伤超过 12 小时,创口污染严重,组织损伤广泛,或者缺乏必要的条件,则可延期（3 周左右）或二期修复（12 周左右）。

（3）一期闭合创口:①皮肤裂伤,可直接缝合。②碾压撕脱伤,要根据皮肤活力判断切除多少组织。③有皮肤缺损时,若基底软组织良好或周围软组织可覆盖深部重要组织,可采用自体皮肤移植。④若神经、肌腱、骨关节外露,应采用皮瓣转移修复。⑤少数污染严重、受伤时间长、感染可能性大的创口,可在清除异物和明显坏死组织后,用生理盐水纱布湿敷、负压闭合引流或冲洗处理,观察 3～5 天,再次清创,延期修复。

（4）术后处理

1）根据组织损伤与修复情况进行相应的固定。肌腱缝合后固定 3～4 周，神经修复 4 周，关节脱位 3 周，骨折 4～6 周。术后 10～14 天依据创面愈合情况拆除伤口缝线。

2）组织愈合后应尽早拆除外固定，开始主动和被动功能锻炼，并辅以物理治疗，促进功能恢复。

3）合理应用药物治疗，如抗生素、破伤风抗毒血清、镇痛药、改善循环药等。

（二）断肢（指）再植

1. 概念

（1）完全性断肢（指）：指外伤所致肢（指）断离，没有任何组织相连或虽有受伤失活组织相连，清创时必须切除。

（2）不完全性断肢（指）：凡伤肢（指）断面有主要血管断裂合并骨折脱位，伤肢断面相连的软组织少于断面总量的 1/4，伤指断面相连皮肤不超过周径的 1/8，不吻合血管，伤肢（指）远端将发生坏死。

2. 急救 包括止血、包扎、固定、离断肢（指）保存，迅速转运。

（1）离断肢（指）断面应用清洁敷料包扎以减少污染。若受伤现场离医院较远，离断肢（指）应采用干燥冷藏法保存，即将断肢（指）用清洁的无药敷料包裹，置入塑料袋中密封，再放于加盖的容器内，外周放入冰块保护。切忌将离断肢（指）浸泡于任何溶液中。

（2）到达医院后，检查断肢（指），用无菌敷料包裹，放于无菌盘中，置入 4℃冰箱内。

3. 适应证

（1）全身情况：良好的全身情况是再植的必要条件，若为复合伤或多发伤，应以抢救生命为主，将断肢（指）置于 4℃冰箱内，待生命体征稳定后再植。

（2）肢体损伤程度：①锐器切割伤只发生离断平面的组织断裂，断面整齐、污染轻、重要组织挫伤轻，再植成活率高。②碾压伤的组织损伤严重，若损伤范围不大，切除碾压组织后将肢（指）体进行一定的短缩，仍有较高的再植成活率。③撕脱伤的组织损伤广泛，血管、神经、肌腱从不同平面撕脱，常需复杂的血管移植，再植成功率较低。

（3）年龄：断肢（指）再植与年龄无明确因果关系，但老年患者体质差，经常合并有慢性器质性疾病，是否再植应慎重。

（4）再植时限：断肢（指）再植手术越早越好，应分秒必争，一般以外伤后 6～8 小时为限。早期冷藏或寒冷季节可适当延长。

4. 禁忌证

（1）合并全身性慢性疾病，或合并严重脏器损伤，不能耐受长时间手术，有出血倾向者。

（2）断肢（指）多发骨折、严重软组织挫伤、血管床严重破坏，血管、神经、肌腱高位撕脱，预计术后功能恢复差。

（3）断肢（指）经刺激性液体或其他消毒液长时间浸泡者。

（4）高温季节，离断时间过长，断肢未经冷藏保存者。

（5）合并精神异常，不愿合作，无再植要求者。

5. 手术原则 彻底清创，修整重建骨支架，缝合肌（肉）腱，重建血液循环，缝合神经，闭合创口,包扎。

6. 术后处理

(1) 一般护理:病房应安静、舒适、空气新鲜,室温保持在 20～25 ℃,抬高患肢处于心脏水平。卧床 10 天左右,严禁寒冷刺激,切忌患者及他人在室内吸烟,防止血管痉挛。

(2) 密切观察全身反应:一般低位断肢(指)再植术后全身反应较轻。高位断肢(指)再植,特别是缺血时间较长者,可因心、肾、脑中毒而出现持续高热、烦躁不安甚至昏迷,心跳加快、脉弱、血压下降,血红蛋白尿、小便减少,甚至无尿,均应及时处理。

(3) 定期观察再植肢(指)体血液循环:再植肢(指)体一般于术后 48 小时容易发生动脉供血不足或静脉回流障碍,应每 1～2 小时观察一次,与健侧对比。若皮肤苍白,皮温降低,毛细血管回流消失,指腹干瘪,指腹侧方切开不出血,反映动脉供血中断,即动脉危象,常由血管痉挛或血管吻合口血栓所致。若指腹由红润变成暗红色,且指腹张力高,毛细血管回流加快,皮温逐渐降低,指腹切开即流出暗红色血液,提示静脉回流障碍,即静脉危象。

(4) 防止血管痉挛、抗血液凝固治疗:除保温、止痛、禁止吸烟外,在臂丛或硬膜外留置导管,定期注入麻醉药品,可止痛,防止血管痉挛。适当应用抗凝解痉药物。

(5) 抗生素应用:肢体离断时,污染较重,加之手术时间长,应采用抗生素,以预防感染。

(6) 康复治疗:骨折愈合拆除外固定后,积极进行主动和被动功能锻炼,并辅以物理治疗,促进功能康复。

（三）手部骨折

1. 临床表现 常见症状是局部肿胀、压痛明显、手指活动受限、可有皮下瘀血,移位明显者可出现手部畸形、纵向叩击痛(＋)、被动活动患手可发现骨擦感,有的开放性骨折可直接通过开放的创面看到骨折断端。

2. 辅助检查 ①X 线检查(首选)。②CT。③MRI。

3. 治疗 最终目的是恢复手的运动功能,治疗原则包括骨折准确复位、有效固定、早期康复锻炼。

(1) 对于开放性骨折,立即复位,恢复患肢(指)血供,保护重要的血管神经、尽早修复撕裂的关节囊、韧带。常用固定方式有克氏针、微型钢板螺钉、微型外固定支架等。

(2) 闭合、无明显移位骨折或经复位后较稳定的骨折可采用非手术治疗,固定时间 4～6 周。

(3) 末节指骨骨折,多无明显移位,一般无需内固定。末节指骨远端的粉碎性骨折可视为软组织损伤进行处理,如有甲下血肿,可在指甲上刺孔引流,达到减压和止痛的目的。

（四）手部关节脱位

1. 发病机制 ①复合暴力。②可能存在关节囊松弛基础。

2. 近（远）侧指间关节脱位

(1) 外伤性侧向脱位:①表现为近(远)侧指间关节肿胀、疼痛,检查可见近(远)侧指间关节伤侧压痛,侧向应力后不稳、疼痛。麻醉下检查有助于明确侧向不稳的程度。X 线片可见应力后张力侧关节间隙增大,伴撕脱骨折时可见骨折片。②复位后,石膏固定近(远)侧指间关节伸直位 4 周。必要时手术侧方韧带修复或重建。伴撕脱骨折者可考虑手术。

（2）外伤性掌侧、背侧脱位：①表现为近（远）侧指间关节肿胀、疼痛，检查可见近（远）侧指间关节掌侧压痛，应力后背侧向不稳、疼痛。麻醉下检查有助于明确背侧向不稳的程度。X线片可见应力后张力侧关节间隙增大，伴撕脱骨折时可见骨折片。②复位后，石膏固定近（远）侧指间关节微屈曲位4周。必要时手术掌板重建术。伴撕脱骨折者可考虑手术。

3. 掌指关节脱位

（1）外伤性掌侧、背侧脱位：①表现为掌指关节背伸畸形，屈曲受限。侧位X线片示近节指骨基底移位至掌骨头背侧，甚至可见近节指骨与掌骨几乎呈平行。②治疗可先试行手法复位，复位成功后，石膏固定掌指关节屈曲60°左右2～3周。掌指关节背侧脱位者手法复位常不成功，需切开复位。复位成功后，石膏固定掌指关节屈曲60°左右3周。

（2）外伤性侧向脱位：①检查可见掌指关节侧向应力后不稳、疼痛，X线片可见应力后张力侧关节间隙增大，伴撕脱骨折时可见骨折片。②第2～5指掌指关节外伤性侧向脱位可复位后，石膏固定掌指关节屈曲50°左右4周；拇指掌指关节外伤性侧向脱位可复位后，石膏固定掌指关节功能位4周、伸直位4周。必要时手术侧方韧带修复或重建术。伴撕脱骨折者可考虑手术。

4. 腕掌关节脱位

（1）第1腕掌关节脱位：为第1掌骨基底向桡背侧移位。①表现为疼痛、第1掌骨基底压痛，第1掌骨基底向桡背侧隆起，腕掌关节不稳定，有异常活动。X线片可见相应征象。②新鲜的单纯第1腕掌关节脱位可先行闭合复位，若石膏固定不满意，可复位后选用合适的材料将关节固定在充分旋前位，制动6周；陈旧的第1腕掌关节脱位可行第1腕掌关节切开复位和韧带重建；并发创伤性或退行性关节炎的脱位，可做关节成形术或融合术。

（2）第2～5腕掌关节脱位：多为第2～5掌骨基底向背侧移位，X线片可见相应征象。新鲜的单纯第5腕掌关节脱位若石膏固定不满意，可复位后选用合适的材料固定关节6周。陈旧的第2～5腕掌关节脱位，无症状者可不处理；若突出的掌骨基底影响手指屈伸活动，可凿平突出部分。陈旧的第5腕掌关节脱位可行关节融合术。

5. 腕关节脱位

（1）月骨周围背侧脱位：为腕背伸、尺偏暴力所致。①腕关节肿痛和压痛，范围较广泛。X线正位平片可见腕中关节间隙消失，头状骨与月骨投影重叠。侧位片可见月骨与桡骨远端解剖关系正常，其余腕骨向背侧脱位，以头状骨最突出。②关节明显肿胀前多可闭合复位，经皮穿针固定舟骨和头状骨、舟骨和月骨，长臂石膏托固定：腕关节屈曲30°，前臂和手旋前位，6～8周拆除石膏活动。闭合复位失败，需切开复位内固定。

（2）月骨掌侧脱位：是月骨周围背侧脱位暴力继续作用的结果。①关节肿痛和压痛，范围广泛；运动受限，握力下降，手指呈半屈曲状，腕关节掌侧饱满，触诊可感觉到皮下有物体隆起。X线正位平片可见月骨轮廓由梯形变为三角形，周围关节间隙宽窄不等。②治疗首选闭合复位外固定或经皮穿针内固定。闭合复位失败或有正中神经卡压者，需行切开复位及内固定。

（3）舟月关节不稳定：为腕背伸、尺偏及旋后暴力所致。①腕桡背侧疼痛，舟月关节背侧压痛，关节运动时可有弹响。X线正位平片可见舟月关节间隙>4mm。②急性损伤者，闭合复位经皮穿针内固定。闭合复位失败、合并周围腕骨损伤及晚期损伤者，需切开复位韧带修复或重建术。

（五）手部肌腱断裂

1. 肌腱修复注意要点 ①开放损伤时间、地点、致伤物、污染情况。②肌腱损伤平面，屈、伸肌腱断裂时手指处于何位置，以估计肌腱断端回缩部位。③肌腱断裂的数目，有无合并神经、血管及关节损伤。④术者是否有熟练的肌腱修复技术。

2. 修复时机

（1）无论在何区域断裂，只要情况允许，应进行一期缝合屈、伸肌腱。

（2）二期缝合指征：①肌腱有缺损，直接缝合有困难。②肌腱缝合部位皮肤缺损，需行皮肤移植或皮瓣覆盖。③严重的挤压伤，合并骨与关节粉碎性骨折。④伤口污染严重。

（3）延迟缝合指征：①肌腱损伤时伤口污染严重，不能一期闭合伤口。②有其他损伤，危及生命时。③医师不熟悉肌腱外科手术操作。

3. 治疗方法

（1）常用双"十"字缝合法、Kessler缝合法、改良Kessler缝合法；近年来多主张采用显微外科缝合法。

（2）肌腱缝合后一般应固定3~4周，其间可在医师指导下行主动伸指、被动屈指锻炼，待肌腱愈合后，拆除固定进行功能锻炼并辅以理疗；若发生粘连，尚需经过3~6个月系统康复治疗，若功能未改善，则行肌腱松解术。

（六）手部先天性畸形

1. 概述 先天性畸形是指在出生时或出生前存在异常，或存在潜在异常因素。手部及上肢畸形可单独出现，或伴多种上肢畸形同时出现，也可能是多种综合征表现的一部分。

2. 治疗原则 改善功能为主，兼顾外观。尽早纠正妨碍发育的畸形，择期整复不妨碍发育的畸形。缜密考虑手术的预期功能效果。进行必要的辅助治疗。

（七）手部肿瘤

1. 概述 手部肿瘤是手外科的常见病和多发病，可发生于任何年龄。肿瘤有的仅发生于手，有的则是全身肿瘤的一部分。主要临床特点是手部出现肿块或肿胀，局部疼痛或不适感，同时由于手部结构精细、紧密，常伴有压迫症状。

2. 治疗 手部肿瘤易于早期诊断。一旦确诊，应尽快手术切除，并对肿物做病理检查。

第三节 下肢骨、关节损伤

例题

（1~2题共用题干）

男，40岁。乘坐公共汽车时，右腿搁在左大腿上，突遇车祸，向前冲撞倒地，右髋疼痛，活动障碍。查体：右下肢短缩，呈屈曲、内收、内旋畸形。

1. 其诊断首先应考虑(E)

A. 股骨颈骨折　　　　　　　　　　B. 股骨粗隆间骨折

C. 骨盆骨折　　　　　　　　　　　D. 髋关节前脱位

E. 髋关节后脱位

2. 根据患者情况,应选择的治疗方案是(D)

A. 闭合复位内固定

B. 切开复位

C. 持续骨牵引,闭合复位6周

D. 手法复位后,皮牵引3周

E. 手法复位后,石膏固定3个月

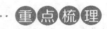

重点梳理

(一) 髋关节脱位

髋关节是一种典型的杵臼关节,周围有坚强的韧带与强壮的肌群,只有高能暴力才会引起髋关节脱位。按股骨头脱位后的方向可分为前脱位、后脱位和中心脱位,以后脱位最为常见。

髋关节后脱位

1. 分型

类型	特点
Ⅰ型	单纯脱位或伴有髋臼后壁小骨折片
Ⅱ型	股骨头脱位,合并髋臼后壁一大块骨折
Ⅲ型	股骨头脱位,合并髋臼后壁粉碎性骨折
Ⅳ型	股骨头脱位,合并髋臼后壁和顶部骨折
Ⅴ型	股骨头脱位,合并股骨头骨折

2. 诊断

(1) 明显外伤史,通常暴力很大。多发生于交通事故。

(2) 有明显的疼痛,髋关节不能主动活动。

(3) 患肢短缩,髋关节呈屈曲、内收、内旋畸形。

(4) 可以在臀部摸到脱出的股骨头,大转子上移明显。

(5) 髋关节后脱位可合并坐骨神经损伤,多出现足下垂、趾背伸无力和足背外侧感觉障碍等。

(6) X线检查可了解脱位情况和有无骨折,必要时行CT检查了解骨折移位情况。

3. Ⅰ型损伤的治疗

(1) 复位:髋关节脱位复位时需肌肉松弛,必须在全身麻醉或椎管内麻醉下行手法复位。复位宜早,最初24～48小时是复位的黄金时期,应尽可能在24小时内复位完毕,48～72小时后再行复位十分困难,并发症增多,关节功能亦明显减退。常用的复位方法为Allis法,即提拉法。

(2)固定、功能锻炼:复位后用绷带将双踝暂时捆在一起,于髋关节伸直位下将患者搬运至床上,患肢做皮肤牵引或穿丁字鞋2～3周。卧床期间做股四头肌收缩动作。2～3周后开始活动关节。4周后扶双拐下地活动。3个月后可完全承重。

4. **Ⅱ～Ⅴ型损伤的治疗** 主张早期切开复位与内固定。

髋关节前脱位

1. 诊断

(1)有强大暴力所致外伤史,多发生于交通事故和高处坠落伤。

(2)患肢呈外展、外旋和屈曲畸形。

(3)腹股沟处肿胀,可摸到股骨头。

(4)X线检查可了解脱位方向。

2. 治疗

(1)复位:在全身麻醉或椎管内麻醉下手法复位。复位不成功往往提示前方关节囊有缺损或有卡压,用暴力复位会引起股骨头骨折。如手法复位失败,应早期切开复位。

(2)固定和功能锻炼。

髋关节中心脱位

1. 脱位机制 来自侧方的暴力,直接撞击在股骨粗隆区,可使股骨头水平向内移动,穿过髋臼内侧壁而进入骨盆腔。若受伤时下肢处于轻度内收位,则股骨头向后方移动,产生髋臼后部骨折。如下肢处于轻度外展与外旋位,则股骨头向上方移动,产生髋臼爆破型粉碎性骨折,此时髋臼的各个区域都有损伤。

2. 诊断

(1)一般为高能量损伤,多为交通事故,或自高空坠落。

(2)后腹膜间隙内往往出血很多,可出现出血性休克。

(3)髋部肿胀、疼痛、活动障碍;大腿上段外侧方往往有大血肿;肢体短缩情况取决于股骨头内陷的程度。

(4)常合并腹部内脏损伤。

(5)X线检查可明确伤情,CT三维成像可立体再现髋臼骨折情况。

3. 治疗

(1)及时处理低血容量性休克及合并的腹部内脏损伤。

(2)股骨头内移较明显的,需用股骨髁上骨牵引,但常难奏效,需根据髋臼骨折类型早期切开复位同时固定髋臼骨折。

(二)股骨颈骨折

1. 概述

(1)股骨颈骨折是指股骨头下到股骨颈基底的骨折,多属于囊内骨折,好发于中、老年人。

(2)大多数患者存在骨质疏松,摔倒、扭伤等轻微暴力即可导致股骨颈骨折,容易发生骨折不愈合和股骨头坏死。

（3）股骨颈骨折患者通常伴有心血管疾病、肺部疾病、糖尿病、骨质疏松和营养不良等情况，需引起重视。

（4）青壮年患者出现股骨颈骨折所需暴力大，主要由高能量创伤引起，血供损伤程度重，股骨头缺血坏死发生率高。

2. 分型

（1）按骨折线部位分型

1）股骨头下骨折：骨折线位于股骨头下，股骨头仅有小凹动脉很少量的血供，致使股骨头严重缺血，易发生股骨头缺血坏死。

2）经股骨颈骨折：骨折线位于股骨颈中部，股骨头亦有明显供血不足，易发生股骨头缺血坏死或骨折不愈合。

3）股骨颈基底骨折：骨折线位于股骨颈与大、小转子间连线处。由于有旋股内、外侧动脉分支吻合成的动脉环提供血液循环，对骨折部血液供应的干扰较小，骨折容易愈合。

（2）按骨折线方向分型

1）内收骨折：远端骨折线与两侧髂嵴连线的夹角（Pauwels角）＞50°。骨折面接触较少，容易再移位，属于不稳定性骨折。Pauwels角越大，骨折越不稳定。

2）外展骨折：远端骨折线与两侧髂嵴连线的夹角＜30°。骨折面接触多，不容易再移位，属于稳定性骨折。若过度牵引、外旋、内收或过早负重等，也可发生移位，成为不稳定性骨折。

（3）Garden分型：根据骨折近端正位X线平片上骨折移位程度分型。

分型	特点
Ⅰ型	不完全骨折，骨的完整性部分中断
Ⅱ型	完全骨折但不移位或嵌插移位
Ⅲ型	完全骨折，部分移位且股骨头与股骨颈有接触
Ⅳ型	完全移位的骨折

3. 诊断

（1）中、老年人有跌倒受伤史，伤后感髋部疼痛，下肢活动受限，不能站立和行走，应怀疑股骨颈骨折。

（2）有时伤后并不立即出现活动障碍，仍能行走，但数天后，髋部疼痛加重，逐渐出现活动后疼痛更重，甚至完全不能行走，提示受伤时可能为稳定性骨折，发展为不稳定性骨折而出现功能障碍。

（3）检查时可发现患肢出现外旋畸形，一般在45°～60°。若外旋畸形达到90°，应怀疑有转子间骨折。

（4）股骨颈骨折伤后很少出现髋部肿胀及瘀斑，可出现局部压痛及轴向叩击痛。

（5）肢体测量可发现患肢短缩。

1）平卧位，由髂前上棘向水平画垂线，再由大转子与髂前上棘的垂线画水平线，构成

Bryant 三角,股骨颈骨折时,此三角底边较健侧缩短。

2)侧卧并半屈髋,由髂前上棘与坐骨结节之间画线,为 Nélaton 线,正常情况下,大转子在此线上,若大转子超过此线之上,表明大转子有向上移位。

(6)X 线检查可明确骨折的部位、类型、移位情况,是选择治疗方法的重要依据。髋部正位片不能发现骨折的前后移位,需加拍侧位片。

4. 治疗

(1)术前处理

1)年龄过大,全身情况差,合并有严重心、肺、肾、肝等功能障碍不能耐受手术者,要尽早预防和治疗全身并发症,全身情况允许后尽早尽快手术治疗。

2)在待手术期,24 小时内能完成手术的患者可以穿防旋鞋,24 小时内不能完成手术的要给予皮牵引或胫骨结节牵引,牵引重量为体重的 $1/11 \sim 1/7$。

3)嘱其进行股四头肌等长收缩训练和踝、足趾的屈伸活动,避免静脉回流障碍或静脉血栓形成。

(2)手术方法

1)闭合复位内固定:在硬膜外麻醉下,患者仰卧于骨科手术牵引床或用双反牵引复位器复位,复位成功后 3 枚空心拉力螺钉微创植入固定,或动力髋螺钉固定。

2)切开复位内固定:手法复位失败,或固定不可靠,或青壮年的陈旧骨折不愈合,宜采用切开复位内固定术。

3)人工关节置换术:对全身情况尚好,预期寿命比较长的 GardenⅢ、Ⅳ型股骨颈骨折的老年患者,选择全髋关节置换术;对全身情况差,合并症比较多,预期寿命比较短的老年患者选择半髋关节置换术。

(三)股骨转子间骨折(股骨粗隆间骨折)

1. Tronzo-Evans 分型

分型	特点	稳定性	占股骨转子间骨折的比例
Ⅰ型	顺转子间骨折,骨折无移位	稳定	11.1%
Ⅱ型	小转子骨折轻微,可获得稳定的复位	稳定	17.4%
Ⅲ型	小转子粉碎性骨折,不能获得稳定的复位	不稳定	45.1%
Ⅳ型	Ⅲ型骨折加大转子骨折	不稳定	20.1%
Ⅴ型	逆转子间骨折,由于内收肌的牵引存在移位倾向	不稳定	6.3%

2. 诊断

(1)受伤后,转子区出现疼痛、肿胀、瘀斑和下肢不能活动。

(2)转子间压痛,下肢外旋畸形明显,可达 90°,有轴向叩击痛。

(3)测量可发现下肢短缩。

(4)X 线可明确骨折的类型及移位情况。

3. 治疗

(1) 非手术治疗:对有手术禁忌证者,采用胫骨结节或股骨髁上外展位骨牵引,10～12 周后逐渐扶拐下地活动。

(2) 手术治疗:目的是尽可能达到解剖复位,恢复股骨矩的连续性,矫正髋内翻畸形,坚强内固定,早期活动,避免并发症。多主张早期手术,内固定可采用 Gamma 钉、动力髋螺钉等。

(四) 股骨干骨折

1. 分类

(1) 股骨干上 1/3 骨折:由于髂腰肌、臀中肌、臀小肌和外旋肌的牵拉,使近折断端向前、外及外旋方向移位;远折断端由于内收肌的牵拉而向内、后方向移位;由于股四头肌、阔筋膜张肌及内收肌的共同作用而向近端移位。

(2) 股骨干中 1/3 骨折:由于内收肌群的牵拉,使骨折向外成角。

(3) 股骨干下 1/3 骨折:远折断端由于腓肠肌的牵拉及肢体的重力作用而向后方移位,又由于股前、外、内肌牵拉的合力,使近折断端向前移位,断端重叠,形成短缩畸形。

2. 诊断

(1) 根据受伤后出现的骨折特有表现,即可作出临床诊断。

(2) X 线正、侧位片检查,可明确骨折的准确部位、类型和移位情况。

(3) 在下 1/3 段骨折,由于远折断端向后移位,有可能损伤腘动脉、腘静脉和胫神经、腓总神经,应同时仔细检查远端肢体的血液循环及感觉、运动功能。

(4) 单一股骨干骨折因失血量较多,可能出现休克前期临床表现,若合并多处骨折,或双侧股骨干骨折,发生休克的可能性很大,应对患者的全身情况作出正确判断。

3. 治疗

(1) 非手术治疗:3 岁以下儿童采用垂直悬吊皮肤牵引。此过程中,要定时测量肢体长度和进行床旁 X 线检查,了解牵引力是否足够。若牵引力过大,导致过度牵引,骨折断端出现间隙,将会发生骨折延迟愈合或不愈合。

(2) 手术治疗:成人和 3 岁以上儿童的股骨干骨折多采用手术内固定治疗。成人股骨干骨折手术多采用钢板、带锁髓内钉固定。儿童股骨干骨折多采用弹性钉内固定。严重的开放性骨折可用外固定架治疗。

(五) 股骨远端骨折

1. 概述　股骨远端骨折包括股骨髁上骨折、股骨髁间骨折和累及股骨远端关节面的股骨髁骨折。股骨髁上骨折指发生于股骨髁至股骨远端干骺端,即密质骨和松质骨移行部位的骨折。股骨髁间骨折常称为"T"形或"Y"形骨折。远端骨折块由于腘绳肌和腓肠肌的牵拉而向后移位,有可能损伤血管和神经。

2. 诊断

(1) 膝关节和股骨远端部位有肿胀、畸形和压痛。

(2) 骨折断端有异常活动和骨擦感。

(3) 若大腿张力较高,应警惕筋膜室综合征的发生。

（4）当小腿血运差，足背动脉搏动弱，怀疑有血管损伤时，应采用 Doppler 超声检查，明确有无胫动脉损伤，必要时进行血管造影。

（5）常规拍摄股骨远端正、侧位 X 线平片。

3. 治疗

（1）非手术治疗：包括闭合复位、骨牵引、管形石膏固定等；卧床时间长、护理难度大，并发症多，现已较少采用。

（2）手术治疗：目的是解剖复位、坚强内固定和早期进行康复锻炼。绝大多数股骨远端骨折都应采用手术治疗。常用内固定：①松质骨螺钉及支持钢板。②股骨髁解剖钢板。③股骨远端逆行带锁髓内钉。④95°角状钢板和动力髁螺钉。

（六）髌骨骨折

1. 病因　暴力直接作用于髌骨，如跌倒时跪地，髌骨直接撞击地面，发生骨折；由于肌肉的强力牵拉所致，如跌倒时，为了防止倒地，股四头肌猛烈收缩以维持身体稳定，将髌骨撕裂。直接暴力常致髌骨粉碎性骨折；肌肉牵拉常致髌骨横行骨折。

2. 诊断

（1）伤后膝关节前方疼痛，活动受限。

（2）患侧髌前肿胀、瘀斑，压痛明显，有时可触及骨折间隙。

（3）膝关节的正、侧位 X 线检查可明确骨折的部位、类型及移位程度。

3. 治疗

（1）非手术治疗：伸膝装置完整的无移位髌骨骨折用石膏或支具治疗效果满意。具体方法为用从踝关节至腹股沟的长腿管型石膏将膝关节伸直位固定 4～6 周，固定期间在可忍受的限度内允许负重。

（2）手术治疗：当发生关节内骨折，台阶超过 2 mm 或伸膝装置完整性破坏时，需要手术治疗。当骨折伴关节面塌陷或骨折间隙＞2 mm 时，也需要进行手术。

（七）髌骨脱位

1. 概述　髌骨位于股骨远端的前面，在直接或间接的暴力下，引起髌骨滑移脱出股骨滑车沟，髌骨体一般滑移到股骨外髁的外侧。常表现为膝关节肿胀、疼痛及活动受限。可伴随有韧带损伤、关节内出血、骨软骨骨折等症状。部分患者会出现复发性髌骨脱位。

2. 治疗　就诊时如髌骨仍处于脱位状态，一般多采取手法复位。如伴随有严重膝关节韧带损伤、软骨损伤、关节内骨折的患者，或反复髌骨脱位患者，则需要进行手术治疗。

（八）胫骨平台骨折

1. 临床表现

（1）症状：伤后出现膝部疼痛，膝关节肿胀和下肢不能负重等症状。

（2）体征：胫骨近端和膝关节局部触痛，出现反常活动，偶尔可触及骨擦音和骨擦感，骨折移位严重时可触及骨折断端。膝关节主动、被动活动受限。

2. **分型**

Schatzker 分型	特点
Ⅰ 型	外侧平台劈裂骨折,无关节面塌陷。多发生于年轻人。骨折移位时常伴有外侧半月板撕裂,或向四周移位或半月板嵌入骨折间隙
Ⅱ 型	外侧平台劈裂,关节面塌陷,多发生于 40 岁以上患者
Ⅲ 型	外侧平台单纯压缩骨折。压缩部分常位于关节中心部分,由于压缩部位大小和压缩程度的不同及外侧半月板损伤情况的不同,可以是稳定或不稳定骨折
Ⅳ 型	胫骨内侧平台骨折,多由中等至高能量暴力致伤,常合并膝关节脱位、血管损伤,需仔细检查
Ⅴ 型	双侧平台骨折,高能量暴力损伤所致,易合并血管神经损伤
Ⅵ 型	双侧平台骨折加胫骨干与干骺端分离,由高能量暴力损伤所致,X 线平片显示粉碎爆裂骨折,常合并膝部软组织严重损伤、筋膜室综合征和严重神经血管损伤

3. **并发症**　胫骨平台骨折可合并神经血管损伤、筋膜室综合征、深静脉血栓、软组织挫伤、挤压伤和开放伤。内外侧半月板损伤、前后交叉韧带损伤、内外侧副韧带的损伤很常见。

4. **影像学检查**

(1) 正侧位 X 线平片:可以诊断骨折。如需进一步明确移位情况,可行斜位 X 线片检查。

(2) CT:可了解骨折块移位和关节面塌陷的形态。断层 CT 扫描可进一步明确骨折的类型。三维 CT 可形象直观地反映骨折移位的情况。

(3) MRI:可清楚显示损伤的半月板、韧带、关节软骨及关节周围软组织等改变,能显示骨挫伤,并能判断病变的严重程度。MRI 不作为常规检查。

(4) 其他:高能量暴力造成的胫骨平台骨折和膝关节脱位可导致血管损伤,对怀疑血管损伤的患者,应行彩超、血管造影等检查。

5. **治疗**

(1) 无移位的胫骨平台骨折可采用下肢石膏托固定 4～6 周,即可进行功能锻炼。

(2) 移位的胫骨平台骨折为不稳定的关节内骨折,必须坚持解剖复位、坚强固定,有骨缺损时,应植骨填充,早锻炼晚负重的原则。6～8 周后逐渐开始活动,至骨折愈合后才可完全负重。

(九) 胫腓骨干骨折

1. **解剖概要**　胫骨和股骨一样,是承重的重要骨骼。

(1) 位于皮下,前方的胫骨嵴是骨折后手法复位的重要标志。

(2) 胫骨干横切面呈三棱形,在中、下 1/3 交界处变成四边形。在三棱形和四边形交界处是应力集中部位,易致骨折。

(3) 整个胫骨均位于皮下,骨折断端极易穿破皮肤,形成开放性骨折。

(4) 胫骨的营养血管从胫骨干上、中 1/3 交界处入骨内,在中、下 1/3 处的骨折使营养动脉损伤,供应下 1/3 段胫骨的血循环明显减少,同时胫骨下 1/3 几乎无肌肉附着,由胫骨远端获得的血液供应很少,因此胫骨下 1/3 骨折愈合较慢,容易发生骨折延迟愈合或不愈合。

(5) 胫骨上端与下端关节面相互平行,若骨折对位对线不良,使关节面失去平衡,改变了关节面的受力面,易发生创伤性关节炎。

（6）腘动脉在分出胫后动脉后，穿过比目鱼肌腱向下走行。此处血管固定，胫骨上 1/3 骨折时，可致胫后动脉损伤，可造成小腿下段的严重缺血或坏死。

（7）小腿的肌筋膜与胫骨、腓骨和胫腓骨间膜一起构成四个筋膜室。由于骨折后骨髓腔出血，或肌肉损伤出血，或因血管损伤出血，均可引起骨筋膜室综合征，导致肌肉缺血坏死。

（8）在腓骨颈，有腓总神经由腘窝后、外侧斜向下外方，经腓骨颈进入腓骨长、短肌及小腿前方肌群，腓骨颈有移位的骨折可引起腓总神经损伤。

2. 临床分型　胫腓骨骨干骨折可分为 3 种类型：①胫腓骨干双骨折。②单纯胫骨干骨折。③单纯腓骨干骨折。临床上以胫腓骨干双骨折最多见，表明所遭受的暴力大，骨和软组织损伤重，并发症多，治疗有一定困难。

3. 治疗　目的是矫正成角、旋转畸形，恢复胫骨上、下关节面的平行关系，恢复肢体长度。

（1）无移位的胫腓骨干骨折采用石膏固定。有移位的横行或短斜行骨折采用手法复位，石膏固定。

（2）不稳定的胫腓骨干双骨折采用微创或切开复位，可选择钢板螺钉或髓内针固定。若固定牢固，术后 4～6 周可扶双拐下地部分负重行走。

（3）软组织损伤严重的开放性胫腓骨干双骨折，在进行彻底的清创术后，选用髓内针或外固定架固定，同时做局部皮瓣或肌皮瓣转移覆盖创面，不使内固定物或骨质显露。

（4）单纯胫骨干骨折由于有完整腓骨的支撑，多不发生明显移位，用石膏固定 10～12 周后可下地活动。

（5）单纯腓骨干骨折，若不伴有上、下胫腓联合分离，亦不需特殊治疗。为减少下地活动时疼痛，用石膏固定 3～4 周。

（十）踝部骨折

1. 临床分型

（1）Ⅰ型：即内翻内收型。当踝关节在极度内翻位受伤时（旋后），暴力作用通过外侧副韧带传导至外踝，引起胫腓下韧带平面以下的外踝骨折。

（2）Ⅱ型：均为三踝骨折。下胫腓韧带完整，不发生踝关节脱位是此型骨折的特征。

1）外翻外展型：踝关节遭受间接暴力，在极度外翻位受伤，或重物打击外踝，使踝关节极度外翻，暴力经内侧副韧带传导，牵拉内踝而发生骨折。

2）内翻外旋型，暴力作用于外踝，首先导致外踝粉碎性骨折和后踝骨折，但胫腓下韧带完整。

（3）Ⅲ型：即外翻外旋型：踝关节遭受外翻（旋前）暴力时，使内侧副韧带紧张，导致内踝撕脱骨折。

（4）垂直压缩型（Pilon 骨折）：常为高处跌落时胫骨下端受距骨垂直方向的暴力，导致塌陷型骨折，根据受伤时踝及足所处的位置不同，压缩重点部位可在胫骨下端的前缘、中部及后缘。中心部位压缩常同时伴有腓骨下端的粉碎性骨折或斜行骨折。

2. 诊断

（1）踝部肿胀明显，瘀斑，内翻或外翻畸形，活动障碍。检查可在骨折处扪及局限性压痛。

(2) 踝关节正位、侧位 X 线平片可明确骨折的部位、类型、移位方向。对Ⅲ型骨折,需检查腓骨全长,若腓骨近端有压痛,应补充拍摄 X 线平片,以明确腓骨近端有无骨折。

3. **治疗**　无移位的和无下胫腓联合分离的单纯内踝或外踝骨折,在踝关节内翻(内踝骨折时)或外翻(外踝骨折时)位石膏固定 6～8 周,固定期间可进行邻近关节功能锻炼。有移位的内踝或外踝单纯骨折,应切开复位,松质骨螺钉内固定。下胫腓联合分离常在内、外踝损伤时出现,应首先复位、固定骨折,才能使下胫腓联合复位。

(1) Ⅰ型骨折为双踝骨折,为恢复韧带的张力,一般均应行切开复位,松质骨螺钉、钢板内固定。

(2) Ⅱ型骨折为三踝骨折,内踝骨折采用松质骨螺钉内固定,外踝骨折常需采用钢板固定。影响胫骨 1/4～1/3 关节面的后踝骨折也需用松质骨螺钉或支撑钢板内固定。

(3) Ⅲ型骨折除需对内踝行切开复位、内固定外,外踝或腓骨骨折也应行钢板螺钉内固定,固定腓骨是保证胫腓下端稳定性的重要方法。

(4) 垂直压缩性骨折多需切开复位内固定,将压缩塌陷部位复位后遗留的骨缺损用自体松质骨或人工骨充填。

(十一) 跟骨骨折

1. **分类**　根据跟骨后关节面骨折块的数量和位置进行分类。

分类	特点
Ⅰ型骨折	无论有几条骨折线,但没有移位
Ⅱ型骨折	后关节面损伤成两部分
Ⅲ型骨折	后关节面损伤成 3 个部分
Ⅳ型骨折	后关节面损伤成 4 个及 4 个以上的骨折块
跟骨骨性毁损伤	严重粉碎性骨折,最大骨块<3 cm

2. **诊断**

(1) 在坠落伤后出现跟部疼痛,肿胀,皮下瘀斑,足底扁平及局部畸形,不能行走。检查跟部有局限性压痛,跟骨横径较健侧增宽,应怀疑有跟骨骨折。

(2) 踝关节正位、侧位和跟骨轴位 X 线平片,可明确骨折的类型、移位程度。

(3) 坠落伤的力可沿下肢向骨盆、脊柱传导,应注意髋部、脊柱的临床症状并及时进行 X 线平片检查,以免漏诊。

3. **治疗**　原则是恢复距下关节的对位关系和跟骨结节关节角,纠正跟骨变宽,维持正常的足弓高度和负重关系。

(1) 对于不波及距下关节的关节外骨折,移位不大的跟骨前端骨折、结节骨折,以及无移位载距突骨折,石膏固定 4 周后即可开始功能训练。

(2) 较大的载距突骨折块移位,采用内侧入路切开复位内固定。

(3) 跟骨体骨折,骨折块移位较大时,采用手法复位石膏外固定,失败者切开复位内固定。

(4) 跟骨结节鸟嘴状骨折,可采用闭合撬拨复位或切开复位,松质骨螺钉固定,并早期活动踝关节。

（5）对于波及距下关节的关节内骨折,治疗以达到解剖复位为目标。

（十二）距骨骨折

1. **概述** 距骨骨折通常为高能损伤,距骨颈骨折多见。软骨骨折多合并踝关节扭伤、距下关节扭伤及骨折脱位发生。

2. **Hawkins 距骨颈骨折分类** Ⅰ型:无移位的距骨颈骨折。Ⅱ型:距骨颈骨折移位伴距下关节脱位或半脱位。Ⅲ型:距骨颈骨折移位伴胫距关节和距下关节脱位或半脱位。Ⅳ型:距骨颈骨折移位伴距舟关节、胫距关节和距下关节脱位或半脱位。

3. **诊断** 症状和体征明显,诊断主要靠影像检查。X线平片应包括斜位。CT对了解骨折的损伤分型和移位病理最有帮助。距骨坏死是距骨骨折脱位最常见的并发症。

4. **治疗** Ⅰ型可采用石膏固定,但仍可能移位和发生距骨头坏死。Ⅱ型可在充分麻醉下试行闭合复位,先在牵引下使足跖屈再向后推挤足,转为中立位。闭合穿入克氏针,并按该针引导,置入空心加压螺钉固定。闭合复位不能实现解剖复位者行切开复位内固定。Ⅲ型和Ⅳ型需行切开复位内固定术。

（十三）跖骨骨折

1. **概述** 第1跖骨最粗大,发生骨折的机会较少;第2～4跖骨发生骨折机会最多。第5跖骨基底由于是松质骨,常因腓骨短肌猛烈收缩而发生骨折。单纯的第5跖骨基底骨折在足外翻位用支具或石膏固定4～6周,即可进行功能锻炼。

2. **跖骨基底骨折**

（1）远折断端常向下、后移位,可压迫或损伤足底动脉弓,若足背动脉也有损伤或代偿不完全时,可发生前足坏死,应紧急手法复位,石膏外固定。

（2）若手法复位失败,经跖骨头下方打入髓内针,通过骨折断端直到跗骨作内固定。

3. **跖骨干骨折**

（1）因暴力作用的大小、方向不同,可出现横行、斜行、粉碎性骨折。

（2）第2～4的单一跖骨干骨折常无明显移位,不需特殊治疗,休息3～4周即可下地活动。

（3）有移位的多个跖骨干骨折先试行手法复位,若不成功则行切开复位,经跖骨头下方打入髓内针固定4～6周。

4. **跖骨颈骨折**

（1）骨折远端常向下、后移位,使跖骨头下垂,影响足的正常负重,会出现疼痛,应先试行手法复位。

（2）若复位失败,切开复位,交叉克氏针内固定,4～6周后可拔出克氏针;骨愈合牢固后负重行走。

（十四）趾骨骨折

1. **概述** 趾骨骨折多为直接暴力损伤,如重物高处落下直接打击足趾,或走路时踢及硬物等。重物打击伤常导致粉碎性骨折或纵行骨折,同时合并趾甲损伤,开放骨折多见。踢撞硬物致伤多发生横行或斜行骨折。

2. 治疗

（1）无移位的趾骨骨折不需特别治疗，石膏托固定，2~3周即可带石膏行走，6周去石膏行走。

（2）有移位的单个趾骨骨折，行手法复位，将邻趾与伤趾用胶布一起固定，可早期行走。

（3）多数趾骨骨折复位后，用超过足趾远端的石膏托固定2~3周即可进行功能训练。

（4）注意纠正旋转畸形及跖侧成角畸形，避免足趾因轴线改变而出现功能障碍。

（十五）跟腱断裂

1. 概述　跟腱损伤可发生在跟腱的止点、中部及肌腹肌腱移行部，多为极不整齐的乱麻状撕裂。

（1）直接暴力作用如重物打击跟腱，可使跟腱挫伤、部分或完全断裂，常同时有皮肤损伤。

（2）间接暴力较为常见，主要是肌肉的猛烈收缩，如不恰当的起跳、落地姿势不当等，小腿三头肌突然剧烈收缩，使跟腱被撕裂损伤。

（3）由锐器（如玻璃、刀等）切割致伤，为污染较轻的开放损伤。

2. 诊断

（1）受伤时，可听到跟腱断裂的响声，立即出现跟部疼痛、肿胀、瘀斑，行走无力，不能提跟。

（2）检查可在跟腱断裂处扪到压痛及凹陷、空虚感。部分损伤者伤后功能障碍不明显，以至当作软组织损伤治疗。

（3）超声波检查可探到跟腱损伤的部位、类型。

3. 治疗

（1）闭合性部分跟腱断裂，可在踝关节悬垂松弛位，用石膏固定4~6周，加强功能训练。

（2）完全断裂者，应早期手术，切开或微创缝合或修补断裂跟腱。术后在屈膝和踝关节跖屈位用石膏固定4~6周后开始功能训练。

（3）开放性跟腱损伤，应早期清创，修复跟腱。若皮肤缝合有张力，不可勉强在张力下直接缝合，有皮肤坏死致跟腱显露的危险，可采用皮瓣转移覆盖跟腱。

（4）陈旧性跟腱完全断裂，应手术治疗。

（5）由于小腿三头肌处于松弛位而发生挛缩，一般需采用成形术修复跟腱。

（十六）膝关节半月板损伤

1. 损伤机制

（1）研磨力量是产生半月板破裂的主要原因。

（2）膝关节伸直时，两侧副韧带呈紧张状态，关节稳定，无旋转动作。膝关节半屈曲时，股骨髁与半月板的接触面缩小，由于重力影响，半月板的下面与胫骨平台的接触比较固定，这时膝关节猛烈的旋转所产生的研磨力量会使半月板发生破裂。

（3）产生半月板损伤必须有4个因素，即膝半屈、内收或外展、重力挤压和旋转力量。

2. 半月板撕裂的类型　①纵行撕裂。②水平撕裂。③斜行撕裂。④横行撕裂，亦即放射状撕裂。⑤变异型撕裂，包括瓣状撕裂、复合撕裂和退变半月板的撕裂。

3. 临床表现

（1）多见于运动员与体力劳动者，男性多于女性。只有部分急性损伤病例有外伤病史，慢性损伤病例无明确外伤病史。

（2）受伤后膝关节剧痛，不能伸直，并迅速出现肿胀，有时有关节内积血。

（3）急性期过后转入慢性阶段。此时肿胀已不明显，关节功能亦已恢复，但总感到关节疼痛，活动时有弹响。活动时可突然听到"咔嗒"一声，关节便不能伸直，忍痛挥动几下小腿，再听到"咔嗒"声，关节又可伸直，称为关节交锁。

（4）慢性阶段可见关节间隙压痛、弹跳、膝关节屈曲挛缩与股内侧肌的萎缩。沿着关节间隙扪摸，可检查出压痛点，根据压痛点部位，可大致判断出是前角、体部或后角撕裂。

1）前角的水平撕裂在屈伸膝关节时可看到"膝眼"处在弹跳。

2）膝关节屈曲挛缩，提示撕裂的半月板嵌于股骨髁下，长期难以解锁。

3）股内侧肌的萎缩为废用性，提示膝关节内部结构紊乱。

4. 特殊试验 不能作为诊断膝关节半月板损伤的唯一依据，应综合临床症状、压痛点及各种阳性结果，才能作出最后诊断。

（1）过伸试验：膝关节完全伸直并轻度过伸时，半月板破裂处受牵拉或挤压而产生疼痛。

（2）过屈试验：将膝关节极度屈曲，破裂的后角被卡住而产生疼痛。

（3）半月板旋转挤压试验（McMurray 试验）

1）患者仰卧，患膝完全屈曲，检查者一手放在关节间隙处作触诊，另一手握住足跟后，在对膝关节联合施加外旋和外翻应力的同时，逐渐伸直膝关节，出现疼痛提示外侧半月板撕裂。检查内侧半月板撕裂时需联合施加内旋和内翻应力。

2）半月板撕裂患者在检查中可感受到后外侧或后内侧出现疼痛，可出现典型的"弹响"。若在关节完全屈曲位下触得响声，表示半月板后角损伤；关节伸到 90°左右时才发生响声，表示体部损伤。再在维持旋转位置下逐渐伸直至微屈位时触得响声，表示可能有半月板前角损伤。

（4）研磨试验（Apley 试验）：患者俯卧，膝关节屈曲成 90°，检查者将小腿用力下压，并且做内旋和外旋运动，使股骨与胫骨关节面之间发生摩擦，若外旋产生疼痛，提示为内侧半月板损伤。此后将小腿上提，并做内旋和外旋运动，如外旋时引起疼痛，提示为内侧副韧带损伤。

（5）蹲走试验：主要用来检查半月板后角有无损伤。仅适用于检查青少年患者。

5. 辅助检查

（1）X 线平片检查不能显示半月板形态，主要用来排除膝关节其他病变与损伤。

（2）分辨率高的 MRI 可清晰显示出半月板有无变性、撕裂，还可察觉有无关节积液与韧带损伤。但准确性不及关节镜检查。

（3）关节镜检查可发现影像学检查难以察觉的半月板损伤，还可同时发现有无交叉韧带、关节软骨和滑膜病变。关节镜技术不仅可用于诊断，还可进行手术操作，如活组织检查和半月板修复及部分切除术。

6. 治疗

（1）急性半月板损伤时可用长腿石膏托固定 4 周。有积血者可于局麻下抽尽后加压包扎。

（2）急性期过后疼痛减轻，可开始进行股四头肌锻炼，以免发生肌萎缩。症状不能消除者考虑手术治疗。

（3）诊断明确者，目前主张在关节镜下进行手术，边缘分离的半月板可以缝合，容易交锁的撕裂的半月板瓣片可以局部切除，有条件缝合的也可以修复。破碎不堪的半月板也可以在镜下全部摘除。关节镜下手术创伤小，对关节激惹少，术后恢复快。

（十七）膝关节韧带损伤

1. 损伤机制

（1）内侧副韧带损伤：为膝外翻暴力所致，多见于运动创伤。当膝关节外侧受到直接暴力，使膝关节猛烈外翻，会损伤内侧副韧带。当膝关节半屈曲时，小腿突然外展外旋也会使内侧副韧带损伤。

（2）外侧副韧带损伤：主要为膝内翻暴力所致。因外侧髂胫束比较强大，单独外侧副韧带损伤少见，常合并腓骨小头骨折。暴力强大时，髂胫束和腓总神经都难免受损伤。

（3）前交叉韧带损伤：膝关节伸直位内翻损伤和膝关节屈曲位外翻损伤都可使前交叉韧带损伤。一般前交叉韧带很少单独损伤，常合并内、外侧副韧带与半月板损伤；膝关节过伸时，可单独损伤前交叉韧带。

（4）后交叉韧带损伤：无论膝关节处于屈曲位或伸直位，来自前方的使胫骨上端后移的暴力都可使后交叉韧带损伤。

2. 临床表现

（1）有外伤病史。以青少年多见，男性多于女性，以运动员最为多见。

（2）受伤时有时可听到韧带断裂的响声，很快便因剧烈疼痛而不能再继续运动或工作。

（3）膝关节处出现肿胀、压痛与积血，膝部肌痉挛，患者不敢活动膝部，膝关节处于强迫体位，或伸直，或屈曲。

（4）膝关节侧副韧带的断裂处有明显的压痛点，有时还会摸到蜷缩的韧带断端。

3. 特殊试验

（1）侧方应力试验：在膝关节完全伸直位与屈曲30°位置下做被动膝内翻与膝外翻动作，并与对侧进行比较。如有疼痛或发现内翻、外翻角度超出正常范围并有弹跳感时，提示有侧副韧带扭伤或断裂。

（2）抽屉试验：膝关节屈曲90°，检查者固定患者足部，用双手握住胫骨上段做拉前和推后动作，并注意胫骨结节前后移动的幅度。前移增加表示前交叉韧带断裂；后移增加表示后交叉韧带断裂。

（3）Lachman试验：患者屈膝20°～30°，检查者一手握住股骨远端，另一手握住胫骨近端，对胫骨近端施加向前的应力，可感觉到胫骨的前向移动，并评定终点的软硬度，与对侧膝关节进行比较。Lachman试验比抽屉试验阳性率高。

（4）轴移试验：用来检查前交叉韧带断裂后出现的膝关节不稳定。患者侧卧，检查者一手握住足踝部，另一手在膝外侧并对腓骨头向前施力，使患者充分伸膝，内旋外翻胫骨，然后缓慢屈曲膝关节，至屈曲20°～30°位时突然出现错动与弹跳，为阳性。提示前外侧旋转不稳定。

4. 辅助检查

(1) 普通 X 线平片检查只能显示撕脱的骨折块。为明确有无内、外侧副韧带损伤,可拍摄应力位 X 线平片。比较内、外侧间隙张开情况。一般认为两侧间隙相差 4 mm 以下为轻度扭伤,4~12 mm 为部分断裂,12 mm 以上为完全性断裂,可能还合并前交叉韧带损伤。

(2) MRI 检查可清晰地显示出前、后交叉韧带的情况,还可发现意料不到的韧带结构损伤与隐匿的骨折线。

(3) 关节镜检查对诊断交叉韧带损伤十分重要。

5. 治疗

(1) 内侧副韧带损伤:内侧副韧带扭伤或部分性断裂可以保守治疗,用长腿管型石膏固定 4~6 周。完全断裂者应及早修补。如同时伴有半月板损伤与前交叉韧带损伤者也应手术中同时进行处理。

(2) 外侧副韧带损伤:外侧副韧带断裂者应立即手术修补。

(3) 前交叉韧带损伤:前交叉韧带完全断裂者目前主张在关节镜下行韧带重建手术,可选用自体骨-髌韧带骨、自体半腱肌股薄肌肌腱、异体肌腱或人工韧带作为移植材料。如伴有髁间嵴骨折,骨折片抬高移位>2 mm,应行螺钉固定。

(4) 后交叉韧带损伤:对断裂的后交叉韧带是否要重建以往有争论,目前的意见偏向于在关节镜下早期修复重建。

(十八) 踝部扭伤

1. 解剖概要　踝关节关节囊纤维层增厚形成韧带。内侧副韧带是踝关节最坚强的韧带,主要功能是防止踝关节外翻。外侧副韧带是踝部最薄弱的韧带。

2. 病因　下台阶,或在高低不平的路上行走时,踝关节处于跖屈位,若遭受内翻或外翻暴力,使踝部韧带过度牵拉,可导致韧带部分损伤或完全断裂,也可导致韧带被拉长、撕脱骨折、踝关节或下胫腓联合半脱位、全脱位。

3. 诊断

(1) 踝部扭伤后出现疼痛,肿胀,皮下瘀斑,活动踝关节疼痛加重,检查可发现伤处有局限性压痛点,踝关节跖屈位加压,使足内翻或外翻时疼痛加重,应诊断为踝部韧带损伤。

(2) 在加压情况下的极度内翻位行踝关节正位 X 线平片,可发现外侧关节间隙显著增宽,或在侧位片上发现距骨向前半脱位,多为外侧副韧带完全损伤。踝关节正、侧位摄片可发现撕脱骨折。

4. 治疗

(1) 急性损伤应立即冷敷,以减少局部出血及肿胀。48 小时后可局部理疗,促进组织愈合。

(2) 韧带部分损伤或松弛者,在踝关节背屈 90°位,极度内翻位(内侧副韧带损伤时)或外翻位(外侧副韧带损伤时)石膏固定,或用宽胶布、绷带固定 2~3 周。

(3) 韧带完全断裂合并踝关节不稳定者,或有小的撕脱骨折片,也可采用石膏固定 4~6 周。

(4) 对反复损伤韧带松弛、踝关节不稳定者,宜采用自体肌腱转移或异体肌腱移植修复重建踝稳定性,以保护踝关节。

第四节　脊柱及骨盆骨折

 例题

脊柱骨折者从现场至医院内的急救搬运方式至关重要,下述搬运方法错误的是(B)

A. 采用担架、木板搬运

B. 一人抬头,一人抬脚或用搂抱的方法

C. 使伤员双下肢伸直,木板放在伤员一侧,三人将伤员平抬至门板上

D. 三人采用滚动法,使伤员保持平直状态,成一体滚动至木板上

E. 在整个运输过程中避免伤员脊柱屈曲

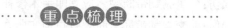 重点梳理

（一）脊柱骨折

1. 分类

（1）颈椎骨折分类

类型	特点
屈曲型损伤	颈椎在屈曲位时受来自头侧的暴力所致,表现为前柱压缩、后柱牵张损伤
压缩型骨折	X线侧位片为椎体前缘骨皮质嵌插成角,或为椎体上终板破裂压缩,多见于骨质疏松者
骨折-脱位	单侧关节突交锁时,椎体脱位程度不超过椎体前后径的1/4;双侧关节突交锁时,椎体脱位程度超过椎体前后径的1/2。多有颈脊髓损伤
垂直压缩型损伤	颈椎处于直立位时受到垂直应力打击所致,无过屈或过伸力量
Jefferson骨折	即寰椎的前、后弓双侧骨折,X线平片上很难发现骨折线,有时在正位片上看到 C_1 双侧关节突向外移位,侧位片上看到寰椎前后径增宽及椎前软组织肿胀阴影
爆裂型骨折	下颈椎($C_3 \sim C_7$)椎体粉碎性骨折,多见于 C_5、C_6 椎体
过伸损伤	① 无骨折-脱位的过伸损伤,特征性体征是额面部有外伤痕迹 ② 枢椎椎弓骨折,又称缢死者骨折
齿状突骨折	Ⅰ型,齿状突尖端撕脱骨折 Ⅱ型,齿状突基部、枢椎体上方骨折 Ⅲ型,枢椎体上部骨折,可累及一侧或为双侧枢椎上关节突

（2）胸腰椎骨折分类

1）依据骨折稳定性分类

分类	特点
稳定性骨折	轻度和中度压缩骨折,脊柱的后柱完整。单纯横突、棘突和椎板的骨折也属于稳定性骨折
不稳定性骨折	① 三柱中有两柱骨折 ② 爆裂骨折:中柱骨折后,椎体后部骨折块突入椎管,有神经损伤的可能性 ③ 累及前、中、后三柱的骨折-脱位,常伴有神经损伤症状

2）依据骨折形态分类

分类	特点
压缩骨折	椎体前方受压缩楔形变。压缩程度以 X 线侧位片上椎体前缘高度占后缘高度的比值计算，一般为稳定性骨折
爆裂骨折	椎体呈粉碎性骨折，骨折块向四周移位，向后移位可压迫脊髓、神经。X 线平片和 CT 表现为椎体前后径和横径均增加，两侧椎弓根距离加宽，椎体高度减小
Chance 骨折	可为经椎体、椎弓及棘突的横向骨折，也可是前纵韧带-椎间盘-后柱韧带复合体的损伤
骨折-脱位	脊柱的三柱骨折，可以是椎体向前或向后或横向移位。可伴有关节突关节脱位或骨折

2. 临床表现

（1）患者有明显的外伤史，如车祸、高处坠落、躯干部挤压伤等。

（2）检查时脊柱可有畸形，脊柱棘突骨折可见皮下淤血。伤处局部疼痛，如颈项痛、胸背痛、腰痛或下肢疼痛等。棘突有明显浅压痛，脊背部肌肉痉挛，骨折部有压痛和叩击痛。

（3）颈椎骨折时，屈伸运动或颈部回旋运动受限。

（4）胸椎骨折时，躯干活动受限，合并肋骨折可出现呼吸受限或呼吸音减弱。

（5）腰椎骨折时，腰部有明显压痛，伸、屈下肢感腰痛。因腰椎骨折腹膜后血肿，患者腹胀肠鸣音减弱，腹部有压痛或反跳痛。腰部活动明显受限。

（6）脊柱骨折时每因活动或在搬动时，引起明显局部疼痛。

（7）颈、胸椎骨折常可并发脊髓损伤，腰椎骨折可并发脊髓圆锥和马尾神经损伤。可致患者出现四肢瘫、截瘫、大小便功能障碍等。出现完全或不完全性感觉、运动和括约肌功能障碍。

3. 影像学检查

（1）X 线平片：拍摄压痛区域的正、侧位片，必要时加摄斜位片或张口位片，斜位片可以了解有无椎弓峡部骨折。

（2）CT：压痛区域的 CT 及三维重建；必要时可拍摄脊柱全长 CT 三维重建。

（3）MRI：疑有脊髓、神经损伤或椎间盘与韧带损伤时应做脊柱相应部位的磁共振检查。

4. 急救搬运

（1）一人抬头，一人抬脚或搂抱的搬运方法十分危险，会增加脊柱的弯曲，可能将碎骨片向后挤入椎管内，加重脊髓的损伤。

（2）正确方法是采用担架、木板或门板运送。先使伤员双下肢伸直，担架放在伤员一侧，搬运人员用手将伤员平托至担架上；或采用滚动法，使伤员保持平直状态，成一整体滚动至担架上。

（3）无论采用何种搬运方法，都应该注意保持伤员颈部的稳定性，以免加重颈段脊髓损伤。

5. 治疗

（1）Jefferson 骨折：患者仅有颈项痛，偶有压迫枕大神经导致该神经分布区域疼痛。可行 Halo 架固定 12 周或颅骨牵引治疗。对骨折移位明显者需手术治疗。

（2）寰枢椎脱位：此型损伤可压迫颈脊髓。但由于此种脱位属于不稳定性损伤，故需在牵引复位后行寰枢椎融合术。

(3) 齿状突骨折

1) 对Ⅰ型、Ⅲ型和没有移位的Ⅱ型齿状突骨折,一般采用非手术治疗,用 Halo 架固定 6～8 周,Ⅲ型骨折应固定 12 周。

2) Ⅱ型骨折如移位超过 4 mm 者,愈合率极低,一般主张手术治疗,可经前路用 1～2 枚空芯螺钉内固定,或经后路 $C_{1～2}$ 植骨及钢丝捆扎融合固定术。也可以行寰枢椎椎弓根螺钉固定术。

(4) 枢椎椎弓根骨折:无移位的枢椎椎弓根骨折行牵引或 Halo 架固定 12 周。若椎体向前移位,则为枢椎创伤性滑脱,应行颅骨牵引复位、植骨融合内固定。

(5) 压缩性骨折:椎体压缩小于 1/3 的压缩骨折可行头颈胸支具固定 8～12 周,大于 1/3 的不稳定骨折应行骨折椎体次全切除,植骨融合内固定。

(6) 爆裂骨折:应行前路手术,骨折椎体次全切除,植骨融合内固定。

(7) 骨折-脱位

1) 若无椎间盘突出可行颅骨牵引复位,及前路椎间融合,也可行后路切开复位固定术。

2) 若合并急性椎间盘突出,在复位前需先行前路椎间盘切除和植骨融合内固定,再行后路切开复位内固定。

(8) 颈椎过伸性损伤:当损伤发生在椎管狭窄患者,常行后路椎板成形术扩大椎管容积(单开门或双开门)。

(9) 胸腰椎损伤:TLICS 评分≥5 分者建议手术治疗;≤3 分者建议非手术治疗;等于 4 分者既可手术,也可非手术治疗。

(二)脊髓损伤

1. **概述** 脊髓损伤是脊柱骨折的严重并发症,由于椎体的移位或碎骨片突入于椎管内,使脊髓或马尾神经产生不同程度的损伤。胸腰段损伤使下肢的感觉与运动产生障碍,称为截瘫;而颈段脊髓损伤后,双上肢也有神经功能障碍,为四肢瘫痪。

2. **临床表现**

(1) 脊髓震荡:临床上表现为损伤平面以下感觉、运动及反射完全消失或大部分消失。一般经过数小时至数天,感觉和运动开始恢复,不留任何神经系统后遗症。

(2) 不完全性脊髓损伤:损伤平面以下保留某些感觉和运动功能。

1) 前脊髓综合征:颈脊髓前方受压严重,有时可引起脊髓前中央动脉闭塞,出现四肢瘫痪,下肢瘫痪重于上肢瘫痪,但下肢和会阴部仍保持位置觉和深感觉,有时甚至还保留有浅感觉。此型损伤的预后为不完全性损伤中最差者。

2) 后脊髓综合征:脊髓受损平面以下运动功能和痛温觉、触觉存在,但深感觉全部或部分消失。

3) 脊髓中央管周围综合征:多数发生于颈椎过伸性损伤。表现为损伤平面以下的四肢瘫,上肢重于下肢,没有感觉分离。

4) 脊髓半切综合征:又名 Brown-Séquard 综合征。损伤平面以下同侧肢体的运动及深感觉消失,对侧肢体痛觉和温觉消失。

(3)完全性脊髓损伤:脊髓实质完全性横贯性损害,损伤平面以下的最低位低段感觉、运动功能完全丧失,包括肛门周围的感觉和肛门括约肌的收缩运动丧失,称为脊髓休克期。2~4周后逐渐演变成痉挛性瘫痪,表现为肌张力增高,腱反射亢进,并出现病理性锥体束征。

1)胸段脊髓损伤表现为截瘫,颈段脊髓损伤则表现为四肢瘫。

2)上颈椎损伤的四肢瘫均为痉挛性瘫痪,下颈椎损伤的四肢瘫由于脊髓颈膨大部位和神经根的毁损,上肢表现为弛缓性瘫痪,下肢仍为痉挛性瘫痪。

(4)脊髓圆锥损伤:表现为会阴部(鞍区)皮肤感觉缺失,括约肌功能丧失致大小便不能控制和性功能障碍,双下肢的感觉和运动仍保持正常。

(5)马尾神经损伤:表现为损伤平面以下弛缓性瘫痪,有感觉、运动功能和性功能障碍,以及括约肌功能丧失、肌张力降低、腱反射消失,没有病理性锥体束征。

3. 并发症 ①呼吸衰竭与呼吸道感染。②泌尿生殖道的感染与结石。③压疮。④体温失调。

4. 治疗

(1)非手术治疗:伤后6小时内是关键时期,24小时内为急性期,应尽早治疗。

1)药物治疗:对受伤在8小时以内者,甲泼尼龙冲击治疗是一种可选的治疗手段。

2)高压氧治疗:一般伤后4~6小时内应用可收到良好的效果。

(2)手术治疗:手术只能解除对脊髓的压迫和恢复脊柱的稳定性,目前还无法使损伤的脊髓恢复功能。手术指征:①脊柱骨折-脱位有关节突交锁者。②脊柱骨折复位不满意,或仍有脊柱不稳定因素存在者。③影像学显示有碎骨片突入椎管内压迫脊髓者。④截瘫平面不断上升,提示椎管内有活动性出血者。

(三)骨盆骨折

1. 诊断

(1)症状:明确外伤史,局部肿胀、疼痛及活动受限。

(2)体征:局部肿胀、皮肤擦伤或皮下瘀血。会阴部瘀斑常提示耻骨和坐骨骨折。

1)骨盆分离试验与挤压试验阳性:检查者双手交叉撑开两髂嵴,使骨盆前环产生分离,如出现疼痛即为骨盆分离试验阳性。检查者用双手挤压患者的两髂嵴,伤处出现疼痛为骨盆挤压试验阳性。进行以上两项检查时偶尔会感到骨擦音。

2)肢体长度不对称:测量胸骨剑突与两髂前上棘之间的距离,向上移位的一侧长度变短,也可测量脐孔与两侧内踝尖端之间的距离。

(3)影像学检查:X线检查可显示骨折类型及骨折块移位情况,但骶髂关节情况以CT检查更为清晰。CT三维重建可更加立体直观地显示骨折类型和移位的方向。

2. 并发症

(1)失血性休克及腹膜后大血肿:骨盆骨多为松质骨,邻近有较多的动脉及静脉丛。骨折时可引起大量出血,导致休克。由于腹膜后间隙组织结构疏松,血液可沿此间隙扩散形成腹膜后血肿。

（2）腹部脏器损伤：常合并肝肾等实质性脏器损伤，表现为腹痛和失血性休克。空腔脏器如小肠损伤，表现为急性腹膜炎。

（3）膀胱、尿道损伤

1）耻骨骨折时易引起膀胱损伤，表现为下腹疼痛，有尿急，但不能排尿，尿道口有少量血性尿液或血迹，查体可有腹膜刺激征。

2）坐骨支骨折易致后尿道损伤，表现为尿道外流血、下腹及会阴部胀痛、有尿意但不能排尿。

（4）直肠肛管及阴道损伤：骨盆骨折移位撕破或骨折片刺伤直肠肛管及阴道，表现为下腹疼痛、里急后重感和肛门出血，肛门指诊可在手套上发现血迹。女性阴道出血应考虑阴道损伤。

（5）神经损伤：骨盆骨折常合并坐骨神经和闭孔神经损伤。腰骶丛损伤会发生括约肌功能障碍。

3. 骨盆骨折本身的处理

（1）骨盆边缘性骨折：无移位者不必做特殊处理。髂前上、下棘撕脱骨折可于髋、膝屈曲位卧床休息3～4周；坐骨结节撕脱骨折，则在卧床休息时采用大腿伸直、外旋位。只有极少数骨折片翻转移位明显者才需手术处理。髂骨翼部骨折只需卧床休息3～4周，即可下床活动；但也有主张对移位者复位后采用长螺钉或钢板螺钉内固定。

（2）骶尾骨骨折

1）骶骨有明显移位者需手术治疗，无移位者可采用非手术治疗，以卧床休息为主，骶部垫气圈或软垫。

2）有移位的尾骨骨折，可将手指插入肛门内，将骨折片向后推挤复位，但易再移位。

3）陈旧性尾骨骨折疼痛严重者，可在尾骨周围局部注射糖皮质激素。

（3）单纯性耻骨联合分离：较轻者，可用骨盆兜悬吊固定。此法不宜用于侧方挤压力量所致的耻骨支横行骨折。耻骨联合分离＞2.5 cm者，目前多主张手术治疗，可采用钢板螺钉内固定。

（4）骨盆环双处骨折伴骨盆环断裂：对于不稳定的骨盆环骨折（Tile B型、C型），多采用手术复位及钢板螺钉内固定，必要时辅以外支架固定。骶髂关节脱位及骶骨骨折可采用X线监视下经皮骶髂螺钉固定。

第五节　腰腿痛及肩颈痛

 例题

1. 女，49岁。颈肩痛5年余，出现四肢麻木、无力半年，行走时步态不稳。查体见双手尺侧以下皮肤感觉减退，双下肢肌张力增高，肌力3～4级。X线检查见颈椎骨质明显退行性改

变。最可能的诊断是(C)

A. 颈椎增生
B. 神经根型颈椎病
C. 脊髓型颈椎病
D. 交感神经型颈椎病
E. 椎管内肿瘤

(2～4题共用题干)

男,60岁。搬运工人。因间歇性跛行1年,加重1个月来就诊,无烟酒嗜好,亦无外伤史。

2. 首先考虑诊断为(B)

A. 腰臀部软组织劳损
B. 腰椎管狭窄症
C. 动脉闭塞性脉管炎
D. 先天性心脏畸形,伴右向左分流
E. 腰椎间盘突出症

3. 体格检查最可能发现(E)

A. 直腿抬高试验阳性
B. 足背动脉搏动明显减弱
C. 口唇发绀
D. 腰臀部明显压痛点
E. 腰腿部无明显阳性体征

4. 现阶段最适宜的治疗方法是(D)

A. 神经营养药物治疗
B. 腰背部推拿按摩
C. 镇痛药物
D. 腰椎板切除椎管减压手术
E. 卧床休息

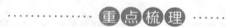

（一）颈椎病

1. 病因

（1）颈椎间盘退行性变:是颈椎病发生和发展的最基本原因。由于椎间盘退变而使椎间隙狭窄,关节囊、韧带松弛,脊柱活动时稳定性下降,进而引起椎体、关节突关节、钩椎关节、前后纵韧带及黄韧带等的变性、增生和钙化。

（2）损伤:①急性损伤可使原已退变的颈椎和椎间盘损害加重而诱发颈椎病。②慢性损伤对已退变颈椎加速其退变过程而提前出现症状。

（3）颈椎发育性椎管狭窄:指在胚胎或发育过程中椎弓根过短,使椎管矢状径小于正常。在此基础上,即使退行性变比较轻,也可出现压迫症状而发病。

2. 分型

（1）神经根型颈椎病

1）多表现为颈肩痛,并向上肢放射,范围根据受压神经根不同而表现在相应皮节。皮肤可有麻木、过敏等感觉异常,同时可有上肢肌力下降、手指动作不灵活。

2）检查可见患侧颈部肌痉挛、压痛,患肢上举、外展和后伸有不同程度受限,臂丛牵拉试验、压头试验阳性,神经系统检查有较明确的定位体征。

3）X线平片可见颈椎生理前凸消失,椎间隙变窄,椎体前后缘骨质增生,钩椎关节、关节突关节增生,椎间孔狭窄等退行性改变征象。

4)CT 或 MRI 可显示椎间盘突出、椎管及神经根管狭窄及脊神经受压情况。

(2)脊髓型颈椎病

1)由于颈椎退变结构压迫脊髓或压迫供应脊髓的血管而出现一系列症状,包括四肢感觉、运动、反射及二便功能障碍的综合征,为颈椎病最严重的类型。

2)由于下颈段椎管相对较小(脊髓颈膨大处),且活动度大,故退变亦发生较早、较重,脊髓受压也易发生在下颈段。

3)患者出现上肢或下肢麻木无力、僵硬、双足踩棉花感,束带感,双手精细动作障碍。后期可出现二便功能障碍。

4)检查时可有感觉障碍平面,肌力减退,四肢腱反射活跃或亢进,而浅反射减弱或消失。Hoffmann 征、Babinski 征等病理征可呈阳性。

5)X 线平片表现与神经根型相似,CT、MRI 可显示脊髓受压情况。

(3)交感神经型颈椎病:多与长期低头、伏案工作有关,表现为症状多,体征少。X 线、CT、MRI 等检查结果与神经根型颈椎病相似。

1)交感神经兴奋症状:头痛或偏头痛,头晕,在头部转动时加重,有时伴恶心、呕吐;视物模糊,视力下降,瞳孔扩大或缩小,眼后部胀痛;心跳加速、心律不齐,心前区痛和血压升高;头颈和上肢出汗异常,以及耳鸣、听力下降、发音障碍等。

2)交感神经抑制症状:头昏、眼花、流泪、鼻塞,心动过缓、血压下降及胃肠胀气等。

(4)椎动脉型颈椎病

1)眩晕:为主要症状,可表现为旋转性、浮动性或摇晃性眩晕,头部活动时可诱发或加重。

2)头痛:由椎-基底动脉供血不足而侧支循环血管代偿性扩张引起,主要表现为枕部、顶枕部痛,也可放射到颞部,多为发作性胀痛,常伴自主神经功能紊乱症状。

3)视觉障碍:为突发性弱视或失明、复视,短期内自动恢复。

4)猝倒:多在头部突然旋转或屈伸时发生,倒地后再站起即可继续正常活动。

5)其他:可有不同程度运动和感觉障碍,以及精神症状。

3. **鉴别诊断** 与肌萎缩型脊髓侧索硬化症、原发性侧索硬化症、进行性肌萎缩症、脊髓空洞症、颅底凹陷症、多发性硬化症、周围神经炎、颈椎管内肿瘤等疾病相鉴别。

4. **治疗**

(1)非手术治疗

1)枕颌带牵引:分为坐位和卧位牵引,可解除肌痉挛、增大椎间隙、减少椎间盘压力,从而减轻对神经根的压力和对椎动脉的刺激,并使嵌顿于小关节内的滑膜皱襞复位。

2)颈托和围领:主要是限制颈椎过度活动。

3)推拿、按摩及理疗:可减轻肌痉挛,改善局部血循环。应注意手法轻柔,不宜次数过多,否则会增加损伤。

4)自我保健疗法:颈部和上肢适当锻炼,定时改变坐姿,平板床休息,避免高枕。

5)药物治疗:常用非甾体抗炎药、肌肉松弛剂及镇静剂。

（2）手术治疗

1）指征：①神经根性疼痛剧烈，保守治疗无效。②脊髓或神经根明显受压，伴有神经功能障碍。③症状虽然不甚严重但保守治疗半年无效，或影响正常生活和工作者。

2）前路手术：主要用于以椎间盘突出为主者；椎体后缘有骨性或软骨性致压物压迫脊髓或其血管者；椎间关节松动不稳伴有神经症状需行固定术者；椎体前方骨刺已压迫食管，引起吞咽困难，需切除骨刺者。

3）后路手术：主要用于颈椎病有多节段损害造成广泛椎管狭窄，狭窄节段超过 3 个者；部分患者狭窄未超过 3 个节段，但狭窄非常严重者，可先行后路减压，而后再酌情行前路减压。

（二）颈肩部软组织损伤

1. 临床表现

（1）症状：①主要表现为颈项肩背部的慢性疼痛，晨起或天气变化及受凉后症状加重，活动后则疼痛减轻，常反复发作。②急性发作时，局部肌肉痉挛、颈项僵直、活动受限。③遭遇天气变化、寒冷潮湿或身体过度劳累及精神紧张时症状加重。

（2）体征：可在疼痛区域内触摸到明显的痛点、痛性结节（筋膜脂肪疝）、索状物，局部肌肉痉挛，严重者颈椎活动受限但无神经受损的表现。

2. 鉴别诊断　需与颈椎退变性疼痛、颈椎间盘突出症、肩周炎等疾病进行鉴别。

3. 治疗　以非手术治疗为主，针对病因采取相应措施，防治结合。

（1）非手术疗法可采用局部理疗，按摩，口服非甾体抗炎药治疗，局部明显疼痛者可采用糖皮质激素封闭治疗；应注意去除致病原因，如注意保暖、改善工作姿势等。

（2）对有明确压痛点，末梢神经卡压者，可行局部点状或片状软组织松解术，将粘连、纤维化至筋膜及血管神经末梢束切开减压。

（三）腰椎间盘突出症

1. 概述　腰椎间盘突出症常见于 20～50 岁的患者，男性多于女性。患者多有弯腰劳动或长期坐位工作史，首次发病常在半弯腰持重或突然扭腰动作过程中发生。椎间盘退变是根本原因。积累损伤是椎间盘退变的主要原因。

2. 临床表现

（1）腰痛：出现于绝大部分患者。腰痛可出现在腿痛之前，亦可在腿痛同时或之后出现。原因是椎间盘突出刺激了外层纤维环及后纵韧带中的窦椎神经纤维。

（2）坐骨神经痛：多数椎间盘突出发生在 $L_4 \sim L_5$ 及 $L_5 \sim S_1$ 间隙，多伴有坐骨神经痛。

1）疼痛多为逐渐发生，呈放射性，由臀部、大腿后外侧、小腿外侧至足跟部或足背。

2）部分患者为减轻疼痛，松弛坐骨神经，行走时取前倾位，卧床时取弯腰侧卧屈髋屈膝位。

3）坐骨神经痛可因打喷嚏或咳嗽时腹压增加而疼痛加剧。

4）高位椎间盘突出时（ $L_2 \sim L_3$, $L_3 \sim L_4$ ），可压迫相应的上腰段神经根而出现大腿前内侧或腹股沟区疼痛。

（3）马尾综合征：中央型的腰椎间盘突出可压迫马尾神经，出现大小便障碍，鞍区感觉异常。急性发病时应作为急症手术的指征。

（4）腰椎侧凸：是一种为减轻疼痛的姿势性代偿畸形，具有辅助诊断价值。如髓核突出在神经根的肩部，上身向健侧弯曲，腰椎凸向病侧可松弛受压的神经根；当突出髓核在神经根腋部时，上身向病侧弯曲，腰椎凸向健侧可缓解疼痛。

（5）腰部活动受限：多数患者有不同程度的腰部活动受限，以前屈受限最明显，原因是前屈位时进一步促使髓核向后移位并增加对受压神经根的牵张。

（6）压痛及骶棘肌痉挛：多数患者在病变间隙的棘突间有压痛，按压椎旁 1 cm 处有沿坐骨神经的放射痛。约 1/3 患者有腰部骶棘肌痉挛，使腰部固定于强迫体位。

（7）直腿抬高试验及加强试验

1）患者仰卧，伸膝，被动抬高患肢，正常人神经根有 4 mm 的滑动度，下肢抬高到 $60°\sim70°$ 感腘窝不适，本症患者神经根受压或粘连使滑动度减少或消失，抬高在 60° 以内即可出现坐骨神经痛，称为直腿抬高试验阳性。

2）在直腿抬高试验阳性时，缓慢降低患肢高度，待放射痛消失，再被动背屈踝关节以牵拉坐骨神经，如又出现放射痛，称为加强试验阳性。

（8）神经系统表现

1）感觉异常：多数患者有感觉异常。L_5 神经根受累者，小腿外侧和足背痛、触觉减退；S_1 神经根受压时，外踝附近及足外侧痛、触觉减退。

2）肌力下降：若神经受压严重或时间较长，患者可有肌力下降。L_5 神经根受累时，足踇趾背伸肌力下降；S_1 神经根受累时，足跖屈肌力减弱。

3）反射异常：根据受累神经不同，患者常出现相应的反射异常。踝反射减弱或消失表示 S_1 神经根受累；$S_3\sim S_5$ 马尾神经受压，则表现为肛门括约肌张力下降及肛门反射减弱或消失。

受累神经	关键感觉区	关键运动肌	反射
L_2	大腿前中部	屈髋肌（髂腰肌）	—
L_3	股骨内髁	膝伸肌（股四头肌）	膝反射
L_4	内踝	足背伸肌（胫前肌）	—
L_5	第三跖趾关节背侧	足踇长伸肌	—
S_1	足跟外侧	足跖屈肌（小腿三头肌）	踝反射

3. 辅助检查

（1）X 线平片：通常作为常规检查。一般拍摄腰椎正、侧位片，若怀疑脊椎不稳可以加照屈、伸动力位片和双斜位片。腰椎间盘突出症患者的腰椎平片可以完全正常。

（2）造影检查：脊髓造影、硬膜外造影、椎间盘造影等可间接显示有无椎间盘突出及程度。

（3）CT：能更好地显示脊柱骨性结构的细节。表现有椎间盘后缘变形突出、硬脊膜囊受压变形、硬膜外脂肪移位、硬膜外间隙中软组织密度影及神经根鞘受压移位等。CT 还能观察椎间小关节和黄韧带的情况。

（4）MRI：可全面观察各椎间盘退变情况，也可了解髓核突出的程度和位置，并鉴别是否存在椎管内其他占位性病变。

4. 鉴别诊断　①腰椎管狭窄症。②腰椎滑脱。③慢性腰肌劳损。④腰椎结核。⑤腰椎肿瘤。

5. 治疗

（1）非手术治疗

1）适应证：①初次发作，病程短的患者。②病程虽长，但症状及体征较轻的患者。③影像学检查显示椎间盘突出较小的患者。④由于全身性疾病或局部皮肤疾病，不能进行手术的患者。

2）方法：①卧床休息。②药物治疗，主要为非甾体抗炎药、营养神经药、活血化瘀中药。③牵引疗法，可使椎间隙增大及后纵韧带紧张，有利于突出髓核部分回纳。④物理治疗。⑤封闭疗法，常用痛点封闭、椎间孔神经根封闭等。⑥推拿疗法。⑦针灸疗法。

（2）手术治疗

1）适应证：①腰椎间盘突出症诊断明确，经严格保守治疗 3 个月无效，影响日常生活和工作。②疼痛剧烈，患者因疼痛难以行动，甚至无法入眠，被迫处于屈髋屈膝侧卧位，甚至胸膝跪位，CT 或 MRI 显示有椎间盘纤维环破裂、髓核游离。③出现肌肉瘫痪、马尾神经损害者。

2）方法：①开放手术，包括传统开放椎间盘髓核摘除术、经腹腰椎间盘切除术。②介入治疗，包括化学髓核溶解术、经皮椎间盘髓核切除术、经皮激光椎间盘减压术、椎间盘射频技术。③微创手术，包括显微椎间盘切除术、显微内镜椎间盘切除术、经椎间孔镜下椎间盘摘除术、椎间盘假体置换、腰椎融合术。

（四）腰椎滑脱症

1. 原因

（1）发育不良：先天性峡部不连，或因腰骶椎发育缺陷、移行椎产生脊椎滑脱，不伴有峡部裂。

（2）疲劳骨折或慢性劳损：腰椎滑脱常由椎弓峡部崩裂导致椎体不稳所致，体操和举重运动员中较常见。

（3）退变：长期持续的椎间盘退变、椎间不稳、韧带松弛，逐渐发展为椎体滑脱，但峡部仍保持完整，又称假性滑脱。

（4）创伤：急性外伤，尤其是后伸性外伤易致峡部断裂，多见于竞技运动现场或强劳动搬运工。

（5）病理性滑脱：肿瘤或炎性病变累及椎弓、峡部、关节突，使椎体后结构稳定性丧失，从而发生病理性滑脱。

2. 临床表现

（1）先天性椎弓崩裂滑脱

1）发病年龄在 4 岁以后，以 12～16 岁发病率最高。

2）起始症状较轻，以后可出现持续腰痛或合并下肢痛。卧床休息时缓解，活动加重。下肢痛可放射至小腿及足背或足外侧。重症患者可出现双侧下肢和大小便功能障碍症状。

3）检查时腰椎前凸增加，棘突间可有台阶感。腰椎前屈受限，直腿抬高试验时，腘窝处有紧张感。若有神经根受压时，直腿抬高试验呈阳性。趾背伸力减弱，跟腱反射减弱或消失。

（2）退行性腰椎滑脱

1）发病部位以 $L_4 \sim L_5$ 为最多见，其次为 $L_3 \sim L_4$ 及 $L_5 \sim S_1$。

2）腰背痛因腰椎不稳、腰椎前凸增加和腰椎间盘退变、膨出刺激窦椎神经而致。

3）因腰椎滑脱，神经根嵌压可出现下肢坐骨神经痛。出现类似于椎管狭窄症症状即间歇性跛行症状。

4）检查时腰椎棘突常无明显台阶状感，但可并有腰椎侧凸或后凸畸形，腰椎前屈运动正常，后伸受限。

5）出现神经症状者若为 L_5 神经根受累，表现为小腿外侧及足背内侧痛觉减退，趾背伸力弱；L_4 神经根受累时膝上前内侧感觉减退，膝反射减弱；S_1 神经根受累时，足外侧痛觉减退，跟腱反射减弱或消失。

3. 影像学检查

（1）椎弓崩裂征象：X 线腰椎 45°斜位摄片示上关节突轮廓似"狗耳"，横突似"狗头"，椎弓根似"狗眼"，下关节突似"狗前肢"，关节间部或峡部似"狗颈部"。椎弓峡部崩裂时"狗颈部"可见裂隙。

（2）Meyerding 腰椎滑脱分度：腰椎滑脱侧位片示上一椎体对下一椎体发生向前移位。将下位椎体上缘分为 4 等份，并根据滑脱的程度不同分度。

分度	滑脱程度
Ⅰ度	椎体向前滑动不超过椎体中部矢状径的 1/4
Ⅱ度	椎体向前滑动超过椎体中部矢状径的 1/4，但不超过 2/4
Ⅲ度	椎体向前滑动超过椎体中部矢状径的 2/4，但不超过 3/4
Ⅳ度	椎体向前滑动超过椎体矢状径的 3/4

4. 治疗

（1）患者症状较轻，可采用保守治疗。卧床休息、应用非甾体抗炎药、牵引、用支具保护，可有效缓解症状。

（2）先天性腰椎滑脱Ⅰ°以内且无明显症状，无需特殊治疗。患者若有轻微腰腿痛症状，可对症治疗。

（3）先天性腰椎滑脱Ⅰ°～Ⅱ°或Ⅱ°以上，患者有腰腿痛神经症状，应行手术腰椎管减压、腰椎滑脱复位、内固定和植骨融合手术。

（4）退行性腰椎滑脱或峡部裂性腰椎滑脱、腰腿痛症状明显者，应行手术腰椎管减压、腰椎滑脱复位、内固定和植骨融合术。

（五）腰椎管狭窄症

1. 诊断

（1）症状：间歇性跛行是最典型的临床表现。患者行走后（通常为数百米，严重时可为数十米），出现一侧或双侧腰酸、腰痛、下肢麻木、胀痛、跛行，被迫改变姿势或停止行走，蹲下或坐下休息片刻后，症状即可缓解或消失。患者继续行走，上述症状又会出现。

（2）体征：检查时表现为症状重，体征轻。多数患者查体时无阳性体征，一般无感觉障碍，肌力及反射正常，直腿抬高试验阴性。部分患者腰椎后伸时，可感腰骶部痛，下肢痛并麻木。

（3）影像学检查：①X线片，可见椎体后缘增生、椎板间隙狭窄、椎间高度降低等退行性改变。②CT扫描，检查能清晰地显示腰椎各横截面的骨和软组织结构，尤其是关节突、侧隐窝、椎间盘和椎管内外等结构。③MRI，对骨性椎管的显示不如CT，但是可更好地显示黄韧带、椎间盘等软组织，反映椎管狭窄的程度。

2. 鉴别诊断　与腰椎间盘突出症、腰椎关节突关节综合征、闭塞性脉管炎、腰背肌筋膜炎等疾病相鉴别。

3. 治疗

（1）非手术治疗：症状轻、病史短又无明显体征者，应先保守治疗。方法以休息、消炎止痛、理疗、骨盆牵引、腰背肌锻炼、应用支具保护和硬膜外激素封闭等为主。

（2）手术治疗

1）指征：①经正规的非手术治疗无效。②自觉症状明显并持续加重，影响正常生活和工作。③明显的神经根痛和明确的神经功能损害，尤其是严重的马尾神经损害。④进行性加重的滑脱、侧凸伴相应的临床症状和体征。

2）治疗原则：对单纯侧隐窝狭窄者，多数只需采用椎板间单纯开窗减压术，不必内固定和融合；对中央椎管狭窄者，可采用全椎板切除减压或较大的开窗减压术。对于腰椎管狭窄合并退变性腰椎不稳、滑脱或脊椎侧凸者，可考虑在椎管减压后予植骨融合。

（六）急性腰扭伤

1. 诊断

（1）多因腰部突然受到外力牵拉或姿势突然改变而导致，如剧烈运动、搬抬重物、久坐后突然站起等情况。

（2）主要表现为腰部疼痛、活动受限；症状重时可出现腰部畸形、肌肉痉挛和局部压痛。

（3）影像学检查主要与脊柱骨折或其他疾病相鉴别。

2. 治疗　以消除病因、缓解疼痛、解除痉挛、防止复发为原则。治疗手段以非手术治疗为主，主要包括卧床休息、理疗、冷敷、热敷，按摩及药物治疗等。

（七）脊柱侧凸

1. 分型

（1）非结构性脊柱侧凸：指脊柱及其支持组织无内在的固有改变，在侧方弯曲像或牵引像上畸形可矫正，针对病因治疗后，脊柱侧凸即能消除。原因有姿势性脊柱侧凸、癔症性脊柱侧凸、神经根受刺激、炎症、下肢不等长、髋关节挛缩。

(2) 结构性脊柱侧凸:指伴有旋转的、结构固定的侧方弯曲,即侧弯不能通过平卧或侧方弯曲自行矫正,或虽矫正但无法维持,受累的椎体被固定于旋转位。依据病因可分为特发性脊柱侧凸、先天性脊柱侧凸、神经肌肉型脊柱侧凸、神经纤维瘤病合并脊柱侧凸、间充质病变合并脊柱侧凸、骨软骨营养不良合并脊柱侧凸、代谢性障碍合并脊柱侧凸等。

2. 临床表现 ①早期畸形不明显,常不引起注意。②生长发育期,侧凸畸形发展迅速,可出现身高不及同龄人,双肩不等高,胸廓不对称。③严重者可出现"剃刀背"畸形,影响心肺发育,出现神经系统牵拉或压迫的相应症状。

3. 辅助检查

(1) X线检查:站立位脊柱全长正侧位像是诊断脊柱侧凸的基本方法。摄片时患者必须直立位,摄片范围应包括整个脊柱。

(2) 脊髓造影:有助于了解与骨性畸形同时存在的神经系统畸形。

(3) CT:对脊椎、脊髓、神经根病变的诊断具有明显的优越性,尤其对普通X线显示不清的部位(枕颈、颈胸段等)更为突出,能清晰地显示椎骨、椎管内、椎旁组织的细微结构。

(4) MRI:对椎管内病变分辨力强。

(5) 肺功能检查:是脊柱侧凸患者的常规检查。

(6) 电生理检查:对了解脊柱侧凸是否合并神经、肌肉系统障碍有重要意义。

4. 治疗

(1) 目的:①矫正畸形。②获得稳定。③维持平衡。④减缓或阻止进展。

(2) 非手术治疗:①观察随访适用于侧凸小于20°的患者。②支具治疗适用于生长期儿童20°~40°的柔软性侧凸。

(3) 手术治疗:主要包括侧凸矫形和脊柱融合。适应证:①支具治疗无效。②生长期儿童侧凸不断加重。③脊柱失平衡。④明显外观畸形。

(八) 颈椎畸形

1. 概述 颈椎畸形指枕骨的发育出现异常,上颈椎到下颈椎或者椎管的结构出现异常改变。可同时伴发邻近神经组织及骨结构的畸形,少数患者可出现远处畸形,常见先天性颈椎融合、枕颈部畸形及与颈椎相关的神经血管畸形等。

2. 病因 引起颈椎畸形的原因有很多,先天性原因指颈椎发育异常或先天性融合畸形;后天性原因常见于脊柱感染、类风湿关节炎、肿瘤、颈椎骨折畸形愈合或颈椎结核等。

3. 诊断 患者常有一些外貌上的特征,如短颈、斜颈、发际比较低、头颈部的旋转活动受限、面部发育不对称,以及颈部经常容易出现酸痛、麻木、感觉过敏等局部症状。颈椎受压后,可表现为肢体麻木、行走不稳、无力、双下肢的反射亢进等;椎动脉受刺激,可表现为头晕、头痛、晕厥、记忆力衰退等。

4. 治疗 避免日常不良姿势,避免颈椎过度活动,可行热敷或按摩、支具等保守治疗。若出现神经或脊髓受压症状,应手术矫正。

（九）脊柱后凸

1. 病因分类　姿势性后凸、休门氏病、强直性脊柱炎后凸、神经肌肉型后凸、先天性后凸、创伤导致的后凸、医源性后凸、炎症性后凸、神经纤维瘤导致的后凸。

2. 强直性脊柱炎继发后凸畸形

（1）症状：主要为背部的后凸畸形，患者可出现无法直立，双目不能平视。

（2）体征：弧形后凸畸形，脊柱活动明显受限。

（3）X线表现：主要特征为脊柱长节段的弧形后凸畸形，小关节间隙消失，呈竹节样改变。

3. 结核性后凸畸形　多有结核病史，外观呈角状后凸畸形，影像学检查示脊柱骨质破坏，前柱塌陷，局部形成角状后凸畸形。

4. 创伤导致的后凸畸形　多有明确外伤史，之后出现后凸畸形，影像学检查可显示骨折情况，按时间顺序排列的一系列X线片可显示后凸畸形逐渐加重的演变过程。

5. 非手术治疗　①后凸不超过50°的青少年可定期观察随访。②针对原发病的治疗。③支具治疗适用于后凸超过50°的骨骼未成熟的胸椎型休门氏病患者、儿童和青少年因应力骨折造成的脊椎崩裂和退行性脊柱滑脱患者。

6. 手术治疗

（1）适应证：①后凸畸形>40°，长期非手术治疗无效。②引起脊柱畸形的原发病已静止或近于静止，红细胞沉降率在40 mm/h左右，且患者手术意愿强烈。③双髋关节正常或经过相应治疗后接近正常的患者。④脊柱后凸患者同时伴有椎管狭窄，影响神经功能，可在行椎管减压术的同时一并截骨矫形。

（2）禁忌证：①严重骨质疏松的患者。②原发病控制不佳。③基础情况不佳或主要脏器功能不全。④髋关节强直，虽经治疗，功能改善不佳者。⑤腹主动脉广泛钙化者。

（3）手术方式：①Smith-Petersen截骨术。②脊柱后方多节段"V"形截骨术。

第六节　骨关节病

 例题

1. 临床诊断脊柱结核，最有价值的检查或表现是(B)

A. 穿刺液做细菌培养　　　　　　B. X线摄片

C. 局部疼痛肿胀　　　　　　　　D. 消瘦、贫血、盗汗及食欲不振

E. 结核菌素试验

2. 女，60岁。全身不适伴多关节对称性肿痛10年，晨起关节僵硬达2小时，活动后逐渐缓解。近2年患者病情加重，行走困难。查体：双手尺偏、"纽扣指"畸形，双膝关节轻度肿胀、屈曲挛缩畸形，活动度范围20°～80°。X线检查可见双膝关节间隙明显变窄，骨质疏松，关节周围有骨赘增生。血常规检查示白细胞计数轻度升高，红细胞沉降率60 mm/h，类风湿因子阳

性。最可能的诊断是(C)

A. 创伤性关节炎   B. 色素绒毛结节性滑膜炎

C. 类风湿关节炎   D. 痛风性关节炎

E. 骨关节炎

(3~7 题共用题干)

患儿男,10岁。因左下肢外伤后疼痛10天,加重伴活动受限、发热3天入院。入院前10天跑步时撞伤左大腿,明显疼痛,活动受限,卧床休息后稍缓解。3天前疼痛加重,伴发热,体温高达40℃,在当地医院静脉滴注青霉素后无好转,行X线片检查未发现异常。查体:T38.8℃,P110次/分,左大腿周径35 cm,右侧32 cm,双小腿周径25 cm,动脉搏动良好,感觉正常。

3. 入院后即应进行的处理包括(BCF)

A. 立即行血培养   B. 查血常规、红细胞沉降率、C反应蛋白

C. 查肝、肾功能,血生化检查   D. 保护左下肢,渐行功能锻炼

E. 左下肢热敷、按摩   F. 物理降温

4. 拟诊断为股骨下段化脓性骨髓炎,早期确诊主要依靠(E)

A. 全身中毒症状、干骺端疼痛及深压痛

B. X线片示有虫蛀样骨质破坏及骨膜增生

C. 局部CT检查

D. 高热、肢体肿胀疼痛

E. 局部分层穿刺在骨膜下或骨髓腔内抽到脓液

F. 红细胞沉降率、C反应蛋白、白细胞计数等感染指标升高

5. 经局部分层穿刺未抽得脓液,抽出少量不凝血,革兰染色未见细菌,送细菌培养。患者明显寒战,抽血行血培养,约5分钟后体温达40℃。下列不恰当的是(A)

A. 等待细菌培养结果决定下一步治疗措施   B. 局部石膏托固定

C. 全身支持疗法   D. 联合应用大剂量广谱抗生素

E. 降温、补液及其他对症治疗   F. 行MRI检查了解局部情况

6. 目前最关键的治疗措施应采取(D)

A. 多次抽脓并注入抗生素

B. 脓液细菌培养及药敏试验,依结果调整用药

C. 局部固定防止病理骨折

D. 局部骨皮质开窗引流,并可行持续灌洗

E. 穿刺抽得脓液方能行手术治疗

F. MRI显示有明显的病灶方能行手术治疗

7. 细菌培养结果最可能是(E)

A. 肺炎链球菌   B. 大肠埃希菌

C. 乙型链球菌   D. 白色葡萄球菌

E. 金黄色葡萄球菌   F. 无细菌生长

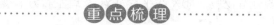

（一）化脓性骨髓炎

急性血源性骨髓炎

1. **概述**　急性血源性骨髓炎多发生于儿童及青少年，以骨质吸收、破坏为主。最常发生于胫骨近端和股骨远端，其次为肱骨与髂骨，脊柱或其他四肢骨骼都可以发病。溶血性金黄色葡萄球菌是最常见的致病菌，乙型链球菌占第二位。

2. **临床表现**　最典型的全身症状是恶寒、高热、呕吐，呈脓毒症样发作。

（1）起病急，有寒战，继而高热至 39 ℃ 以上，有明显的脓毒症症状。儿童可有烦躁、不宁、呕吐与惊厥。重者有昏迷和感染性休克。

（2）早期患区剧痛，患肢半屈曲状，周围肌痉挛，因疼痛抗拒做主动与被动运动。

（3）局部皮温增高，有局限性压痛，肿胀并不明显。

（4）数天后局部出现水肿，压痛更为明显，说明该处已形成骨膜下脓肿，穿破后成为软组织深部脓肿，此时疼痛反而减轻，但局部红、肿、热、压痛都更为明显。

（5）如果病灶邻近关节，可有反应性关节积液。脓液沿着髓腔播散，则疼痛与肿胀范围更为严重，整个骨干都存在骨破坏，有发生病理性骨折的可能。

（6）自然病程可以维持 3～4 周。脓肿穿破后疼痛即刻缓解，体温逐渐下降，形成窦道，病变转入慢性阶段。

3. **临床检查**

（1）白细胞计数增高，一般在 10×10^9/L 以上，中性粒细胞可占 90% 以上。

（2）红细胞沉降率加快。血中 C 反应蛋白（CRP）水平在骨髓炎的诊断中比红细胞沉降率更有价值、更敏感。

（3）血培养可获致病菌，但并非每次培养均可获阳性结果，特别是已经用过抗生素者血培养阳性率更低。在寒战高热期抽血培养或初诊时每隔 2 小时培养 1 次，共 3 次，可以提高血培养阳性率。

（4）局部脓肿分层穿刺，抽出混浊液体或血性液，可做涂片检查与细菌培养，涂片中发现多是脓细胞或细菌即可明确诊断。任何性质穿刺液都应做细菌培养与药物敏感试验。

（5）起病后 14 天内的 X 线检查无异常，使用抗生素的病例出现 X 线表现的时间往往延迟至 1 个月左右。

（6）CT 检查较 X 线平片可以提前发现骨膜下脓肿，但对小的骨脓肿仍难以显示。

（7）MRI 检查可以早期发现局限于骨内的炎性病灶，并能观察到病灶的范围，病灶内炎性水肿的程度和有无脓肿形成，具有早期诊断价值。

4. **诊断**

（1）诊断宜早。因 X 线表现甚迟，不能以 X 线检查结果作为早期诊断依据。

（2）考虑急性骨髓炎可能的表现：①全身中毒症状，高热寒战，局部持续性剧痛，长骨干骺端疼痛剧烈而不愿活动肢体，局部深压痛。②白细胞总数增高，中性粒细胞增高，血培养阳性。

③分层穿刺见脓液和炎性分泌物。④X线平片征象,2周左右方有变化。⑤MRI检查具有早期诊断价值。

5. 抗生素治疗　对疑有骨髓炎者应立即开始足量抗生素治疗,在发病5天内使用往往可以控制炎症。要联合应用抗生素。急性骨髓炎经抗生素治疗后将会出现的结果如下。

(1)X线平片改变出现前,全身及局部症状均消失,说明骨脓肿形成前炎症已经控制。

(2)X线平片改变出现后,全身及局部症状消失,说明骨脓肿已被控制,有被吸收的可能。以上2种情况不需要手术,但仍宜连续应用抗生素3~6周。

(3)全身症状消退,但局部症状加剧,说明抗生素不能消灭骨脓肿,需要手术引流。

(4)全身症状和局部症状均不消退,说明:①致病菌对所用抗生素具有耐药性。②有骨脓肿形成。③产生迁徙性脓肿,为保全生命切开引流很有必要。

6. 手术治疗

(1)目的:①引流脓液,减少脓毒症症状。②防治转变为慢性骨髓炎。手术最好在抗生素治疗后48~72小时仍不能控制局部症状时进行手术,也有主张提前为36小时。

(2)方法:①钻孔引流术。②开窗减压。

(3)伤口的处理:①闭式灌洗引流,引流管留置3周,或体温下降,引流液连续3次培养阴性即可拔除引流管。②单纯闭式引流,每天经引流管注入少量高浓度抗生素液。③伤口不做缝合处理,填充聚维酮碘(碘伏)纱条,5~10天后再做延迟缝合。

7. 辅助治疗

(1)全身:①高热时降温,补液,补充热量。②针对贫血,可隔1~2天输给少量新鲜血,增加患者的抵抗力。

(2)局部:患肢行石膏托固定,如果包壳不够坚固,可用管型石膏2~3个月,并在窦道所在的石膏上开洞换药。

慢性血源性骨髓炎

1. 概述　慢性血源性骨髓炎是因急性化脓性骨髓炎未能彻底控制,反复发作演变造成的结局。以死骨形成和新生骨形成为主。

2. 临床表现

(1)病变不活动阶段可无症状,有局部肿胀,骨质增厚,表面粗糙,肢体增粗及变形。

(2)如有窦道,伤口长期不愈,偶有小块死骨排出。

(3)有时伤口暂时愈合,但由于存在感染病灶,炎症扩散,可引起急性发作,表现为疼痛,表面皮肤红、肿、热及压痛。

(4)体温可升高1~2℃,可有全身中毒症状,如发冷、发热。

(5)由于炎症反复发作,多处窦道,对肢体功能影响较大,有肌肉萎缩,如发生病理骨折,可有肢体短缩或成角畸形,多有关节挛缩或僵硬。

3. 影像学检查

(1)X线检查:显示有虫蛀状骨破坏与骨质稀疏,并逐渐出现硬化区。表现为浓白致密,边缘不规则,完全孤立的死骨及大量较致密的新骨形成,骨膜反应为层状,部分呈三角状,状如骨肿瘤。

(2) CT 检查:显示出脓腔与小型死骨。部分病例可经窦道插管注入碘水造影剂以显示脓腔。

4. 治疗 以手术治疗为主。原则是清除死骨、炎性肉芽组织和消灭死腔。

(1) 手术指征:有死骨形成,有死腔及窦道流脓者均应手术治疗。

(2) 禁忌证:①慢性骨髓炎急性发作时不宜作病灶清除术,应以抗生素治疗为主,积脓时宜切开引流。②大块死骨形成而包壳尚未充分生成者,过早取掉大块死骨会造成长段骨缺损,须待包壳生成后再手术。

(3) 方法:①碟形手术,目的在于清除病灶,消除死腔,充分引流,有利愈合。用于死腔不大,削去骨量不多的病例。②肌瓣填塞,死腔较大者做碟形手术因丢失骨骼太多,可发生病理骨折,可做带蒂肌瓣填塞以消灭死腔。③闭式灌洗,在彻底清除病灶、死腔碟形化后,冲洗伤口,定点缝合皮肤,不分层缝合。术后 24 小时内为防血块堵塞,应加快滴入灌洗液。灌洗持续时间一般为 2～4 周,待吸引液转为清亮时即可停止灌洗并拔管。④非重要部位的慢性骨髓炎,如腓骨、肋骨、髂骨翼等处,可将病骨整段切除。⑤缺损骨修复。⑥伤口应该一期缝合,并留置负压吸引管。外固定管形石膏,开窗换药。

(二) 化脓性关节炎

1. 概述 化脓性关节炎是关节内化脓性感染。常见的致病菌为金黄色葡萄球菌,其次为白色葡萄球菌、淋病奈瑟菌、肺炎链球菌和肠道杆菌等。细菌进入关节内的途径有血源性传播、邻近关节附近的化脓性病灶直接蔓延至关节腔内、开放性关节损伤发生感染、医源性感染。

2. 临床表现

(1) 起病急骤,有寒战高热等症状,体温可达 39℃ 以上,甚至出现谵妄与昏迷,小儿多见。

(2) 病变关节迅速出现疼痛与功能障碍,浅表关节如膝、肘关节局部红、肿、热、痛明显,关节常处于半屈曲位,使关节腔内的容量最大,关节囊较松弛以减少疼痛;深部关节,因有厚实的肌肉,局部红、肿、热都不明显,关节往往处于屈曲、外旋、外展位。

(3) 患者因剧痛往往拒做任何检查,关节腔内积液在膝部最为明显,可见髌上囊明显隆起,浮髌试验可为阳性,张力高时髌上囊甚为坚实,因疼痛与张力过高有时难以做浮髌试验。

3. 辅助检查

(1) 血液学检查:血常规示白细胞总数升高,中性粒细胞增多,红细胞沉降率及 C 反应蛋白明显升高,往往超过正常值上限 3 倍以上。

(2) X 线检查:早期只可见关节周围软组织肿胀的阴影,膝部侧位片可见明显的髌上囊肿胀,儿童病例可见关节间隙增宽。出现骨骼改变的第一个征象为骨质疏松;接着因关节软骨破坏而出现关节间隙进行性变窄;软骨下骨质破坏使骨面毛糙,并有虫蚀状骨质破坏。

(3) 关节液检查:一旦怀疑化脓性关节炎,应尽早进行关节穿刺和关节液检查,是确定诊断和选择治疗方法的重要依据。关节液外观可为浆液性(清的)、纤维蛋白性(混的)或脓性(黄白色),镜检可见多量脓细胞,或涂片做革兰染色,可见成堆阳性球菌。

4. 治疗 早期、足量、全身性使用抗生素。

（1）关节腔内注射抗生素：每天做一次关节穿刺，抽出关节液后，注入抗生素。

1）若抽出液逐渐变清，局部症状和体征缓解，说明治疗有效，可以继续使用，直至关节积液消失，体温正常。

2）若抽出液性质转劣而变得更为混浊甚至成为脓性，说明治疗无效，应改为灌洗或切开引流。

（2）经关节镜治疗：对膝关节化脓性炎症或股骨下端慢性骨髓炎，采用关节镜下治疗，可引流脓性关节液，彻底切除病变滑膜，直视下摘除死骨，清除窦道，并置管持续灌洗，完成后在关节腔内放置敏感的抗生素。

（三）骨关节炎

1. 概述　骨关节炎（OA）是一种以关节软骨退行性变和继发性骨质增生为特征的慢性关节疾病。疾病累及关节软骨或整个关节，包括软骨下骨、关节囊、滑膜和关节周围肌肉。多见于中老年人，女性多于男性。好发于负重较大的膝关节、髋关节、脊柱及远侧指间关节等部位。

2. 临床表现

（1）疼痛：是主要症状。初期为轻度或中度间断性隐痛，休息时好转，活动后加重，疼痛常与天气变化有关。晚期可出现持续性疼痛或夜间痛。有的患者在静止或晨起时感到疼痛，稍微活动后减轻，称为静息痛。

（2）压痛：关节局部有压痛，在伴有关节肿胀时尤为明显。

（3）关节僵硬：早晨起床时关节僵硬及发紧感，即晨僵，活动后可缓解。气压降低或空气湿度增加时加重，持续时间一般较短，常为几分钟至十几分钟，很少超过 30 分钟。

（4）关节肿大：手部关节肿大变形明显，可出现 Heberden 结节和 Bouchard 结节。部分膝关节因骨赘形成或关节积液也会造成关节肿大。

（5）骨擦音（感）：由于关节软骨破坏、关节面不平，关节活动时出现骨擦音（感），多见于膝关节。

（6）关节无力、活动障碍：关节疼痛、活动度下降、肌肉萎缩、软组织挛缩可引起关节无力，行走时软腿或关节交锁，不能完全伸直或活动障碍。

3. 辅助检查

（1）实验室检查：血常规、蛋白电泳、免疫复合物及血清补体等指标一般在正常范围。伴有滑膜炎可出现 C 反应蛋白和红细胞沉降率（ESR）轻度升高。

（2）X 线检查：非对称性关节间隙变窄，软骨下骨硬化和囊性变，关节边缘增生和骨赘形成或伴有不同程度的关节积液，部分关节内可见游离体。严重者出现关节畸形，如膝内翻。

4. 治疗

（1）非药物治疗

1）健康教育：适量活动，避免长时间跑、跳、蹲，减少或避免爬楼梯。控制饮食和合理的功能锻炼。减轻体重，可选择游泳、自行车等有氧锻炼，膝关节在非负重位下屈伸活动，以保持关节最大活动度的关节功能和肌力训练等。

2）物理治疗：增加局部血液循环，减轻炎症反应，包括热疗、水疗、超声波、针灸、按摩等。

3) 行动支持：主要减少受累关节负重，可采用手杖、拐杖、助行器等。

（2）药物治疗

1) 局部药物治疗：可选择非甾体抗炎药（NSAID）的乳胶剂、膏剂、贴剂等局部外用药。可以有效缓解关节轻中度疼痛。

2) 全身镇痛药物：非甾体抗炎药及软骨保护剂，包括塞来昔布、氨基葡萄糖等可以缓解疼痛。部分药物如硫酸软骨素可参与软骨代谢，延缓软骨退变。

3) 关节腔药物注射：①注射透明质酸钠可起到润滑关节，保护关节软骨和缓解疼痛的作用。②若长期使用糖皮质激素，可加剧关节软骨损害，加重症状。

（3）手术治疗

1) 关节镜手术：建议仅对早中期骨关节炎、关节腔内有游离体且有关节卡锁症状患者选择关节镜清理。

2) 关节周围截骨术：目前多用于髋、膝关节骨关节炎患者。早期年纪轻、疼痛重并有对线不良的骨关节炎患者可选用关节周围截骨术。

3) 关节融合术：适用于单侧关节严重骨关节炎，手术后需继续从事重体力劳动的年轻患者，或活动要求不高的老年患者。

4) 人工关节置换术：已成为治疗严重关节病变的主要手段，主要适用于骨关节炎晚期，疼痛和功能障碍严重的老年患者。禁忌证：①全身或局部的任何活动性感染。②关节主要运动肌瘫痪或肌肉肌腱等组织破坏。

（四）股骨头坏死

1. 病因　创伤性因素是股骨头坏死的常见原因。股骨颈骨折、髋关节外伤性脱位及股骨头骨折均可引起股骨头坏死。非创伤性因素包括应用糖皮质激素、乙醇中毒、镰状细胞贫血等。

2. 临床表现　非创伤性股骨头坏死多见于中年男性，多为双侧受累。

（1）早期多为腹股沟、臀部和大腿部位为主的关节痛，偶伴有膝关节疼痛。疼痛间断发作并逐渐加重，双侧病变可呈交替性疼痛。股骨头坏死早期可无临床症状，常通过拍摄 X 线平片而发现。

（2）典型体征为腹股沟区深部压痛，可放射至臀或膝部，"4"字试验阳性。可有内收肌压痛，髋关节活动受限，以内旋、屈曲、外旋活动受限最为明显。

3. 辅助检查

（1）X 线平片：是首选的检查手段。但在 X 线平片上看到股骨头密度改变至少需要 2 个月或更长时间。X 线平片体位主要包括正位及蛙式侧位，蛙式侧位可补充显示正位片的重叠部分。

（2）CT：可发现早期细微骨质改变，确定是否存在骨塌陷及显示病变延伸范围，从而为治疗方案的选择提供帮助。CT 较 X 线平片显示股骨头坏死更为敏感。

（3）MRI：是一种有效的非创伤性的早期诊断方法。多表现为股骨头前上部异常信号，T_1WI 为条带状低信号；T_2WI 为低信号或内高外低两条并行信号影，即双线征。双线征中外侧低信号带为增生硬化骨质,内侧高信号带为肉芽纤维组织修复所致。邻近的头颈部可见骨髓水肿,关节囊内可有积液。

(4) 放射性核素扫描及 γ 闪烁照相:对股骨头缺血性坏死的早期诊断具有很大价值,特别是当 X 线检查尚无异常所见,而临床又高度怀疑有骨坏死时。

4. 分期

(1) 国际骨循环研究协会(ARCO)分期

分期	标准
0 期	所有诊断性检查均正常,仅根据组织学检查结果做出诊断
1 期	X 线平片和 CT 正常,MRI 及活检阳性,受累程度为 A、B 或 C(分别为<15%、15%~30%及>30%)
2 期	放射影像学检查结果为阳性,但无塌陷(无新月征),受累程度为 A、B 或 C
3 期	X 线平片或 CT 或断层照片上可见圆顶早期变扁和/或新月征,受累程度为 A、B 或 C,并以凹陷程度(以 mm 计)进一步表征
4 期	X 线平片上可见股骨头变扁及关节间隙变窄,以及骨关节炎的其他放射影像学征象

(2) X 线片诊断分期

1) Ⅰ期(软骨下溶解期):股骨头外形完整,关节间隙正常,股骨头负重区关节软骨下骨质中可见 1~2 cm 宽的弧形透明带,构成"新月征",为坏死松质骨塌陷并与关节软骨分离的表现,有诊断价值。

2) Ⅱ期(股骨头修复期):股骨头外形完整,关节间隙正常,股骨头负重区关节软骨下骨质密度增高,周围可见点状及斑片状密度减低区及囊性改变,病变周围常见一密度增高的硬化带包绕着上述病变区。

3) Ⅲ期(股骨头塌陷期):股骨头负重区的软骨下骨呈不同程度的变平和塌陷,股骨头失去圆而光滑的外形,软骨下骨的骨密度增高。关节间隙保持正常宽度。Shenton 线基本保持连续。

4) Ⅳ期(股骨头脱位期):股骨头负重区严重塌陷,股骨头变扁平,股骨头内下方骨质一般均无塌陷。股骨头外上方,即未被髋臼所遮盖处,因未承受压力,而成为一较高的残存突起。股骨头向外上方移位,Shenton 线不连续。关节间隙可以变窄,髋臼外上缘常有骨赘形成,呈现继发性髋关节骨关节炎表现。

5. 治疗

(1) 非手术疗法:包括保护性负重、药物治疗、物理治疗及康复锻炼等。适用于非负重面坏死且病灶范围小,股骨头外形基本正常且广泛硬化的病例。病变侧应严格避免负重,可扶拐、用助行器行走,不提倡使用轮椅。

(2) 手术疗法

1) 髓芯减压术:可降低骨内压,减轻疼痛,改善静脉回流,有助于血管长入。

2) 带血管蒂骨移植:常用带血管蒂髂骨、腓骨移植。适用于股骨头无塌陷或轻度塌陷者。

3) 截骨术:常见术式为经转子间旋转截骨术及其改良术式。

4）关节置换术：适用于髋臼和股骨头均受累、出现骨关节炎的表现、明显影响患者生活质量者。

（五）类风湿关节炎

1. 概述 类风湿关节炎（RA）是以关节病变为主的非特异性炎症，以慢性、对称性、多滑膜关节炎和关节外病变为主要表现，属于自身免疫性疾病。特点是关节痛和肿胀反复发作伴进行性发展，最终导致关节破坏、强直和畸形。

2. 临床表现 多发生在 20～45 岁，女性多见。早期出现乏力，全身肌肉痛，低热和手足麻木、刺痛等全身症状，以及反复发作的、对称性多发性小关节炎。受累关节以近端指间关节、掌指关节、腕、肘、肩、膝和足趾关节最为多见。

（1）关节肿胀：多数患者发病初期为关节肿胀，表现为关节周围均匀性肿大，典型症状是手指近端指间关节的梭形肿胀。

（2）关节疼痛与压痛：关节疼痛的轻重常与其肿胀的程度相关联，关节肿胀愈明显，疼痛愈重，甚至剧烈疼痛。

（3）晨僵：指病变关节在夜间静止不动后，晨起时出现较长时间的受累关节僵硬和活动受限。病情严重时全身关节均可出现僵硬感。起床后经活动或温暖后晨僵症状可减轻或消失。常伴有肢端或指（趾）发冷和麻木感。

（4）关节摩擦音：类风湿关节炎炎症期，检查关节运动时常可感到细小的捻发音或有握雪感，以肘、膝关节为典型。有的关节炎症消退后，活动关节可以听到或触到嘎嗒声响，膝关节、髋关节最明显。

（5）多关节受累：受累关节多为双侧性、对称性，掌指关节或近侧指间关节常见，其次是手、腕、膝等关节。

（6）关节活动受限或畸形：病变持续发展，关节活动受限；晚期关节出现不同程度畸形，如手指的"鹅颈"样畸形，掌指关节尺偏畸形，膝关节内、外翻畸形等。

3. 实验室检查

（1）部分类风湿关节炎患者合并贫血，多为正细胞正色素性贫血。病情活动期血小板计数升高。少数情况下有白细胞计数降低，如 Felty 综合征。活动期红细胞沉降率增快及 C 反应蛋白升高，往往超过正常值 3 倍以上，病情缓解时可恢复正常或升高 2 倍以内。

（2）类风湿因子（RF）和抗核抗体（APF）、抗角蛋白抗体（AKA）、抗环瓜氨酸肽抗体（CCP）等可辅助诊断。如果阳性支持早期 RA 的诊断倾向。但 RF 并不是 RA 独有的特异性抗体。

4. X 线检查 早期关节周围软组织肿大，关节间隙增宽，关节周围骨质疏松，随病变发展，关节周围骨质疏松更明显，关节面边缘模糊不清，关节间隙逐渐变窄。晚期关节间隙消失，最终出现骨性强直。

5. 诊断 确诊需具备 4 条或 4 条以上标准。

（1）晨起关节僵硬至少 1 小时（≥6 周）。

（2）3 个或 3 个以上关节肿胀（≥6 周）。

（3）腕、掌指关节或近侧指间关节肿胀（≥6 周）。

(4) 对称性关节肿胀(≥6 周)。

(5) 皮下结节。

(6) 手、腕关节 X 线平片有明确的骨质疏松或骨侵蚀。

(7) 类风湿因子(RF)阳性(滴度>1∶32)。

6. 鉴别诊断

(1) 风湿性关节炎:常有咽峡炎、丹毒等感染病史。起病较急,多见于青少年。关节红、肿、热、痛明显,不能活动,常是膝、髋、踝等下肢大关节发病;多关节游走性疼痛,但疼痛持续时间不长,几天可消退。红细胞沉降率加快,抗"O"滴度升高,类风湿因子(RF)阴性。

(2) 强直性脊柱炎:①青年男性多见;②主要侵犯骶髂关节及脊柱,外周关节受累多以膝、踝、髋关节为主,常有肌腱末端炎;③多数患者 HLA-B27 阳性;④类风湿因子(RF)阴性;⑤骶髂关节及脊柱特有 X 线改变。

(3) 痛风性关节炎:多见于中老年男性,常反复发作,好发部位为单侧第一跖趾关节或跗关节,急性发作时通常血尿酸水平增高,可在关节和耳廓等部位出现痛风石。

7. 治疗

(1) 非药物治疗:急性发热及关节疼痛时卧床休息,鼓励每天起床适当活动。一般情况好转时,进行关节肌肉活动锻炼,夜间可用支具将关节固定在生理位置,鼓励康复锻炼,预防关节僵硬以免发生畸形。

(2) 药物治疗:①非甾体抗炎药。②抗风湿药(DMARD)。③云克。④糖皮质激素,不作为治疗类风湿关节炎的首选药物,但出现伴随类风湿血管炎、过渡治疗时可以选用。⑤生物制剂。⑥中药、植物药。

(3) 手术治疗

1) 滑膜切除术:经过内科治疗仍有明显关节肿胀及滑膜增厚者,通过微创的关节镜手术滑膜清理,可改善患者的症状,减轻关节的炎症。

2) 关节置换手术:软组织条件良好,关节变形且症状明显的患者,可以考虑行人工关节置换。

3) 关节融合术:对晚期关节炎患者、关节破坏严重、软组织条件不好的患者,可行关节融合术。

（六）骨与关节结核

脊柱结核

1. 临床表现 起病缓慢,有午后低热、疲倦、消瘦、盗汗、食欲缺乏与贫血等全身症状。儿童常有夜啼、呆滞或性情急躁等。局部主要有疼痛、肌肉痉挛、脊柱或活动受限、神经功能障碍等。疼痛最先出现。初期疼痛多较轻,痛点也不局限,随病情进展,痛点多固定于脊柱病变平面的棘突或棘突旁。

(1) 颈椎结核:除有颈部疼痛外,还有上肢麻木等神经根受刺激表现,咳嗽、喷嚏时会使疼痛与麻木加重。神经根受压时则疼痛剧烈。咽后壁脓肿者影响呼吸与吞咽,睡眠时有鼾声。后期可在颈侧摸到寒性脓肿所致的颈部肿块。

(2) 胸椎结核:有背痛症状,下胸椎病变的疼痛有时表现为腰骶部疼痛。脊柱后凸十分常见。

（3）腰椎结核：患者站立与行走时，往往双手扶住腰部，头及躯干向后倾，使重心后移，尽量减轻体重对病变椎体的压力。

（4）后期：患者有腰大肌脓肿形成，可在腰三角、髂窝或腹股沟处看到或摸到脓肿（寒性脓肿），为少数患者就诊原因。腰椎结核者脊柱后凸常不严重。

（5）拾物试验：从地上拾物时，不能弯腰，需挺腰屈膝屈髋下蹲才能取物，称拾物试验阳性。

2. 实验室检查 红细胞沉降率、C反应蛋白升高，血清抗结核抗体检测、结核分枝杆菌DNA检测、结核菌素试验多为阳性。病理检查可见干酪样坏死、死骨、肉芽组织。

3. 影像学检查

（1）X线检查：①中心型结核的骨质破坏集中在椎体中央，侧位片比较清楚。②边缘型结核的骨质破坏集中在椎体的上下缘，表现为进行性椎间隙狭窄，并累及邻近两个椎体。③可见脊柱侧弯或后凸畸形。椎旁软组织阴影（腰大肌）增宽。

（2）CT检查：可清晰显示病灶部位，骨质破坏的程度，有无空洞和死骨形成。对腰大肌脓肿有独特的诊断价值。

（3）MRI检查：能清楚显示脊柱结核椎体骨炎，椎间盘破坏，椎旁脓肿及脊髓神经有无受压和变性。对脊柱结核具有早期诊断价值。

4. 非手术治疗

（1）支持治疗：注意休息，避免劳累，加强营养，高糖、高蛋白质饮食。

（2）局部制动：严格卧床休息，可佩戴躯干支具限制脊柱活动，减轻疼痛，预防畸形加重以利病灶修复。

（3）抗结核药物治疗：目前常用的一线抗结核药物为异烟肼（INH）、利福平（RFP）、吡嗪酰胺（PZA）、链霉素（SM）、乙胺丁醇（EMB），推荐的药物组合是 INH + RFP + PZA 或 INH + RFP + EMB。

5. 手术治疗

（1）指征：①经保守治疗效果不佳，病变仍有进展。②病灶内有较大的死骨及寒性脓肿。③窦道经久不愈。④骨质破坏严重，脊柱不稳定。⑤出现脊髓和马尾神经损害症状或截瘫。⑥严重后凸畸形。

（2）原则：①术前4~6周规范抗结核化疗，控制混合感染。②术中彻底清除病灶，解除神经及脊髓压迫，重建脊柱稳定性。③术后继续完成规范化疗。

（3）目的：彻底清除病灶、解除神经压迫、重建脊柱稳定性、矫正脊柱畸形。

（4）方法：①经前路结核病灶清除植骨融合内固定术，由于病灶大多位于椎体及椎间隙，所以前路手术更容易达到彻底的病灶清除。②经后路结核病灶清除植骨融合内固定术，附件结核则从后路清除病灶更容易。

髋关节结核

1. 概述 髋关节结核多见于儿童，多为单侧发病。早期髋关节结核为单纯性滑膜结核或单纯性骨结核，以单纯性滑膜结核多见。后期会产生寒性脓肿与病理性脱位。

2. **临床表现** 起病缓慢,有低热、乏力、倦怠、食欲缺乏、消瘦及贫血等全身症状。多为单发性,早期症状为疼痛。

(1)初起时疼痛不剧烈,休息后会好转。在小儿则表现为夜啼。儿童患者常诉膝部疼痛,如不加注意,会延误诊断。随着疼痛加剧出现跛行。后期会在腹股沟内侧与臀部出现寒性脓肿。破溃后形成慢性窦道。

(2)股骨头破坏明显时会形成病理性脱位,通常为后脱位。早期髋关节前侧可有压痛,但肿胀多不明显,继而股四头肌和臀肌显著萎缩。患肢出现屈曲、外展、外旋畸形,随病情发展髋关节表现为屈曲、内收、内旋畸形,髋关节强直与下肢不等长最为常见。

3. **试验检查**

(1)"4"字试验:包含髋关节屈曲、外展和外旋三种运动,髋关节结核者的试验结果为阳性。

(2)髋关节过伸试验:用来检查儿童早期髋关节结核。

(3)托马斯(Thomas)征:用来检查髋关节有无屈曲畸形。

4. **实验室检查** ①血常规示淋巴细胞比例升高,血红蛋白减低。②红细胞沉降率及C反应蛋白成倍升高。③结核菌素试验。④结核抗体筛查。⑤酶联免疫斑点试验法。

5. **影像学检查**

(1)X线检查:对诊断髋关节结核十分重要,早期病变可不明显,必须两侧髋关节同时摄片比较。特征性表现:①局部及周围的骨质破坏。②关节及周围的骨质疏松。③渐进性关节间隙变窄。

(2)CT检查:有助于评价髋关节结核骨破坏的程度、死骨形成,以及病灶周围寒性脓肿的位置和范围。

(3)MRI检查:可在炎性浸润阶段就显示出关节局部的异常信号,提示关节腔积液,滑膜病变,软骨及软骨下骨破坏,骨髓水肿和骨髓炎等,具有早期诊断价值。

6. **非手术治疗** 充分休息,关节制动。合理膳食,加强营养。早期、联合、适量、规律、全程应用抗结核药物。

7. **手术治疗** 非手术治疗疗效不佳,可行手术治疗,常用方法有滑膜切除术、病灶清除术、关节融合术、截骨矫形术、关节成形术。

(1)单纯滑膜结核可关节内注射抗结核药物。若疗效不佳,可做滑膜切除术,术后用皮肤牵引和"丁字鞋"功能位制动3周。单纯骨结核,应及早施行病灶清除术,以免病灶穿入关节形成关节结核。

(2)早期髋关节结核,如无手术禁忌证,应及时行病灶清除手术。

(3)部分病例病变已静止,髋关节出现纤维性强直,但微小活动便会诱发疼痛,适宜做髋关节融合术。对髋关节有明显屈曲、内收或外展畸形者,可做转子下截骨矫形术。若结核病灶已完全控制,为恢复关节功能,也可选择关节成形术(如人工髋关节置换术)。

膝关节结核

1. **临床表现**

(1)起病缓慢,有低热、乏力、疲倦、食欲缺乏、消瘦、贫血等全身症状。红细胞沉降率增高。

儿童有夜啼表现。

（2）膝关节位置表浅，肿胀和积液十分明显。检查时发现膝眼饱满，髌上囊肿大，浮髌试验阳性。较晚期的膝关节结核，滑膜可显著肿胀和增厚。

（3）早期膝关节穿刺可获得比较清亮的液体，随着病程进展，抽出液逐渐变浑，纤维素混杂在内，最终变为脓性。

（4）关节持续积液和失用性肌萎缩，使膝部呈梭形肿胀。由于疼痛，膝关节呈半屈曲状，日久即发生屈曲挛缩。至后期寒性脓肿形成，溃破后成慢性窦道，经久不愈合。或因韧带的毁损而产生病理性脱位。

（5）病变静止或愈合后膝关节呈纤维性强直。骨生长受到抑制，造成双下肢不等长。

2. 影像学检查

（1）X 线检查：早期处于滑膜结核阶段，X 线片上仅见髌上囊肿胀与局限性骨质疏松。病程较长者可见到进行性关节间隙变窄和边缘性骨侵蚀。至后期，骨质破坏加重，关节间隙消失，严重时出现胫骨向后半脱位。无混合感染时骨质疏松十分严重；窦道形成出现混合感染时则表现为骨硬化。

（2）CT 检查：可清晰显示关节面下骨病变范围、边界和内部有无死骨及钙化。

（3）MRI 检查：可更好地确定骨软组织病变的范围。

3. 全身治疗 单纯滑膜结核应用全身抗结核药治疗，多数病例可以治愈，并保留正常或近乎正常的关节功能。在结核病灶活动期和手术前、后规范应用抗结核药物治疗。

4. 非手术治疗

（1）关节腔穿刺注药：先抽吸关节积液，再将抗结核药物直接注入关节腔内。因抗结核药物足以控制病情，不主张对早期膝关节结核病例施行滑膜切除术。

（2）关节制动：限制患者活动量，注意休息，做下肢牵引或石膏固定。

（3）窦道换药：通畅引流治疗混合感染。

5. 手术治疗

（1）局部药物治疗后，若不见好转，滑膜肿胀肥厚，考虑施行滑膜切除术。关节镜下滑膜切除术具有微创、并发症少、恢复快、疗效佳、费用低等优点。

（2）全关节结核，如果病变进展明显，不能控制或有积脓，需行病灶清除术。15 岁以下患者一般只做病灶清除术。

（3）15 岁以上关节破坏严重并有畸形者，在病灶清除后，同时行膝关节加压融合术。有窦道或有屈曲挛缩者，宜行关节融合术。

（4）结核病灶已完全控制，且保持 10 年以上的静止期，可考虑行全膝关节置换术。但关节置换术后有可能会诱发结核病灶活动，需慎重考虑。

（七）强直性脊柱炎

1. 概述 强直性脊柱炎（AS）是脊椎的慢性进行性炎症，以骶髂关节和脊柱附着点炎症为主要病变的疾病。特点是病变常从骶髂关节开始逐渐向上蔓延至脊柱，导致纤维性或骨性强直和畸形。好发于 16～30 岁青壮年，男性多于女性。有明显家族史。

2. 临床表现

(1) 早期主要表现为下腰痛或骶髂部不适、疼痛或发僵。晨起或久坐起立时腰部发僵明显,但活动后减轻。也可表现为臀部、腹股沟酸痛或不适,症状可向下肢放射。少数以颈、胸痛首发。症状在静止、休息时加重,活动后缓解。

(2) 半数患者以下肢大关节如髋、膝、踝关节炎症为首发症状,常为非对称性,反复发作与缓解。

(3) 晚期脊柱僵硬可致躯干和髋关节屈曲,最终发生驼背畸形,严重者可强直大于 90°屈曲位,不能平视,视野仅限于足下。胸椎呈后凸,骨性强直而头部前伸畸形。由于颈、腰部不能旋转,侧视时必须转动全身。若髋关节受累则呈摇摆步态。

(4) 个别患者症状始自颈椎,逐渐向下波及胸椎和腰椎,称 Bechterew 病,容易累及神经根而发生上肢瘫痪、呼吸困难,预后较差。

3. 实验室检查

(1) 血小板计数升高、贫血、红细胞沉降率增快和 C 反应蛋白升高。部分患者腰背痛等症状较明显,但上述指标正常。

(2) 类风湿因子(RF)一般为阴性,免疫球蛋白可轻度升高。HLA－B27 阳性率高。

4. X 线检查 早期骶髂关节骨质疏松,关节边缘呈虫蛀状改变,间隙不规则增宽,软骨下骨有硬化致密改变;以后关节面渐趋模糊,间隙逐渐变窄,直至双侧骶髂关节完全融合。椎间小关节出现类似变化,形成广泛而严重的骨化性骨桥表现,称为"竹节样脊柱"。病变晚期累及髋关节呈骨性强直。

5. 非手术治疗

(1) 功能练习:日常生活中要维持正常姿势和活动能力,如行走、坐位和站立时应挺胸收腹,睡觉时不用枕或用薄枕,睡硬板床。工作时注意姿势,防止脊柱弯曲畸形等。

(2) 药物治疗:①非甾体抗炎药,能迅速改善患者腰部疼痛和僵硬感,减轻关节肿胀、疼痛及增加活动范围。②柳氮磺吡啶,可改善关节疼痛、肿胀和发僵。③甲氨蝶呤。④糖皮质激素。⑤生物制剂,肿瘤坏死因子(TNF－α)拮抗剂是目前治疗脊柱关节疾病的最佳选择。

(3) 物理治疗:一般可用热疗,如热水浴、水盆浴或淋浴、矿泉(温泉)浴等,以增加局部血液循环,使肌肉放松,减轻疼痛,有利于关节活动,保持正常功能,防止畸形。

6. 手术治疗 有严重驼背而影响生活时,可行腰椎截骨矫形。骨性椎管狭窄,出现神经症状者,行椎骨减压术。进行性加重的髋关节疼痛,活动受限,经系统保守治疗无效者,行全髋关节置换术。严重的髋关节活动受限,甚至骨性强直、关节畸形者,行全髋关节置换术。

(八)踇外翻

1. 临床表现

(1) 多见于中老年女性,常呈对称性。

(2) 踇趾的跖趾关节轻度半脱位,内侧关节囊附着处因受牵拉,可有骨赘形成。

(3) 第 1 跖骨头的突出部分,因长期受鞋帮的摩擦,局部皮肤增厚,并可在该处皮下产生滑囊,如红肿发炎,则成为滑囊炎。

（4）严重者踇趾的跖趾关节可产生骨关节炎,引起疼痛。

（5）第2、3跖骨头跖面皮肤因负担加重,形成胼胝。第2趾近侧趾骨间关节处背侧皮肤因与鞋帮摩擦可形成胼胝或鸡眼。

2. 影像学检查 为明确诊断及指导治疗,应摄负重足正位、侧位及籽骨轴位X线平片。

（1）踇外翻角:指第一跖骨与近节趾骨轴线的夹角,反映踇外翻的程度。正常男性平均10.1°,女性平均10.6°。该角＞15°为异常。

（2）第1、2跖骨间角:指第1、2跖骨轴线的夹角,反映第1跖骨内收的程度。正常男性平均8.3°,女性平均9.9°。该角＞10°为异常。

3. 非手术治疗

（1）减轻局部压力:穿宽松的鞋。

（2）消肿止痛:形成踇囊炎的患者可理疗,局部使用消炎止痛药物,减轻症状。

（3）矫形支具:①轻度畸形的患者,用硅胶制作的顺趾垫放置于踇趾和两趾之间,减轻踇趾的外翻,缓解疼痛。②较重的畸形,支具不能永久地纠正畸形,只能延缓畸形的发展,缓解疼痛。

（4）功能锻炼:可用橡皮筋套住双侧踇趾向内牵拉。

4. 手术治疗

（1）目的:解除疼痛,纠正畸形,尽可能地恢复足的正常功能。

（2）要求:①纠正踇趾外翻。②切除第1跖骨头内侧骨赘和踇囊。③复位第1跖骨籽骨系统。④调整跖骨头负重,处理所合并的外侧足趾病变。⑤稳定足的内侧序列。⑥功能重建已有骨关节结构破坏的第1跖趾关节。

（3）方式:①第1跖趾关节周围软组织手术,如外侧软组织松解。②跖骨远端截骨术。③跖骨干及基底截骨手术。④趾骨截骨手术。⑤内侧序列稳定性手术。⑥跖趾关节功能重建性手术。⑦外侧足趾手术。

（九）足踝部位常见慢性损伤或无菌性炎性病变

足踝骨关节炎

1. 临床表现

（1）最突出的症状是疼痛。疼痛往往位于关节一侧,但也可蔓延至整个关节。

（2）受累关节周围弥散性压痛,邻近关节的肌肉发生萎缩。关节可有肿胀、积液、关节活动时伴有滑膜摩擦音。关节僵硬,活动受限,极少数有关节挛缩。

2. 实验室检查 血常规、红细胞沉降率、血生化、纤维凝集试验等均为正常。滑膜液检查,可与类风湿关节炎、化脓性关节炎、结核性关节炎等相鉴别。

3. X线检查 病程早期,X线检查多为阴性。当关节间隙逐渐出现狭窄,表明覆盖关节面的软骨厚度开始变薄。病程后期关节间隙明显狭窄,甚至消失,软骨下骨质表现硬化征象。在承受压力最大的区域内,软骨下骨小梁间出现多发性、大小不一的囊腔变,关节边缘呈锐性骨赘形成。

4. 非手术治疗

（1）一般治疗:①休息。②使用手杖、腋杖等助步器。③受累肢体牵引。④加强关节周围肌力练习。⑤支具。

（2）辅助治疗：理疗、湿热敷、按摩、主动和被动关节活动操练，应避免用暴力活动关节。

（3）药物治疗：对大部分患者应使用药物，以改善症状，促进炎症消退，常用药物有消炎止痛、保护和维持软骨及修复软骨的药物。

5. 手术治疗　①改变关节负荷的手术，包括肌肉松解术和截骨术。②关节清扫术。③关节成形术。④软骨移植或半月板移植。⑤人工关节置换术。

足踝部腱鞘炎

1. 诊断

（1）腱鞘炎多发生于腓骨肌、胫后肌与蹋长屈肌腱，其次为足背部肌腱。

（2）早期感觉踝关节乏力，易疲劳，继之出现疼痛。

（3）受累局部肿胀，可有压痛，触痛可沿受累肌腱上下延伸。

（4）触诊时可触及肥厚的肌腱，有时皮下可扪及摩擦感。

（5）增加受累肌腱的张力时可诱发或加重疼痛。

2. 治疗

（1）早期或症状较轻的患者，禁止跑跳和过多活动，每天行透热治疗，如超声波、活血化瘀中药浸泡等多可痊愈。

（2）中期以后或症状较重者，应卧床休息，禁止足踝部活动，固定足踝部于受累肌腱松弛的位置上；现多采用泼尼松龙加利多卡因局部封闭治疗。

（3）病程长，腱鞘增厚严重而发生交锁或软骨性变者，需手术治疗，将增厚的腱鞘切开或部分切除，使肌腱恢复自由不受压状态。

足踝部滑囊炎

1. 诊断

（1）急性期患处肿胀、疼痛，呈持续性胀痛，可因患病肌腱的收缩运动而加重，严重者可影响行走；局部可感觉到柔软而富于弹性，并伴有轻度压痛；如无继发感染，一般无红、肿、热等化脓性滑囊炎症状。

（2）慢性期表现为局部疼痛不适，劳累或运动后、阴雨天或受凉后疼痛加重，局部有压痛，若滑囊壁增厚尤其有钙质沉着时可触及有压痛的硬性软组织包块。

2. 治疗

（1）彻底去除小鞋的压迫与其他摩擦因素。

（2）积液较少者，可减少足部活动，配合应用透热理疗或中药熏洗，或用消炎止痛膏外敷等。

（3）积液多者，可抽去囊内积液挤压包扎，或抽液后注入泼尼松龙。

（4）经长期非手术治疗不愈和反复发作的慢性滑囊炎，可行手术切除。

（十）关节置换

1. 基本理论　人工关节模拟生理性球窝关节的构造，通过人工关节代替病变损毁的全部或部分关节。

2. **膝关节置换的术后并发症及防治**

（1）术后疼痛：硬膜外置管给药、静脉止痛泵、非甾体抗炎药等。

（2）深静脉血栓栓塞：常规给予低分子肝素预防性抗凝。

（3）切口愈合不良：避免伤口缝合过紧，切口边缘对齐。

（4）对线不良：提高下肢力线重要性的认识，改进手术器械。

（5）假体松动：常与手术技术相关。

（6）假体周围骨折：骨折无移位或轻度移位，骨折断端＜5 mm、成角畸形＜10°或骨折粉碎程度较轻者，可保守治疗；保守治疗无效或无保守治疗指征者行切开复位内固定。

（7）感染：保留假体长时间抗生素治疗，切开或关节镜下引流清创，更换假体的一期/二期再置换，挽救性的关节切除成形术、融合术、截肢术。

第七节　运动医学

 例题

1. 男，20岁。右大腿包块2个月来院就诊，对其进行物理学检查，下列未遵照物理学检查原则的操作是（C）

A. 先健侧后患侧　　　　　B. 不遗漏全身检查

C. 先被动后主动　　　　　D. 充分显露两侧对比

E. 动作轻柔，尽量不增加患者痛苦

（2～3题共用题干）

男，45岁。右膝关节疼痛半年，有外伤史，活动时有弹响，并伴有关节交锁现象。

2. 最可能的诊断是（C）

A. 创伤性关节炎　　　　　B. 类风湿关节炎

C. 半月板损伤　　　　　　D. 增生性关节炎

E. 化脓性关节炎

3. 下列最有诊断意义的无创检查是（D）

A. X线平片　　　　　　　B. 膝关节造影

C. CT　　　　　　　　　　D. MRI

E. 超声

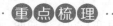 重点梳理

（一）运动系统检查原则

1. **全身情况**　检查时，不能只注意检查局部而忽略整体及全身情况。尤其是多发创伤患者骨折、脱位、伤口出血常表现得比较明显。如果只注意局部骨折、脱位情况，而忽略内出血、

胸、腹、颅内等情况,就会造成漏诊。

2. 检查顺序

(1)一般先进行全身检查再重点进行局部检查,但不一定系统进行,也可先检查有关的重要部分。

(2)一般按视诊、触诊、动诊、量诊顺序进行。

(3)先健侧后患侧,有健侧做对照,可发现患侧的异常。

(4)先健处后患处,否则由于检查引起疼痛,易使患者产生保护性反应,难以准确判定病变的部位及范围。

(5)先主动后被动,先让患者自己活动患肢,以了解其活动范围、受限程度、痛点等,然后再由医师做被动检查。

3. 检查要点

(1)充分暴露、两侧对比:检查室温度要适宜,光线充足。充分暴露检查部位是为了全面了解病变的情况,也便于两侧对比。两侧对比即要有确切的两侧同一的解剖标志,对患者进行比较性检查。

(2)全面:不可忽视全身检查,不能放过任何异常体征。

(3)反复:每一次主动、被动或对抗运动等检查都应重复几次,以明确症状有无加重或减轻,及时发现新症状和体征。

(4)轻柔:检查操作时动作要轻柔,尽量不给患者增加痛苦。

(5)到位:检查关节活动范围时,主动或被动活动都应达到最大限度。检查肌力时肌肉收缩应至少 5 秒,以明确有无肌力减弱。

(6)多体位检查:包括站立、行走、坐位、仰卧、俯卧、侧卧、截石位等姿势。特殊检查可采取特殊体位。

4. 综合分析　物理学检查必须结合病史、辅助检查及实验室检查等获得的各种信息,综合分析,才能得出正确诊断。

(二)各关节专科检查方法

1. 颈部骨关节检查

(1)颈椎间孔挤压试验:使椎间孔变窄,加重对颈神经根的刺激,从而出现疼痛或放射痛。

1)临床操作:患者坐位,检查者双手手指互相嵌夹相扣,以手掌面压于患者头顶部或者前额部,两前臂掌侧夹于患者头两侧保护,不使头颈歪斜,同时向患侧或健侧屈曲颈椎,也可前屈后伸,若出现颈部或上肢放射痛加重,即为阳性。

2)意义:阳性多见于神经根型颈椎病或颈椎间盘突出症。

(2)侧屈椎间孔挤压试验

1)临床操作:患者取坐位,头稍后仰并向患侧屈曲,下颌转向健侧,检查者双手放在患者头顶向下挤压。如引起颈部疼痛,并向患侧手部放射即为阳性。

2)意义:阳性最常见于 C_5 椎间盘突出症,此时疼痛向拇指、手及前臂放射。

(3)后仰椎间孔挤压试验

1）临床操作：患者取坐位，头稍后仰，检查者双手交叉放在患者头顶上，再向下方挤压。如引起颈部疼痛，并向患侧上肢放射，即为阳性。

2）意义：阳性多见于颈椎病。

（4）颈椎间孔分离试验：检查者一手托住患者颏下部，另一手托住枕部，然后逐渐向上牵引头部，如患者感到颈部和上肢的疼痛减轻，即为阳性。

（5）椎动脉扭曲试验：用于检查椎动脉型颈椎病。患者坐位、头颈放松，检查者站在患者身后，双手抱住患者头枕两侧，将患者头向后仰的同时转向一侧，若出现眩晕则为阳性。

（6）头顶部叩击试验：患者端坐，医师一手平按患者头顶，用另一手握拳叩击按在患者头顶的手掌背，如果患者感觉颈部疼痛不适或者上肢（一侧或两侧）痛、麻木，为阳性。

（7）屈颈试验：用于检查脊髓型颈椎病。患者平卧，上肢置于躯干两侧，下肢伸直，令患者抬头屈颈，若出现上下肢放射性麻木则为阳性。

2. 上肢骨关节检查

（1）Dugas 征：患者能用手摸到对侧肩部，且肘部能够贴到胸壁为阴性；若不能为阳性，表明肩关节有脱位。

（2）Speeds 征和 Yergason 征：即肱二头肌长腱阻抗试验。前者为前臂旋后，前屈肩 90°，伸肘位，阻抗位屈肘，出现肩痛为阳性；后者为屈肘 90°，阻抗屈肘时肩痛为阳性，提示肱二头肌腱鞘炎。

（3）Impingement 征：即前屈上举征。医师以手下压患侧肩胛骨并于中立位前举、上举，肩袖的大结节附着点撞击肩峰的前缘，肩痛为阳性，见于撞击综合征。

（4）前屈内旋试验：将患肩前屈 90°，屈肘 90°用力内旋肩，使肩袖病变撞击喙峰韧带，产生肩痛为阳性，见于撞击综合征。

（5）Apprehension 试验：即惧痛试验。患者放在外展外旋（投掷）位，医师推肱骨头向前与前关节囊相压撞，后者有病变时剧痛，突感无力，不能活动，提示肩关节前方不稳。

（6）肩关节稳定试验：弯腰垂臂位或仰卧位，被动向前方推压肱骨头或向后推肱骨头或向下牵拉肱骨头，可试出肩前方不稳、后方不稳或下方不稳。

（7）肘三角：正常的肘关节在完全伸直时，肱骨外上髁、内上髁和尺骨鹰嘴在一条直线上。肘关节屈曲 90°时，三个骨突形成一个等腰三角形，称为肘三角。肘关节脱位时，此三角点关系学改变。用于肘关节脱位的检查，和肘关节脱位与肱骨髁上骨折的鉴别。

（8）腕伸肌紧张试验：患者肘关节伸直，前臂旋前位，做腕关节的被动屈曲，引起肱骨外上髁处疼痛者为阳性，见于肱骨外上髁炎。

（9）握拳尺偏试验（Finkelstein 征）：患者拇指屈曲握拳，将拇指握于掌心内，然后使腕关节被动尺偏，引起桡骨茎突处明显疼痛为阳性，见于桡骨茎突狭窄性腱鞘炎。

（10）腕三角软骨挤压试验：腕关节位于中立位，然后使腕关节被动向尺侧偏斜并纵向挤压，若出现下尺桡关节疼痛为阳性，见于腕三角软骨损伤、尺骨茎突骨折。

（11）屈腕试验：医师手握患者腕部，拇指按压在腕横纹处，同时嘱患腕屈曲，若患手麻痛加重，并放射到中指、示指，即为阳性，表示患腕管综合征。

3. 腰部关节检查

（1）直腿抬高试验

1）临床操作：患者仰卧位，两下肢伸直靠拢，检查者用一手握患者踝部，一手扶膝保持下肢伸直，逐渐抬高患者下肢，若小于 60°即感该下肢有传导性疼痛或麻木者为阳性。

2）意义：阳性多见于坐骨神经痛和腰椎间盘突出症患者。

（2）直腿抬高加强试验

1）临床操作：将患者下肢直腿抬高到开始产生疼痛的高度，检查者用一手固定此下肢保持膝伸直，另一手背伸患者踝关节，放射痛加重者为直腿抬高踝背伸试验（加强试验）阳性。

2）意义：鉴别是神经受压还是下肢肌肉等原因引起的抬腿疼痛。

（3）股神经牵拉试验

1）临床操作：患者俯卧，患侧膝关节屈曲，上提小腿，使髋关节处于过伸位，出现大腿前方痛即为阳性。

2）意义：对诊断高位腰椎间盘突出有意义。

（4）拾物试验

1）临床操作：小儿站立，嘱其拾起地上物品，若腰部有病变，可见屈髋屈膝，腰部挺直、一手扶膝下蹲，一手拾地上的物品，为该试验阳性。

2）意义：用于检查儿童脊柱前屈功能有无障碍。

（5）俯卧背伸试验：患儿俯卧，双下肢并拢，医师双手提起双足，使腰部过伸，如有病变则大腿和骨盆与腹壁同时离开床面，脊柱呈强直状态。

（6）Schober 试验

1）临床操作：患者直立，背部正中线髂嵴水平作一标记为零，向下 5 cm 作标记，向上 10 cm 作另一标记，让患者弯腰（双膝保持直立）测量两个标记间距离，若增加少于 4 cm 即为阳性。

2）意义：阳性见于强直性脊柱炎中晚期。

（7）骶髂关节扭转试验：患者仰卧，双手抱住健侧髋、膝，使之屈曲，患侧大腿垂于床沿外，检查者一手按住健膝，一手压患膝，使大腿后伸扭转骶髂关节，骶髂关节痛者为阳性。

（8）骨盆分离或挤压试验

1）临床操作：患者仰卧，检查者双手将两侧髂嵴用力向外下方挤压，称骨盆分离试验。检查者双手将两髂骨翼向中心相对挤压，称为骨盆挤压试验。能诱发疼痛者为阳性。

2）意义：阳性提示骨盆环骨折。

4. 髋部关节检查

（1）髋关节屈曲挛缩试验

1）临床操作：患者仰卧，将健侧髋膝关节尽量屈曲，大腿贴近腹壁，使腰部接触床面，以消除腰前凸增加的代偿作用。再让其伸直患侧下肢，若患肢随之跷起而不能伸直平放于床面，即为阳性。

2）意义：阳性说明该髋关节有屈曲挛缩畸形，并记录其屈曲畸形角度。

（2）髋关节过伸试验：又称腰大肌挛缩试验。

1）临床操作：患者俯卧位，患侧膝关节屈曲90°，医师一手握其踝部将下肢提起，使髋关节过伸。若骨盆亦随之抬起，即为阳性。

2）意义：阳性说明髋关节不能过伸。腰大肌脓肿及早期髋关节结核有此体征。

（3）单腿独立试验

1）临床操作：先让患者健侧下肢单腿独立，患侧腿抬起，患侧臀皱襞（骨盆）上升为阴性。再让患侧下肢单腿独立，健侧腿抬高，则可见健侧臀皱襞（骨盆）下降，即为阳性。

2）意义：检查髋关节承重功能。

（4）下肢短缩试验

1）临床操作：患者仰卧，双侧髋、膝关节屈曲，足跟平放于床面上，正常两侧膝顶点等高，若一侧较另一侧低即为阳性。

2）意义：阳性表明股骨或胫腓骨短缩或髋关节脱位。

（5）望远镜试验：又称套叠征。

1）临床操作：患者仰卧位，医师一手固定骨盆，另一手握患侧腘窝部，使髋关节稍屈曲，将大腿纵向上下推拉，若患肢有上下移动感即为阳性。

2）意义：阳性表明髋关节不稳或有脱位，常用于小儿髋关节先天性脱位的检查。

（6）蛙式试验

1）临床操作：患儿仰卧，将双侧髋膝关节屈曲90°位，再做双髋外展外旋动作，呈蛙式位。若一侧或双侧大腿不能平落于床面，即为阳性。

2）意义：阳性表明髋关节外展受限。用于小儿先天性髋脱位的检查。

5. 膝部关节检查

（1）浮髌试验：患肢伸直，医师一手虎口对着髌骨上方，手掌压在髌上囊，使液体流入关节腔，另一手示指以垂直方向按压髌骨，若感觉髌骨浮动，并有撞击股骨髁部的感觉，即为阳性，表明关节内有积液。

（2）抽屉试验：又称推拉试验。患者仰卧，屈膝90°，足平放于床上，医师坐于患肢足前方，双手握住小腿做前后推拉动作。向前活动度增大表明前交叉韧带损伤，向后活动度增大表明后交叉韧带损伤，可做两侧对比检查。

（3）挺髌试验：患侧下肢伸直，医师用拇、示指将髌骨向远端推压，嘱患者用力收缩股四头肌，若引起髌骨部疼痛为阳性。常见于髌骨软骨软化症。

（4）回旋挤压试验（McMurray-Fouche试验）：患者仰卧，患腿屈曲，医师一手按在膝上部，另一手握住踝部，使膝关节极度屈曲，然后做小腿外展、内旋，同时伸直膝关节，若有弹响和疼痛为阳性，表明外侧半月板损伤。做小腿内收、外旋同时伸直膝关节出现弹响和疼痛，表明内侧半月板损伤。

（5）研磨提拉试验（Apley征）：患者仰卧，膝关节屈曲90°，医师用小腿压在患者大腿下端后侧做固定，在双手握住足跟沿小腿纵轴方向施加压力的同时做小腿的外展外旋或内收内旋活动，若有疼痛或有弹响，即为阳性，表明外侧或内侧的半月板损伤；提起小腿做外展外旋或内收内旋活动而引起疼痛，表示外侧副韧带或内侧副韧带损伤。

（6）侧卧屈伸试验：又称重力试验。患者侧卧，被检查肢体在上，医师托住患者的大腿，让其膝关节做伸屈活动，若出现弹响，表明内侧半月板损伤；若膝关节外侧疼痛表示外侧副韧带损伤。同样的方法，被检查的肢体在下做伸屈活动，出现弹响为外侧半月板损伤，出现膝关节内侧疼痛为内侧副韧带损伤。

（7）侧副韧带损伤试验：又称膝关节分离试验、侧位运动试验。患者伸膝，并固定大腿，检查者用一只手握踝部，另一手扶膝部，做侧位运动检查内侧或外侧副韧带，若有损伤，检查牵扯韧带时，可引起疼痛或异常活动。

（8）髌骨研磨试验：挤压髌骨，或者上下左右滑动髌骨时有粗糙感和摩擦音，并伴有疼痛不适，或者一手尽量地将髌骨推向一侧，另一手直接按压髌骨，若髌骨后出现疼痛，均为阳性。用于检查髌骨软化症。

（9）膝过伸试验：患者仰卧，膝关节伸直平放。医师一手握伤肢踝部，另一手按压膝部，使膝关节过伸，髌下脂肪垫处有疼痛，即为阳性。检查髌下脂肪垫损伤。

（10）髌腱松弛压痛试验：患者仰卧，膝伸直。医师一手拇指放在内膝眼或外膝眼处，另一手掌根放在前一拇指指背上，放松股四头肌（髌腱松弛），逐渐用力向下压拇指，压处有明显疼痛感。再令患者收缩股四头肌，重复以上动作，且压力相等，若出现疼痛减轻者为阳性。检查髌下脂肪垫损伤。

（三）常见部位关节运动损伤

膝软骨损伤

1. 临床表现

（1）疼痛，呈钝痛，活动后加重，休息后缓解。

（2）肿胀、打软腿、交锁、弹响、捻发音、骨摩擦音等。

（3）注意有无髌骨轨迹不良、膝内外翻、关节不稳及半月板损伤等。

2. 影像学检查

（1）X线检查：表现为关节间隙改变，髌骨对线不良或者关节面不平，高密度影等。

（2）CT检查：可提供软骨损伤的骨性细节，有助于确定缺损的定位及可能存在的游离骨软骨块的大小，加用造影剂能够增加判断软骨损伤病变分期的准确性和能力。

（3）MRI检查：是关节软骨损伤最具灵敏度的影像学检查方法，评价关节软骨损伤的大小及软骨下骨的状况，发现有无伴随的韧带、半月板等的损伤。

3. 分级

（1）Outerbridge 分期

分期	临床特征
Ⅰ期	关节软骨表面轻度水疱
Ⅱ期	软骨表面<1 cm 的毛糙和浅表的开裂
Ⅲ期	深大软骨下骨的裂口，但骨未外露，损伤直径>1 cm
Ⅳ期	软骨下骨的外露

（2）ICRS 分期

分期	临床特征
Ⅰ期	表浅的,钝性的缺口和表面的开裂
Ⅱ期	损伤的范围小于软骨深度的一半
Ⅲ期	损伤的范围大于等于软骨深度的一半,但未达到软骨下骨
Ⅳ期	损伤的范围达到软骨下骨

4. 治疗

（1）非手术治疗:包括休息、非甾体抗炎药、理疗、活动性调整、支具、关节软骨营养药物等,关节腔内注射透明质酸钠或甾体类消炎药物。适应证:①股骨髁或胫骨平台 Outerbridge Ⅰ期和Ⅱ期损伤。②小的无症状的Ⅲ期损伤。③孤立直径＜1 cm 的软骨损伤。

（2）手术治疗:目的是减轻症状,同时稳定关节软骨,防止进一步的损伤。方式包括清理术、骨髓刺激、骨软骨移植、软骨细胞移植和关节置换。

膝关节半月板损伤

1. 临床表现

（1）只有部分急性损伤病例有外伤病史,慢性损伤病例无明确外伤病史。

（2）多见于运动员与体力劳动者,男性多于女性。

（3）受伤后膝关节剧痛,不能伸直,并迅速出现肿胀,有时有关节内积血。

（4）急性期过后转入慢性阶段。此时肿胀已不明显,关节功能亦已恢复,但总感到关节疼痛,活动时有弹响。有时在活动时突然听到"咔嗒"一声,关节便不能伸直,忍痛挥动几下小腿,再听到"咔嗒"声,关节又可伸直,此种现象称为关节交锁。

（5）慢性阶段有关节间隙压痛、弹跳、膝关节屈曲挛缩与股内侧肌的萎缩。沿着关节间隙扪摸,可检查出压痛点,根据压痛点部位,可大致判断出是前角、体部或后角撕裂。前角的水平撕裂在屈伸膝关节时可以看到"膝眼"处在弹跳。膝关节屈曲挛缩则提示撕裂的半月板嵌于股骨髁下,长期难以解锁。股内侧肌的萎缩为废用性,提示膝关节内部结构紊乱。

（6）McMurray 和 Apley 试验是最常用的检查方法,通常阳性。蹲走试验用于检查半月板后角损伤。

2. 辅助检查

（1）X 线检查:半月板损伤时患侧膝关节间隙可变窄,盘状半月板损伤,膝关节间隙多增大。

（2）MRI 检查:是目前诊断半月板损伤最敏感的影像学检查,可进行半月板撕裂的分度。除了能够较好显示半月板,亦能清楚显示关节囊、前后交叉韧带及关节骨软骨等结构的病变。

（3）关节镜检查:是诊断半月板损伤的金标准,可发现一些 MRI 不能显影的损伤,并且在明确诊断的同时可以进行相应的外科治疗。

3. 治疗

（1）非手术治疗:对膝关节进行制动,同时辅以康复锻炼。一般采用长腿石膏托或等长的膝关节支具进行制动,固定时间一般 4~6 周。适应证:①一个不全的半月板损伤或者<5 mm 的稳定的边缘撕裂伤并且没有合并任何其他损伤。②稳定的纵行半月板撕裂。③中心游离缘≤3 mm 的损伤。

(2) 手术治疗:可采用半月板撕裂部分切除术或者半月板缝合修复术。半月板修复的理想指征是青年患者,急性半月板损伤,纵行撕裂(1~2 cm 的边缘损伤)。半月板缝合修复的方法有由内向外、由外向内和全内缝合 3 种。绝大多数半月板损伤都应采用关节镜下手术治疗。

肩袖损伤

1. 临床表现

(1) 肩关节疼痛,肩关节前方或外侧活动时加重,常伴夜间痛。肩关节活动受限,上举受限最常见,主动受限而被动受限不明显。继发冻结肩患者,主被动活动均受限。

(2) 早期外观不明显,病程长者冈上肌和/或冈下肌萎缩。常伴有大结节区以及结节间沟压痛。

(3) 冈上肌腱损伤时,Jobe 试验阳性。冈下肌腱和小圆肌腱损伤时,外旋抗阻力弱,或 Lag 试验和"吹号征"阳性。肩胛下肌腱损伤时,内旋抗阻力弱,或 Lift-off 和 Belly-press 试验阳性。

2. 影像学检查

(1) X 线检查:正位片上,大结节及肩峰下硬化、增生或者囊肿,都是肩袖损伤的间接征象。还可观察到肩峰下间隙,若间隙明显减小或肱骨头相对上移,则提示可能出现肩袖巨大撕裂。

(2) MRI 检查:是目前诊断肩袖疾病中最常用的方法,主要优势是提供肩袖肌腱的质量、撕裂的大小、肌腱退缩的程度等。

(3) CTA 检查:适用于有 MRI 禁忌证的患者,表现为肩峰下间隙内可见造影剂或者肩袖处可见造影剂填充。

3. 非手术治疗

(1) 休息:时间要足以使炎症和疼痛缓解,平均 1~2 周。

(2) 药物治疗:应用非甾体抗炎药,诊断性注射类固醇激素可缓解症状,有利于进行康复治疗。

(3) 功能锻炼:使患者的肩关节尽可能恢复到接近正常的被动活动度,同时锻炼未受累的肩袖肌力,尽可能地代偿已受累的肩袖肌功能。

(4) 改变生活方式。

4. 手术治疗

(1) 肩袖部分损伤的修补:若撕裂深度小于全层厚度的 50%、参与组织的条件良好、患者的运动水平较低时,可使用刨刀清理,仍保留完整的肩袖组织。若撕裂深度超过全层厚度的 50%,考虑撕裂的程度可能进一步加重甚至可发展为全层撕裂,需要在镜下进行缝合修补。

(2) 肩袖全层损伤的修补:肩袖全层撕裂需进行清创及肩袖修补术。新月形损伤很容易修复,可直接在关节镜下行肌腱至骨的修复。U 形损伤及 L 形损伤应根据其不同的类型和肌腱退缩的方向,先做边对边的缝合,再做肌腱至骨的修复。

(3) 巨大的肩袖撕裂:巨大的不可修复的冈上肌和冈下肌肌腱断裂,若肩胛下肌和背阔肌完整,可进行肌腱移位改善外旋。

肩峰下撞击症

1. 临床表现

(1) 症状:①肩峰下前方或前外侧疼痛。②前屈疼痛或肩关节前屈 90°时极度内旋疼痛明显。③疼痛反复或过头动作后加重。④伴随夜间痛。

(2) 体征:①疼痛弧。②Neer 征、Hawkins 征阳性。③撞击封闭试验阳性。

2. 辅助检查 ①X 线片,是首选检查手段。②CT。③MRI,是最敏感、最早期的检查方法。

3. 非手术治疗 包括正规的物理治疗、行为修正、抗炎治疗及在肩峰下注射糖皮质激素。

4. 手术治疗

(1) 适应证:①确定是原发性肩峰撞击症。②疼痛经保守治疗无效时。③有肩袖撕裂需要缝合时。

(2) 禁忌证:①继发性肩峰撞击症或关节内撞击症。②无明显解剖构造异常。③大型无法缝合的肩袖撕裂合并三角肌功能不良时,要考虑保留喙肩韧带。

(3) 方式:主要是行肩峰下减压,切除肩峰前外侧角的增生骨刺,同时做滑囊清理,对合并的肩袖损伤需一并处理。

肩关节前向不稳定

1. 临床表现

(1) 症状:患肩关节易"滑脱",疼痛,外展、外旋位恐惧感。

(2) 体征:恐惧试验、复位试验、前抽屉试验或过度外展试验阳性。

2. 辅助检查 ①X 线检查。②CT。③MRI,是评价肩关节复发性脱位的首选及主要方法。

3. 非手术治疗 主要包括初次脱位后 3～6 周的外旋位制动,随后行肩袖和肩胛周围肌肉肌力的练习。

4. 手术治疗

(1) 适应证:①年龄小于 30 岁。②创伤引起。③必须进行复位。④希望保留较高的活动水平。⑤悬吊胳膊期间或去掉悬吊带后活动及穿衣服时感觉肩不稳。⑥大的 Hill-Sachs 病变。⑦骨性 Bankart 病变。⑧广泛的韧带松弛。

(2) 方式:主要是切开手术,广泛应用的为 Bankart 手术及喙突移位术。

(四) 关节镜基本器械的使用方法

(1) 关节镜设备是由成像系统、光源系统、动力系统、射频消融系统、资料采集处理系统及一系列的手动手术器械构成。

(2) 关节镜首要的必备设备是内镜镜头、摄像系统和光源系统。直径 4 mm 带有 30°倾斜视角的关节内镜镜头在临床应用最为广泛。对于一些特殊的关节内部位,如胫骨平台后方,如果要从膝关节前方入路进行观察,则可以使用带有 70°倾斜视角的关节内镜镜头。

（3）若要完成一次理想的关节镜检查，关节腔的良好充盈必不可少。临床上应用生理盐水来保持关节腔的充盈。

（4）电动刨削系统是关节镜所特有且必备的设备，由多种类型刨削刀头、电动刨削手柄、控制主机和脚踏板开关组成。

第八节　关节脱位

 例题

1. 男，20 岁。外伤致肘关节脱位，现已手法复位成功，准备行石膏托固定肘关节，应将肘关节（C）

A．屈曲 30°　　　　　　　　　　　B．屈曲 60°

C．屈曲 90°　　　　　　　　　　　D．屈曲 120°

E．伸直

（2～5 题共用题干）

女，42 岁。步行时后仰跌倒，右手掌撑地伤后 1 小时，右肩痛，不敢活动。检查：右肩方肩畸形，Dugas 征（＋）。

2. 临床诊断首先考虑（B）

A．右肩局部软组织损伤　　　　　　B．右肩关节前脱位

C．肱骨外科颈骨折　　　　　　　　D．肱骨解剖颈骨折

E．肩锁关节脱位

3. 首先需要对右肩关节做的辅助检查是（C）

A．B 超　　　　　　　　　　　　　B．磁共振成像

C．正位及穿胸位平片　　　　　　　D．CT

E．肩关节镜

4. 最常见的合并损伤是（B）

A．关节盂骨折　　　　　　　　　　B．肱骨大结节撕脱性骨折

C．腋神经损伤　　　　　　　　　　D．腋部动静脉损伤

E．肱骨干骨折

5. 治疗方法为（B）

A．肱骨髁上牵引　　　　　　　　　B．手法复位，制动 3 周

C．切开复位，石膏外固定　　　　　D．切开复位内固定

E．观察

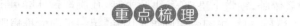

重点梳理

（一）肩关节脱位

1. 病因 创伤是肩关节脱位的主要原因,多为间接暴力所致。当跌倒或受到撞击时上肢处于外展外旋位,暴力经过肱骨传导到肩关节,使肱骨头突破关节囊而发生脱位。若跌倒时上肢处于后伸位,或肱骨后上方直接撞击在硬物上,也可发生肩关节脱位。

2. 分类 根据肩关节不稳定的方向可分为前脱位、后脱位、上脱位和下脱位等,以前脱位最多见。根据肱骨头脱位后的位置不同,前脱位又可分为喙突下脱位、盂下脱位、锁骨下脱位、胸廓内脱位。

3. 临床表现

（1）症状:患侧肩关节肿胀疼痛,关节活动受限,健侧手常扶持患肢前臂,头倾向患侧,以减少肌肉牵拉,减轻疼痛。

（2）体征:①肩关节失去原有的浑圆轮廓,呈方肩畸形。②弹性固定,上臂保持固定轻度外展前屈位,任何活动均会导致疼痛。③关节窝空虚,触诊时肩峰下空虚,可在腋窝、喙突或锁骨下触及肱骨头。④正常情况下,将手搭到对侧肩部,其肘部可以贴近胸壁。有脱位时,如将患侧肘部紧贴胸壁,手掌搭不到健侧肩部;或手掌搭在健侧肩部时,肘部无法贴近胸壁,即 Dugas 征阳性。

4. 辅助检查

（1）X 线检查:常规需行患肩前后位 X 线片检查,多数肩关节前脱位在标准的前后位片上可清楚地显示。如果诊断有疑问,可加摄胸侧位、肩胛面正位、肩胛面侧位等 X 线片。

（2）CT 检查:有助于诊断 X 线不能确诊的肩关节后脱位,并明确同时合并的骨折(如肱骨大结节、喙突、肩胛盂撕脱骨折)及 Hill-Sachs 损伤的位置和范围。

（3）MRI 检查:可评价相关软组织损伤,如肩袖损伤程度及盂唇撕裂等。

5. 并发症 ①复发性肩关节脱位,年轻患者较常见。②肩袖撕裂,是远期肩关节活动受限和不稳的常见原因。③神经损伤,以腋神经损伤最常见。④肱骨近端骨折,以肱骨大结节骨折最常见,常在关节复位后骨折也随之复位。⑤肩关节僵硬或强直,常由暴力手法复位、复位后未固定或固定时间过长所致,老年人更为常见。

6. 治疗

（1）手法复位

1）Hippocrates 法:纵向牵引上臂,同时术者用足跟抵住胸部做对抗牵引,肌肉松弛后内收、内旋上肢,肱骨头会滑入肩胛盂,同时术者感到弹响,提示复位成功。

2）Kocher 法:患者仰卧,医师站在患侧,握住肘关节,牵引其上臂,肱骨外旋,肘向胸部移动,肩关节一复位,手被牵向对侧肩关节。应尽可能外旋上臂至 90°,此时可出现复位的弹响声。如果没有复位,上举肘部以屈曲肩关节,然后内收,将肘关节跨过胸前。

3）Rochwood 推荐牵拉-反牵拉法:患者仰卧位,以一件床单绕过胸壁提供反牵拉力,沿畸形方向小心牵拉上臂。上臂轻轻旋转有助于肱骨头从关节盂边缘分离。

4) Stimson 法：患者俯卧，锁骨下垫沙袋，上肢下垂，在腕部挂 4 kg 重物，6 分钟后，肩关节可能自行复位。如果未复位，可一手固定肩胛骨上内角，另一手向内推肩胛骨下角。

（2）固定方法

1) 单纯性肩关节脱位复位后可用三角巾悬吊上肢，肘关节屈曲 90°，腋窝处垫棉垫固定 3 周，合并大结节骨折者应延长 1～2 周。

2) 部分病例关节囊破损明显，或肩带肌肌力不足者，术后摄片会有肩关节半脱位，宜用搭肩位胸肱绷带固定，即将患肢手掌搭在对侧肩部，肘部贴近胸壁，用绷带将上臂固定在胸壁，并托住肘部，可纠正肩关节半脱位。

（3）康复治疗：固定期间需活动腕部与手指，解除固定后，鼓励患者主动锻炼肩关节各个方向活动。配合理疗、按摩，效果更好。锻炼需循序渐进，不可冒进。

（4）切开复位：对陈旧性肩关节脱位影响上肢功能者，可选择切开复位术，修复关节囊及韧带。合并神经损伤者，在关节复位后，大多数神经功能可得到恢复。若判断为神经血管断裂伤应手术修复。

（二）肘关节脱位

1. **病因**　外伤是导致肘关节脱位的主要原因。

（1）当跌倒时肘关节处于半伸直位，手掌着地，暴力沿尺、桡骨向近端传导，尺骨鹰嘴处产生杠杆作用，前方关节囊撕裂，使尺、桡骨向肱骨后方脱出，发生肘关节后脱位。

（2）当肘关节处于内翻或外翻位时遭受暴力，可发生尺侧或桡侧侧方脱位。

（3）当肘关节处于屈曲位时，肘后方遭受暴力可使尺、桡骨向肱骨前方移位，发生肘关节前脱位。

2. **诊断**

（1）上肢外伤后，肘部疼痛、肿胀、活动障碍；检查发现肘后突畸形；前臂处于半屈位，并有弹性固定；肘后出现空虚感，可扪到凹陷；肘后三角关系发生改变。

（2）肘部正、侧位 X 线平片可发现肘关节脱位的移位情况、有无合并骨折。侧方脱位可合并神经损伤，应检查手部感觉、运动功能。

3. **治疗**

（1）手法复位：可采用单人复位法。肘关节内麻醉或臂丛麻醉。术者站在患者的前面，提起患者患肢，环抱术者的腰部，使肘关节置于半屈曲位。以一手握住患者腕部，沿前臂纵轴做持续牵引，另一拇指压住尺骨鹰嘴突，亦沿前臂纵轴方向做持续推挤动作直至复位。也可用双手握住上臂下段，八个手指在前方，两个拇指压在尺骨鹰嘴突上，肘关节处于半屈曲位，拇指用力方向为前臂的纵轴，其他八指则将肱骨远端推向后方。复位成功的标志为肘关节恢复正常活动，肘后三角关系恢复正常。

（2）固定：用长臂石膏托或支具固定肘关节于屈曲 90°，再用三角巾悬吊胸前 2～3 周后可进行肘关节屈伸锻炼，以防止肘关节僵硬。

（3）手术治疗：肘关节在功能锻炼时，如屈曲位超过 30°，有明显肘关节不稳或脱位趋势时，应手术重建肘关节韧带。

（三）髋关节脱位

髋关节后脱位

1. 机制 髋关节后脱位是最常见的髋关节脱位。大部分发生于交通事故,坐于汽车内的人处于屈膝及髋关节屈曲内收位,股骨轻度内旋,膝部受到撞击时,股骨头从髋关节囊的后下部薄弱区脱出。

2. 分型

分型	标准
Ⅰ型	单纯脱位或伴有髋臼后壁小骨折片
Ⅱ型	股骨头脱位,合并髋臼后壁一大块骨折
Ⅲ型	股骨头脱位,合并髋臼后壁粉碎性骨折
Ⅳ型	股骨头脱位,合并髋臼后壁和顶部骨折
Ⅴ型	股骨头脱位,合并股骨头骨折

3. 诊断

(1) 明显外伤史,通常暴力很大,如车祸或高处坠落。

(2) 有明显的疼痛,髋关节不能主动活动。

(3) 患肢短缩,髋关节呈屈曲、内收、内旋畸形。

(4) 可在臀部摸到脱出的股骨头,大转子上移明显。

(5) 可合并坐骨神经损伤,多表现为以腓总神经损伤为主的体征,出现足下垂、趾背伸无力和足背外侧感觉障碍等。多为神经受牵拉引起的暂时性功能障碍,或受到股骨头、髋臼骨折块的轻度捻挫所致,多数可于伤后逐渐恢复,2~3个月仍无恢复迹象者,再考虑手术探查。

(6) X线检查可了解脱位情况及有无骨折,必要时行CT检查了解骨折移位情况。

4. 治疗

(1) Ⅰ型损伤:①必须在全身麻醉或椎管内麻醉下行手法复位,最初24~48小时是复位的黄金时期,常用的复位方法为Allis法,即提拉法;感到明显的弹跳与响声,提示复位成功;复位后畸形消失,髋关节活动亦恢复。②固定、功能锻炼,复位后用绷带将双踝暂时捆在一起,于髋关节伸直位下将患者搬运至床上,患肢做皮肤牵引或穿丁字鞋2~3周;卧床期间做股四头肌收缩动作;2~3周后开始活动关节;4周后扶双拐下地活动;3个月后可完全承重。

(2) Ⅱ~Ⅴ型损伤:主张早期切开复位与内固定。

髋关节前脱位

1. 机制 髋关节前脱位少见,多发生于交通事故和高处坠落伤,髋关节处于外展、外旋位时受到轴向直接暴力。

2. 诊断 ①有强大暴力所致外伤史。②患肢呈外展、外旋和屈曲畸形。③腹股沟处肿胀,可摸到股骨头。④X线检查可了解脱位方向。

3. 治疗

(1) 复位:在全身麻醉或椎管内麻醉下手法复位,复位不成功常提示前方关节囊有缺损或有卡压,用暴力复位会引起股骨头骨折;如手法复位失败,应早期切开复位。

(2) 固定和功能锻炼:同髋关节后脱位。

髋关节中心脱位

1. **机制**　来自侧方的暴力,直接撞击在股骨粗隆区,可以使股骨头水平向内移动,穿过髋臼内侧壁而进入骨盆腔;若受伤时下肢处于轻度内收位,则股骨头向后方移动,产生髋臼后部骨折;若下肢处于轻度外展与外旋位,则股骨头向上方移动,产生髋臼爆破型粉碎性骨折。

2. **诊断**　①一般为高能量损伤,多为交通事故或高空坠落。②后腹膜间隙内往往出血很多,可出现出血性休克。③髋部肿胀、疼痛、活动障碍;大腿上段外侧方往往有大血肿;肢体短缩情况取决于股骨头内陷的程度。④合并腹部内脏损伤的并不少见。⑤X线检查可明确伤情,CT三维成像可立体再现髋臼骨折情况。

3. **治疗**　及时处理低血容量性休克及腹部内脏损伤。股骨头内移明显的,根据髋臼骨折类型早期切开复位同时固定髋臼骨折。

（四）膝关节脱位

1. **诊断**

(1) 交通事故是最常见的原因,往往导致高能量损伤;也可发生于坠落伤或运动损伤,多为低能量损伤。

(2) 可合并血管损伤,主要症状是缺血,肢端麻木疼痛;主要体征为足背动脉无搏动,足部温度降低,足趾感觉减退和腘部进行性肿胀。

(3) 可合并韧带损伤,可伴腓总神经损伤。

(4) X线检查可了解脱位情况及有无骨折。

2. **治疗**

(1) 尽快进行闭合复位,禁止管型石膏固定或过紧的包扎。

(2) 若明确血管损伤,立即手术探查腘部。

(3) 合并韧带损伤,行韧带重建修复术。

第九节　周围神经损伤

 例题

(1～3题共用题干)

男,32岁。40天前因锐器刺伤右肘前方,经清创缝合后,伤口已经痊愈,但右手逐渐出现"猿手"畸形,不能握笔写字。

1. 患者可能出现的损伤是(B)

A. 尺神经损伤　　　　　　　　　　B. 正中神经损伤

C. 拇屈肌腱断裂　　　　　　　　　D. 拇屈肌腱粘连

E. 右手关节失用性强直

2. 查体时可发现（B）

A. 尺侧一个半手指皮肤感觉消失　　　B. 拇指对掌功能障碍

C. 手指夹纸试验阳性　　　D. 掌指关节及指间关节被动屈曲障碍

E. 1～5 指主动屈曲障碍

3. 应采取的治疗措施是（A）

A. 手术探查修复　　　B. 局部物理治疗

C. 电刺激治疗　　　D. 激光治疗

E. 药物治疗

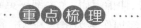

重点梳理

（一）臂丛损伤

1. **病因**　臂丛损伤多由牵拉所致,常见汽车或摩托车事故,高处坠落伤,重物压伤肩颈部,机器绞榨伤及胎儿难产等。

2. **临床表现**　臂丛损伤可表现为上臂丛、下臂丛或全臂丛损伤。

（1）上臂丛的 C_5、C_6 神经根或上干损伤,因冈上肌、冈下肌、三角肌、小圆肌、肱二头肌麻痹,表现为肩外展和屈肘功能障碍。

（2）下臂丛的 C_8、T_1 神经根或下干损伤,表现为尺神经支配肌肉麻痹及部分正中神经和桡神经功能障碍。

（3）单独 C_7 神经根或中干损伤少见,常合并上干或下干损伤,表现为桡神经功能障碍。

（4）全臂丛损伤表现为整个上肢肌呈弛缓性麻痹。若臂丛为根性撕脱伤,可出现 Horner 征,即病侧眼睑下垂、眼裂变窄、瞳孔缩小、额面部无汗等。

（5）除支配肌肉麻痹外,相应支配的皮肤感觉区域出现感觉减退或消失。臂丛神经根的感觉支配: C_5—上臂外侧,C_6—前臂外侧及拇指、示指,C_7—中指,C_8—环指、小指及前臂内侧,T_1—上臂内侧中、下部。

3. **治疗**　臂丛损伤的治疗应根据损伤性质、部位、程度而定。

（1）根性撕脱伤,应早期探查,行神经移位术。

（2）开放性、药物性或手术性损伤,应早期修复。

（3）闭合性牵拉伤,可观察 3 个月,若无明显功能恢复者应手术探查,行神经松解、缝合或移植术。

（4）晚期臂丛损伤或神经修复后功能无恢复者,可采用剩余有功能的肌肉行肌肉(腱)移位术或关节融合术重建部分重要功能。

（二）桡神经损伤

1. **解剖概要**

（1）桡神经来自臂丛后束,经腋动脉之后,在肩胛下肌、大圆肌表面斜向后下,经肱骨桡神经沟至臂外侧,沿肱三头肌外侧头下行,然后在肱肌与肱桡肌之间至肘前外侧,于肱桡肌与桡侧腕长伸肌之间进入前臂,分成深、浅两支。

1）浅支：与桡动脉伴行，在肱桡肌深面于桡骨茎突上 5 cm 转向背侧，至手背桡侧及桡侧三个半手指皮肤。

2）深支：又称骨间背侧神经，绕桡骨颈、穿旋后肌入前臂背侧。

（2）桡神经在上臂分支支配肱三头肌，在肘部支配肱桡肌、桡侧腕长伸肌，其深支支配桡侧腕短伸肌，旋后肌、尺侧腕伸肌、指总伸肌、示指和小指固有伸肌、拇长展肌和拇长、短伸肌。

2. 临床表现　桡神经在肱骨中段后方至肱骨中、下 1/3 交界处外侧紧贴骨面，该处骨折时容易引起桡神经损伤。表现为伸腕、伸拇、伸指、前臂旋后障碍及手背桡侧（虎口区）感觉异常。典型的畸形是垂腕。若为桡骨头脱位所致的桡神经深支损伤，因桡侧腕长伸肌功能完好，伸腕功能基本正常（桡偏），而仅有伸拇、伸指障碍，无手部感觉障碍。

3. 治疗　肱骨骨折所致桡神经损伤多为挤压、挫伤，首选复位骨折、固定，观察 2～3 个月。若肱桡肌功能恢复，可继续观察，否则应手术探查。晚期功能不恢复者，可行肌腱移位重建伸腕、伸拇、伸指功能，效果良好。

（三）正中神经损伤

1. 解剖概要

（1）正中神经由臂丛内、外侧束的正中神经内、外侧头组成，于喙肱肌起点附近移至腋动脉前方，随后在肱动脉内侧与之伴行。在肘前方，通过肱二头肌腱膜下方进入前臂，经过旋前圆肌肱骨头与尺骨头之间，下行于指浅屈肌与指深屈肌之间，至前臂远端于桡侧腕屈肌腱与掌长肌腱之间经腕管到手掌。

（2）正中神经上臂段无分支，前臂段有很多分支，支配旋前圆肌、指浅屈肌、桡侧腕屈肌、掌长肌、示中指指深屈肌、拇长屈肌、旋前方肌。在手掌部支配拇短展肌、拇短屈肌外侧头、拇指对掌肌和 1、2 蚓状肌。3 条指掌侧总神经支配桡侧 3 个半手指掌面和近侧指关节以远背侧的皮肤。

2. 病因　正中神经损伤常由儿童肱骨髁上骨折和腕部切割伤引起。

3. 临床表现

（1）低位损伤：由正中神经所支配的大鱼际内在肌麻痹，包括拇短展肌、拇对掌肌及拇短屈肌浅头。拇指处于手掌桡侧，不能掌侧外展以完成对掌对指并存在大鱼际肌萎缩，称为"猿掌"。

（2）高位损伤：除前述症状外，旋前圆肌、桡侧屈腕肌、第 2～5 指浅屈肌、示中指指深屈肌、掌长肌和旋前方肌也出现麻痹。

4. 治疗　正中神经的闭合性挤压损伤，应予短期观察，如无恢复表现则应手术探查。如为开放性损伤应争取行一期修复，或延期修复。若神经修复后功能无恢复，则行肌腱移位重建拇指对掌功能。

（四）尺神经损伤

1. 解剖概要

（1）尺神经为臂丛内侧束延续，于肱动脉内侧下行，在上臂中段逐渐转向背侧，经肱骨内上髁后侧的尺神经沟，穿尺侧腕屈肌尺骨头与肱骨头之间，于尺侧腕屈肌与指深屈肌间进入前臂掌侧,再与尺动脉伴行,在前臂段分支支配尺侧腕屈肌、环小指指深屈肌。在尺侧腕屈肌桡侧深面至腕部,在腕上 5 cm 发出手背支支配手背尺侧皮肤。

（2）尺神经穿豌豆骨与钩骨之间的腕尺管(Guyon 管),分为深、浅支,深支穿小鱼际肌进入手掌深部,支配小鱼际肌、全部骨间肌和 3、4 蚓状肌及拇收肌和拇短屈肌内侧头,浅支支配手掌尺侧及尺侧一个半手指的皮肤感觉。

2. 临床表现

（1）肘以上尺神经损伤:尺侧一个半手指的感觉丧失;骨间肌萎缩;"爪形手"畸形,握物困难,拇内收功能障碍,拇、示指对指功能受限。

（2）肘以下尺神经损伤:小指远节指腹的感觉丢失,尺侧腕屈肌及指深屈肌累及或不累及。

3. 治疗　尺神经损伤修复后手内肌功能恢复较差,特别是高位损伤。应尽早神经探查,采用显微外科技术修复。晚期可通过功能重建矫正"爪形手"畸形。

（五）坐骨神经损伤

1. 解剖概要　坐骨神经源自 L_4、L_5、$S_{1\sim3}$ 神经。经坐骨切迹穿梨状肌下缘入臀部,在臀大肌深面、大转子与坐骨结节中点下行,股后部在股二头肌与半膜肌之间穿行,至腘窝尖端分为胫神经和腓总神经,沿途分支支配股后部的股二头肌、半腱肌和半膜肌。

2. 临床表现　坐骨神经损伤后表现依损伤平面而定。髋关节后脱位、臀部刀伤、臀肌挛缩手术及臀部肌注药物均可致其高位损伤,引起股后部肌肉及小腿和足部所有肌肉全部瘫痪,导致膝关节不能屈,踝关节与足趾运动功能完全丧失,呈足下垂。小腿后外侧和足部感觉丧失。若损伤位于股后中、下部,则腘绳肌正常,膝关节屈曲功能保留,仅表现踝、足趾功能障碍。

3. 治疗　高位损伤预后较差,应尽早手术探查,根据情况行神经松解或修复手术。

（六）腓总神经损伤

1. 解剖概要

（1）腓总神经于腘窝沿股二头肌内缘斜向外下,经腓骨长肌两头之间绕腓骨颈,分腓浅、腓深神经。

1）腓浅神经:于腓骨长、短肌间下行,小腿下 1/3 穿出深筋膜至足背内侧和中间。

2）腓深神经:于趾长伸肌和胫前肌间,贴骨间膜下降,与胫前动、静脉伴行,于踇、趾长伸肌之间至足背。

（2）腓总神经支配小腿前外侧伸肌群及小腿前外侧和足背皮肤。

2. 临床表现　腓骨头、颈部骨折易引起腓总神经损伤,导致小腿前外侧伸肌麻痹,出现踝背伸、外翻功能障碍,呈足内翻下垂畸形。伸踇、伸趾功能丧失,小腿前外侧和足背前、内侧感觉障碍。

3. 治疗　应尽早手术探查。功能无恢复者,晚期可行肌腱移位矫正足下垂畸形。

（七）胫神经损伤

1. 解剖概要　胫神经于腘窝部伴行腘动、静脉,经比目鱼肌腱弓深面至小腿,小腿上 2/3 部穿行于小腿三头肌和胫后肌之间,于内踝后方穿屈肌支持带进入足底,支配小腿后侧屈肌群和足底感觉。

2. 临床表现 股骨髁上骨折及膝关节脱位易损伤胫神经,引起小腿后侧屈肌群及足底内在肌麻痹,出现踝跖屈、内收、内翻障碍,足趾跖屈、外展和内收障碍,小腿后侧、足背外侧、跟外侧和足底感觉功能障碍。

3. 治疗 胫神经损伤多为挫伤,应观察 2～3 个月,无恢复征象则应手术探查。

第十节　骨软组织肿瘤

 例题

　　男,35 岁。1 个月前右膝被铁锹把撞伤,此后即感局部疼痛,来院检查,右胫骨上端轻微肿胀并且压痛,X 线片示胫骨上端外侧有膨胀的肥皂泡样透明阴影。最可能的诊断是(C)

A. 内生软骨瘤　　　　　　　　　　B. 骨样骨瘤

C. 骨巨细胞瘤　　　　　　　　　　D. 骨肉瘤

E. 骨脓肿

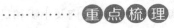 重点梳理

（一）骨瘤

1. 临床表现 ①骨瘤以 30～50 岁多见,肿瘤发展缓慢,多累及颅面骨,70% 发生在额窦和筛窦,少见于管状骨。②病变可长期没有任何症状。③只有影响到鼻窦内容物引流及出现鼻窦炎或引起眼眶壁畸形,或突出于口腔黏膜下或颅骨表面时方被发现。④临床上常无明显体征。⑤生长在肢体上的骨瘤偶可触及包块。

2. 分类 ①颅骨和下颌骨象牙质外生骨瘤。②鼻窦、面骨、眶骨部位的骨瘤。③内生性骨疣或骨岛。④长骨表面(近皮质)骨瘤。

3. X 线检查 表现为圆形或椭圆形,致密、边界清楚的骨表面或髓腔内肿物,通常无破坏性改变,密度与成熟骨相近,周围无软组织肿胀和骨膜反应。

4. 治疗

(1) 非手术治疗:无症状的骨瘤,一般不需要任何治疗,可长期随访观察。

(2) 手术治疗:适应证为有邻近组织压迫出现症状者;手术方式为边缘切除。

（二）骨样骨瘤

1. 概述 骨样骨瘤是常见的良性骨肿瘤之一,常发生于长骨,尤其是股骨近端、胫骨近端等,亦可发生于脊柱及短骨;病变一般由一小于 2 cm 的瘤巢及周围的反应骨组成,界限清晰。好发于青少年。

2. 临床表现 ①股骨近端为最常见的发病部位。②病变部位局部持续钝痛,夜间加重。③病灶邻近关节时,可表现为关节周围疼痛及滑膜炎症状。④口服非甾体抗炎药后疼痛可以

迅速缓解。⑤病变部位浅在时,可表现为局部皮温升高、肿胀及压痛。⑥儿童时期某些位于长骨干骺端的骨样骨瘤可引起骨的异常增长。

3. 分类 ①皮质骨样骨瘤。②松质骨骨样骨瘤。③骨膜下骨样骨瘤。

4. 辅助检查

（1）X线检查:典型的病变表现为位于致密反应硬化骨内的一放射性透亮区的瘤巢,病灶一般位于骨皮质内,瘤巢直径一般<1 cm。

（2）CT检查:可清楚地显示病变瘤巢与邻近反应性硬化骨,适用于病灶位于脊柱及瘤巢周围反应性硬化骨明显时。

（3）ECT全身骨扫描:对鉴别骨样骨瘤有一定价值,骨扫描结果阴性一般可排除骨样骨瘤诊断,同时骨扫描对于发现少见的多发病变有一定价值。

5. 非手术治疗 骨样骨瘤有自愈倾向,平均时间为3年左右,对于少部分症状轻微者,可给予保守治疗待其自愈。

6. 手术治疗

（1）适应证:①疼痛明显,持续时间长。②口服非甾体抗炎药不能缓解。

（2）手术方式:包括病灶切除或经皮射频消融术。经皮射频消融一般在CT引导下完成,创伤小、定位准确、恢复快。

（三）骨软骨瘤

1. 概述 骨软骨瘤多发生于青少年,随机体发育而增大,当骨骺线闭合后,其生长也停止。多见于长骨干骺端,如股骨远端、胫骨近端和肱骨近端。

2. 分类

（1）单发性骨软骨瘤:也称外生骨疣。

（2）多发性骨软骨瘤:也称骨软骨瘤病,多数有家族遗传史,具有恶变倾向。

3. 临床表现 可长期无症状,多因无意中发现骨性包块而就诊。若肿瘤压迫周围组织或其表面的滑囊发生炎症,则可产生疼痛。体格检查所见肿块较X线平片显示大。

4. X线表现 单发或多发,在干骺端可见从皮质突向软组织的骨性突起,其皮质和松质骨以窄小或宽广的蒂与正常骨相连,彼此髓腔相通,皮质相连续,突起表面为软骨帽,不显影,厚薄不一,有时可呈不规则钙化影。

5. 非手术治疗 无症状者可密切观察,无需治疗。

6. 手术治疗

（1）适应证:①肿瘤持续生长。②肿瘤出现压迫症状,导致疼痛或神经、血管受压表现。③肿瘤影响邻近关节功能。④肿瘤导致畸形。⑤肿瘤疑有恶变可能。

（2）切除范围:包括骨膜、软骨帽及瘤体周围的正常组织,彻底切除后预后良好;恶变者可行广泛切除,手术方式为边缘切除。

（四）软骨瘤

1. 概述 软骨瘤是一种松质骨的、透明软骨组织构成的、软骨源性的良性肿瘤,好发于手和足的管状骨。位于骨干中心者称为内生软骨瘤,较多见;偏心向外突出者称骨膜软骨瘤或外生性软骨瘤,较少见。多发性软骨瘤恶变多形成软骨肉瘤。

2. 临床表现　以无痛性肿胀和畸形为主。有时也因病理性骨折或偶然发现。

3. X线表现　内生软骨瘤显示髓腔内有椭圆形透亮点,呈溶骨性破坏,皮质变薄无膨胀,溶骨区内有间隔或斑点状钙化影。骨膜下软骨瘤在一侧皮质形成凹形缺损,并可有钙化影。

4. 治疗

(1) 非手术治疗:对于骨内范围较小的病变,多可保守观察。

(2) 手术治疗

1) 适应证:①病变范围较大。②出现明显症状。③存在病理性骨折倾向或已经发生病理性骨折者。

2) 术式:病灶刮除并植骨,必要时辅以内固定。病灶刮除建议行改良的扩大刮除术,病灶刮除后辅以磨钻、苯酚等物理、化学方法灭活瘤壁,以减少复发。

（五）骨巨细胞瘤

1. 概述　骨巨细胞瘤为交界性或行为不确定的肿瘤。女性略多,好发部位为长骨干骺端和椎体,特别是股骨远端和胫骨近端。

2. 临床表现

(1) 疼痛早期多见,一般不剧烈,多为隐痛,在清晨疼痛比较清楚。部分下肢病例在久站及运动后能感觉酸胀、胀痛,部分患者发生病理性骨折后因疼痛就医。

(2) 四肢部位的骨巨细胞瘤可出现骨性肿块,尤其在比较瘦的患者较明显。局部肿胀一般不明显,常晚于疼痛出现,由于骨壳膨胀性生长及反应性水肿所致。

(3) 由于肿瘤的局部破坏,可侵及关节面和邻近组织,晚期可出现关节功能障碍。在接近神经发生的骨巨细胞瘤易于产生压迫症状,出现肢体疼痛及麻木等。

(4) 早期局部皮温正常或轻度升高,晚期局部静脉怒张。这与肿瘤血供丰富有关。

(5) 骨壳完整且较厚时,可触及局部隆起硬韧肿物,薄的骨壳压之可有弹性感,骨壳破坏或无骨壳时,肿物呈囊性。局部肿块可有压痛或叩击痛。

3. 影像学检查

(1) X线检查:主要表现为骨端偏心性、膨胀性、溶骨性破坏,常呈肥皂泡样改变,边界较清楚,骨皮质膨胀变薄,一般无骨膜反应。

(2) CT检查:较X线片更为精确地显示骨质破坏情况,可以清楚地显示肿瘤侵犯的范围、与周围组织的关系,确定肿瘤与关节面的关系。三维重建的显示效果更好。

(3) MRI检查:有利于对诊断不明确的骨巨细胞瘤进行鉴别诊断,也可进一步确定肿瘤的范围,并且利于早期发现病变,肿瘤内结构表现为T_1加权低信号,T_2加权高信号。

(4) 放射性核素骨扫描(ECT):可以确定肿瘤边界及侵袭性,对于确定多病变的病灶有帮助,但不能定性。骨巨细胞瘤表现为病变轻微核素浓集,中央无浓集,可作为与骨肉瘤的鉴别要点之一。

4. 治疗

(1) 目的是切除肿瘤,防止复发,尽可能保留肢体功能。

（2）肿瘤较小者(瘤体截面积小于 50% 相对应的骨截面积)可行刮除、灭活、植骨或骨水泥填充术。

（3）肿瘤较大者(瘤体截面积大于 50% 相对应的骨截面积)、复发性骨巨细胞瘤、合并病理性骨折、肿瘤破坏骨关节无法保留时,可行肿瘤边缘切除、异体骨关节移植内固定术或肿瘤人工关节置换术。

（4）化疗无明显效果,放疗后易肉瘤变,应高度重视。

（5）药物仅作为辅助治疗。

（六）骨肉瘤

1. 概述　　骨肉瘤是一种起源于间叶组织的恶性肿瘤,以能产生骨样组织的恶性梭形基质细胞为特征,又称成骨肉瘤,是青少年最常见的原发恶性骨肿瘤;好发于四肢长骨干骺端,其中一半以上发生于膝关节周围。

2. 临床表现

（1）疼痛是最早出现的症状,初期呈持续性隐痛、钝痛,很快发展为持续性剧痛,夜间疼痛明显。

（2）最重要的体检发现是局部肿块,肿块大小差别很大,增长速度常以月计,压痛,局部浅静脉充盈或怒张,皮温增高。

（3）部分患者轻微暴力作用下可出现病理性骨折。

（4）早期发生肺转移。晚期肺转移患者出现咯血、呼吸困难等症状。

（5）早期一般状态较好,晚期很快出现发热、消瘦、贫血等全身症状。

3. 辅助检查

（1）X 线检查:表现为溶骨型、成骨型和混合型改变,以混合型最常见。肿瘤边界不清,皮质不完整,可见 Codman 三角或"日光放射状"现象。软组织肿块内也有不同程度的骨化或不规则的瘤骨阴影。

（2）CT 检查:可清晰显示肿瘤骨内病变范围,也是检测肺部转移灶最为常用的手段。

（3）MRI 检查:能清晰显示骨肉瘤髓腔内浸润程度,反应区情况,发现跳跃病灶,明确软组织的侵袭范围。

（4）放射性核素骨扫描(ECT):对于估计病变范围、发现卫星病灶或跳跃病灶,对手术设计、评估疗效等有临床实用价值。病变部位表现为放射性浓聚。

（5）血管造影(DSA):对了解肿瘤的轮廓、软组织的浸润范围、肿瘤的血运情况、与主要血管关系、手术入路选择等有帮助。

（6）实验室检查:碱性磷酸酶可作为判断预后的指标之一。

（7）病理活检

1）穿刺活检:常在 B 超或 CT 引导下穿刺活检,阳性率在 85% 以上。

2）切开活检:可直接观察到肿瘤,阳性率高,但易造成局部肿瘤污染,给保肢造成困难,只有在穿刺活检阴性,但临床上考虑恶性时选用。

3）切除活检:一般适用于良性肿瘤,或者是浅表范围小的肿物,完整切除后行病理检查。

4. 新辅助化疗 有利于及时杀灭全身微小转移灶;缩小局部肿瘤的体积和范围,提高保肢成功率;早期识别高危病例;改善预后。

(1) 常用药物:包括甲氨蝶呤、阿霉素、顺铂、异环磷酰胺、长春新碱等。

(2) 疗效的评判标准:①临床评估,疼痛缓解,肿瘤体积缩小、水肿消退,与周围组织界限清楚。②影像学评估,肿瘤不同程度缩小,成骨增加,边界变清晰。③血清碱性磷酸酶降低或恢复正常。④组织学评估,肿瘤细胞坏死率>90%为化疗反应良好,<90%为化疗反应不佳。

5. 手术治疗

(1) 保肢手术

1) 适应证:①骨骼发育成熟或接近成熟者(14岁以上)。②Enneking分期ⅡA期或对化疗反应好的ⅡB期肿瘤。③重要神经、血管未累及。④局部软组织条件允许,可达到广泛切除的外科边界。⑤术后预计功能优于义肢。⑥患者有强烈的保肢愿望。

2) 瘤段切除:原则上要求做到根治或广泛切除,以防止局部复发、远处转移。

3) 功能重建:常用方法有人工假体置换,肿瘤骨灭活再植、异体骨 + 人工假体置换术、异体骨关节移植等。

(2) 截肢术:包括高位截肢和关节离断术,适用于对化疗不敏感的ⅡB期或不伴肺外转移的ⅢA期患者。

(3) 肺转移瘤清扫术的适应证:①原发瘤已切除,无肺外转移。②经过正规化疗,肺转移瘤对胸腔相邻脏器无侵犯,每侧肺转移瘤最好不超过5个,患者能耐受手术。

(七) 软骨肉瘤

1. 概述 软骨肉瘤指来源于软骨细胞的原发恶性肿瘤;也可在原有良性软骨肿瘤基础上恶变,即继发性软骨肉瘤。好发于成人和老年人;男性稍多于女性。好发部位以骨盆最多见,其次是股骨近端、肱骨近端和肋骨。

2. 临床表现 ①临床发展缓慢,病史较长,症状较轻,病变早期不易发现。②主要表现为疼痛,开始为钝痛、间歇性、逐渐加重。③多有逐渐增大的肿块。④短期内肿块增大较快,疼痛加剧提示肿瘤的恶性程度较高。⑤继发性软骨肉瘤一般有较长的肿块病史。

3. 影像学检查

(1) X线检查

1) 中心型软骨肉瘤表现为髓腔内形态不规则的溶骨性破坏,边界不清,少数边缘可有硬化。邻近骨皮质有不同程度的膨胀、变薄,肿瘤可穿破骨皮质形成大小不等的软组织肿块。

2) 周围型软骨肉瘤多为骨软骨瘤恶变,软骨帽不规则增厚变大,边缘模糊,并形成不规则软组织肿块,其内出现不同形态的钙化影。

(2) CT检查:对软骨肉瘤中钙化的显示优于平片,有助于定性诊断。

(3) MRI检查:T_1WI上表现为低或等信号,恶性程度高的肿瘤常呈低信号;T_2WI上信号强度不均匀,钙化和骨化呈低信号。

4. 治疗

(1) 软骨肉瘤对放、化疗不敏感,部分类型软骨肉瘤放射治疗可获得暂时缓解。

（2）外科手术治疗是主要的选择,手术原则是彻底切除肿瘤;ⅠA或ⅠB期行广泛大块切除,ⅡA或ⅡB期行根治性切除,切除后应行功能重建,无法重建者应考虑截肢。

（八）尤因肉瘤

1. 概述 尤因肉瘤属于原始神经外胚层肿瘤,是由小圆细胞构成的未分化恶性肿瘤,高度恶性,好发于儿童及青少年,常发生于长骨骨干。

2. 临床表现

（1）最常见的表现是疼痛、肿胀,局部红、肿、热、痛。初发时为间歇性疼痛,此后迅速变为持续性疼痛。

（2）2/3的患者局部病骨周围可出现软组织肿块,肿块生长迅速,质地硬,皮温高,压痛明显。

（3）常伴有发热、贫血、厌食、消瘦等全身症状,白细胞计数增高。5%～10%长骨病变者就诊时合并病理性骨折。

3. 辅助检查

（1）血液学检查:血常规、红细胞沉降率及C反应蛋白,对于炎症感染敏感性和特异性都较高。碱性磷酸酶可反映骨质代谢情况,对恶性骨肿瘤有一定诊断意义。

（2）X线片检查:表现为溶骨性破坏,骨皮质不完整,可见葱皮样骨膜反应。

（3）CT检查:分辨率高,可以准确反映病变的大小、范围。

（4）MRI检查:较为敏感,可以早期发现微小病灶,特别是当病变合并有软组织侵犯时,对于软组织病变范围的确定很有帮助。

（5）肺部CT检查:有利于发现肺部的转移病变。

（6）放射性核素骨扫描(ECT):对估计病变范围、发现卫星病灶或跳跃病灶,对病变的分期及制订治疗计划有临床意义。

4. 治疗

（1）多采用化疗、放疗、手术等综合治疗。

（2）多药联合化疗方案,常用药物包括长春新碱、环磷酰胺、异环磷酰胺、放线菌素、依托泊苷等。

（3）尤因肉瘤对放疗敏感,是局部治疗的重要方法,可作为一些特殊部位或未能彻底手术切除患者的辅助治疗手段。

（4）在化疗的基础上,行广泛或根治性肿瘤切除＋重建术是治疗的主要手段。

（九）骨囊肿

1. 概述 骨囊肿是一种发生于髓内、通常是单腔的、囊肿样局限性瘤样病损,囊肿腔内含有浆液或血清样液体。常见于儿童和青少年,好发于长管状骨干骺端,依次为肱骨近端、股骨近端、胫骨近端和桡骨远端。

2. 临床表现 多数无明显症状,有时局部有隐痛或肢体局部肿胀。患者多在病理性骨折后就诊。

3. X线检查 表现为干骺端圆形或椭圆形界限清楚的溶骨性病灶,骨皮质有不同程度的膨胀变薄,单房或多房性,经常毗邻骨骺生长板,但不越过生长板。

4. 治疗 单纯性骨囊肿的标准治疗为病灶刮除,自体或异体骨移植填充缺损。患儿年龄小(<14 岁),病灶紧邻骨骺,术中可能损伤骨骺,且术后局部复发率高,应慎选手术治疗。用甲泼尼龙注入囊腔有一定疗效,可恢复正常骨结构。

（十）骨纤维异常增殖症

1. 概述 骨纤维异常增殖症是一种髓内良性的纤维性-骨性病变,可累及单骨或多骨。好发于青少年和中年,多发生在 10～25 岁骨骼生长阶段。骨的髓腔内有纤维骨、病灶内为稠密的纤维组织,排列紊乱而无定向,在纤维结缔组织内有化生的骨组织,呈纤维骨或编织骨。病灶内有时可见黏液样变性、多核巨细胞和软骨岛。

2. 临床表现 病损进展较慢,通常无自觉症状,多在 X 线检查时无意发现。病理性骨折是常见并发症。X 线表现为受累骨骼膨胀变粗,密质骨变薄,典型特征是呈磨砂玻璃样改变,界限清楚。股骨近端的病损可使股骨颈弯曲,酷似"牧羊人手杖"。

3. 治疗 可采用刮除植骨术。对有些长骨,如腓骨、肋骨,可作节段性切除。对有畸形者,可行截骨矫形术。

（十一）骨肿瘤的病因与流行病学

（1）骨肿瘤的发病因素很复杂。内因有素质学说、基因学说、内分泌学说等;外因有化学元素物质和内外照射慢性刺激学说,病毒感染学说等。部分多发性骨软骨瘤和纤维样增殖症与家族遗传有关。骨的良性肿瘤可以恶性变。

（2）骨肿瘤发病与年龄有关,如骨肉瘤多发生于青少年,骨巨细胞瘤主要发生于成人。

第十一节 小儿骨科

（1）小儿骨折多发生在四肢,包括上肢上臂、前臂,下肢大腿、小腿等部位。局部肿胀、疼痛相对比较轻。

（2）骨折类型多为青枝骨折、裂纹骨折,或者是嵌插骨折等不完全性骨折,稳定性相对较好,采用手法复位即可恢复。

（3）一般采用外固定,如石膏、小夹板、支具进行固定,多不采用手术方法进行治疗。

（4）预后良好,小儿生长发育阶段骨折愈合相对比较快,一般 2～3 周可达到临床愈合,患儿可以恢复正常行走、奔跑、跳跃,以及上肢抓、捏、拿、握、学习等。

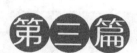

基 本 技 能

第六章

基本急救技能

第一节　心肺复苏

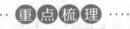 **例题**

成人心肺复苏时胸外心脏按压的频率,正确的是(E)

A. 40～50 次/分　　　　　　　　B. 50～60 次/分

C. 60～70 次/分　　　　　　　　D. 70～80 次/分

E. 100～120 次/分

·············· 重点梳理 ··············

1. 胸外心脏按压

(1) 操作方法:患者必须平卧于硬板或地上,操作者立于或跪于患者一侧;将一手掌根部置于按压点,另一手掌根部覆于前者之上,手指向上方跷起,两臂伸直,凭自身重力通过双臂和双手掌,垂直向胸骨加压;每次按压后应使胸廓充分回弹,胸骨回到其自然位置。

(2) 操作要点:正确的按压部位是胸部中央。胸外按压频率为 100～120 次/分。成人按压深度 5～6 cm,儿童按压深度至少为胸廓前后径的 1/3,青春期前的儿童约为 5 cm,1 岁以内的婴儿约为 4 cm。尽可能减少胸外按压中断,若必须中断,也应将中断控制在 10 秒内。

2. 通气

(1) 按压通气比:①心脏按压 30 次后即进行 2 次通气。②如有双人抢救儿童时,按压通气比为 15∶2。③新生儿按压通气比 3∶1,每分钟 90 次按压和 30 次呼吸。

(2) 开放气道:保持呼吸道通畅是进行人工呼吸的先决条件。昏迷患者呼吸道梗阻最常由舌后坠和呼吸道内的分泌物、呕吐物或其他异物引起。解除舌后坠最简单有效的方法是头后仰法;对于有颈椎或脊髓损伤者,应采用托下颌法;有条件时可放置口咽或鼻咽通气道、食管堵塞通气道或气管内插管等。

(3) 徒手人工呼吸

1) 要点:①每次送气时间应大于 1 秒。②潮气量以可见胸廓起伏即可,500～600 mL(6～7 mL/kg)。③不能因人工呼吸而中断心脏按压。

2) 方法:操作者一手保持患者头部后仰,并将其鼻孔捏闭,另一手置于患者颈部后方并向上抬起;深吸一口气并对准患者口部用力吹入,每次吹毕即将口移开,此时患者凭借胸廓的弹性收缩被动地自行完成呼气。

(4) 简易人工呼吸器:常见的是由面罩、单向呼吸活瓣和呼吸球囊所组成的球囊面罩;使用时将面罩扣于患者口鼻部,挤压呼吸囊即可将气体吹入患者肺内;松开呼吸囊时,气体被动呼出,并经活瓣排到大气中;呼吸囊远端还可与氧气源连接,提高吸入氧浓度。

3. 胸外电除颤

(1) 能量选择:①双相波 200 J(或制造商建议的能量,120～200 J),单相波 360 J。②儿童首次除颤的能量一般为 2 J/kg,再次除颤至少为 4 J/kg,最大不超过 10 J/kg。

(2) 电极的安放:胸外电除颤时,最常见的电极安放位置是"前-侧位",将一个电极板放在胸骨右缘锁骨下方(心底部),另一个电极板置于左乳头外侧(心尖部)。两个电极板之间距离不小于 10 cm,电极板放置要贴紧皮肤,并有一定压力。

(3) 注意要点:①两电极之间不能有导电糊或导电液体相连。②准备放电时,操作人员和其他人员不应再接触患者、病床及同患者相连接的仪器。

(4) 方法:患者仰卧于硬木板床上,连接除颤器和心电图监测仪,选择一个 R 波高耸的导联进行示波观察;充分暴露前胸,并将两个涂有导电糊或裹有湿盐水纱布的电极板分别置于一定位置,导电糊涂抹适量,只要能使电极板和皮肤达到紧密接触,没有空隙即可。

第二节　骨科急救

 例题

男,21 岁。6 小时前跑步时摔倒,右肘部着地。伤后右肘肿胀压痛,半屈位畸形,前臂明显肿胀,手部皮肤苍白、发凉、麻木,桡动脉搏动微弱,测前臂筋膜间室内压力 60 mmHg。X 线检查发现肱骨髁上骨折。此时应采取的紧急处理措施是(E)

A. 手法复位　　　　　　　　　B. 患肢石膏固定

C. 预防性应用利尿剂　　　　　D. 夹板固定

E. 尽快手术

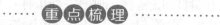
·············· 重点梳理 ··············

(一)骨科伤员的固定和搬动方法

1. 固定　是骨折急救的重要措施。凡疑有骨折者,均应按骨折处理。骨折固定的目的:
①避免骨折断端在搬运过程中对周围重要组织,如血管、神经、内脏的损伤;②减少骨折断端的活动,减轻患者的疼痛;③便于运送。

(1) 闭合性骨折者,急救时不必脱去病肢的衣裤和鞋袜,以免过多地搬动病肢,增加疼痛。若病肢肿胀严重,可用剪刀将病肢衣袖和裤脚剪开,减轻压迫。

(2) 骨折有明显畸形,并有穿破软组织或损伤附近重要血管、神经的危险时,可适当牵引病肢,待稳定后再行固定。

（3）固定可用特制的夹板,或就地取材选用木板、木棍、树枝等。若无任何可利用的材料时,上肢骨折可将病肢固定于胸部,下肢骨折可将病肢与对侧健肢捆绑固定,脊柱骨折采用滚动式搬动并俯卧位搬运。

2. 迅速转运　患者经初步处理、妥善固定后,应尽快地转运至最近的医院进行治疗。

（二）四肢骨折与骨盆骨折的止血、包扎、固定

1. 止血

（1）加压包扎法（最常用）:用敷料盖住伤口,再用绷带加压包扎。

（2）填塞止血法:用消毒的纱布、棉垫等敷料填塞在伤口内,再用绷带、三角巾或四头带加压包扎,松紧度以达到止血为宜。常用于颈部、臀部等较深伤口。

（3）指压止血法:用手指压迫出血血管的近心端,使血管闭合阻断血流达到止血的目的。适用于头、面、颈部及四肢的动脉出血急救。

（4）止血带止血法:适用于四肢大血管破裂或经其他急救止血无效者。包括橡皮止血带止血法、绞紧止血法。

2. 包扎

（1）绷带包扎法:主要用于四肢和手、足部伤口的包扎及敷料、夹板的固定等。包括环形包扎法、"8"字形包扎法、螺旋形包扎法、"人"字形包扎法。

（2）三角巾包扎法:①前臂大悬吊带,适用于前臂外伤或骨折。②四肢肢体包扎法,将三角巾折叠成适当宽度的带状,在伤口部环绕肢体包扎。③手（足）部三角巾包扎法,将手或足放在三角巾上,与底边垂直,反折三角巾顶角至手或足背,底边缠绕打结。

3. 固定

（1）上臂骨折固定:①将夹板放在骨折上臂的外侧,用绷带固定;再固定肩肘关节,用一条三角巾折叠成燕尾式悬吊前臂于胸前,另一条三角巾围绕患肢于健侧腋下打结。②若无夹板固定,可用三角巾先将患肢固定于胸廓,然后三角巾将患肢悬吊于胸前。

（2）前臂骨折固定:①将夹板置于前臂四侧,然后固定腕、肘关节,用三角巾将前臂屈曲悬吊于胸前,用另一条三角巾将患肢固定于胸廓。②若无夹板固定,先用三角巾将患肢悬吊于胸前,然后用三角巾将患肢固定于胸廓。

（3）股骨骨折固定:①健肢固定法,用绷带或三角巾将双下肢绑在一起,在膝关节、踝关节及两腿之间的空隙处加棉垫。②躯干固定法,用长夹板从脚跟至腋下,短夹板从脚跟至大腿根部,分别置于患肢的外、内侧,用绷带或三角巾捆绑固定。

（4）小腿骨折固定:用长度由脚跟至大腿中部的两块夹板,分别置于小腿内外侧,再用三角巾或绷带固定,也可用三角巾将患肢固定于健肢。

（三）骨筋膜室综合征急救处理

早期即 24 小时内行切口筋膜减压患者,除合并神经本身损伤外,可能完全恢复。

1. 手术指征　①肢体明显肿胀疼痛。②筋膜间隙张力大、压痛。③肌肉被动牵拉疼痛。④筋膜间隙测压在 30 mmHg 以上。

　　2. 手术方法　①应切开受累间室全长,包括皮肤及深层筋膜,切开长度不够则减压不彻底。②前臂一般取掌侧 S 形切口,小腿部采用前外及后内侧双切口切开减压。③筋膜切开后,即见肌腹膨出于切口之外,观察肌肉的血运与颜色,一般逐渐红润好转,如有肌膜较肥厚仍约束肌腹不得减压者,可行肌膜切开。④除伴有血管损伤者外,一般不探查深部组织,术前桡动脉或足背动脉搏动减弱者,术后脉搏可迅速改善,说明减压有效。

第七章

骨科专业基本技能

第一节 常见骨科症状体征识别、检查方法及操作

 例题

（1~3题共用题干）

男，27岁。车祸致右小腿肿胀、疼痛、出血伴活动受限3小时。查体：生命体征平稳，右小腿中上段皮肤裂伤13 cm，胫骨骨折断端外露，软组织挫伤较重，但无明显缺损，出血不多，足背动脉可扪及。

1. 遇到此类外伤患者，一般情况下最先进行的物理检查是（D）

A. 量诊   B. 触诊

C. 动诊   D. 视诊

E. 听诊   F. 触诊 + 听诊

2. 在进行辅助检查前，应先进行的处理是（A）

A. 行简单的外固定及局部包扎   B. 行气压止血带止血

C. 急送手术室   D. 石膏固定

E. 跟骨结节牵引   F. 清创术

3. 物理检查后，首先要做的最必要的检查是（A）

A. 右小腿中上1/3为中心的包括膝关节在内的X线正侧位平片

B. CT

C. 血常规检查

D. 电生理检查

E. 右小腿全长X线正侧位平片

F. MRI检查

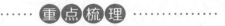

·········· 重 点 梳 理 ··········

（一）骨科常见症状与体征识别

1. 视诊

（1）体位和姿势

1）体位是指患者身体在卧位时所处的状态，常见有自动体位、被动体位和强迫体位等。姿

势即举止状态,主要靠骨骼结构和各部分肌肉的紧张度维持姿势。

2)不同体位和姿势常可帮助明确骨科疾病诊断。脊髓损伤伴截瘫的患者处于被动体位;骨折和关节脱位的患者为减轻痛苦常处于某种强迫体位;锁骨骨折患者常表现为以健手扶持患肘的姿势;不同颈髓平面损伤急性期后常表现为不同姿势。

(2)步态:即行走时所表现的姿势。骨科常见典型异常步态:①剪刀步态,常见于脊髓损伤伴痉挛性截瘫。②摇摆步态,常见于双侧髋关节先天性脱位、大骨节病。③跨阈步态,常见于腓总神经损伤或麻痹、弛缓性截瘫。④跛行步态,常见于一侧臀中肌麻痹、一侧先天性髋关节脱位。⑤间歇性跛行,常见于腰椎管狭窄症、短暂性脊髓缺血、下肢动脉慢性闭塞性病变。

(3)局部情况:①皮肤有无发红、发绀、色素沉着、发亮或静脉曲张等,局部有无包块。②软组织有无肿胀或淤血,肌肉有无萎缩及纤维颤动。③瘢痕、创面、窦道、分泌物及其性状。④伤口的形状及深度,有无异物残留及活动性出血。⑤有无畸形,如肢体长度、粗细或成角畸形。⑥局部包扎和固定情况。

2. 触诊

(1)局部温度和湿度。

(2)局部有无包块,若存在包块,明确其部位、大小、活动度、硬度、有无波动感及与周围组织的关系等。

(3)明确压痛的部位、深度、范围、性质及程度等。一般由外周健康组织向压痛点中心区逐渐移动,动作由浅入深、先轻后重,避免暴力操作。

(4)有无异常活动及骨擦感。

3. 叩诊

(1)轴向叩击痛:怀疑存在骨与关节疾病时,可沿肢体轴向用拳头叩击肢体远端,在相应部位出现疼痛即为阳性,多见于骨、关节急性损伤或炎症。

(2)脊柱间接叩击痛:被检查者取坐位,检查者一手置于被检查者头顶,另一手半握拳叩击左手,有脊柱病变者可在相应部位出现疼痛。若患者出现上肢放射痛,提示颈神经根受压。

(3)棘突叩击痛:检查脊柱时常用叩诊锤或手指叩击相应的棘突,如有骨折或炎性病变常出现叩击痛。

(4)神经干叩击征:叩击已损伤神经的近端时末梢出现疼痛,并向远端推移,表示神经再生现象。

4. 听诊

(1)骨摩擦音:骨折患者常可闻及骨摩擦音。

(2)关节弹响:当关节活动时听到异常响声并伴有相应的临床症状时,多有病理意义,如弹响髋、肩峰下滑囊炎和膝关节半月板损伤等。

(3)骨传导音:减弱提示骨折。用手指或叩诊锤叩击两侧肢体远端对称的骨隆起处,将听诊器听筒放在肢体近端对称的骨隆起处,双侧对比判断骨传导音的强弱,若有骨折则骨传导音减弱。

5. 动诊

(1)主动活动:肌力检查和关节主动活动功能检查。

（2）被动活动

1）和主动活动方向相同的被动活动。

2）非主动活动方向的被动活动：包括沿肢体轴位的牵拉、挤压活动及侧方牵引活动等。

（3）异常活动

1）关节强直：活动功能完全丧失。

2）关节活动范围减小：见于肌肉痉挛或关节周围的软组织痉挛。

3）关节活动范围超常：见于关节囊破坏，关节囊及支持带过松弛或断裂。

4）假关节活动：见于肢体骨折不愈或骨缺损。

6. **量诊**　即测量肢体的角度、长度及周径的方法。

（二）检查方法与操作

1. 肩

（1）视诊：肩的正常外形呈圆弧形，两侧对称。三角肌萎缩或肩关节脱位后弧度变平，称为方肩。

（2）触诊：锁骨位置表浅，全长均可触到。喙突尖在锁骨下方肱骨头内侧，与肩峰和肱骨大结节形成肩等边三角。

（3）动诊和量诊：检查肩关节活动范围时，须先将肩胛骨下角固定，以鉴别是盂肱关节的单独活动还是包括其他两个关节的广义的肩关节活动。肩关节的运动包括内收、外展、前屈、后伸、内旋和外旋。

1）肩关节中立位为上臂下垂屈肘 90°，前臂指向前。正常活动范围：外展 80°～90°，内收 20°～40°，前屈 70°～90°，后伸 40°，内旋 45°～70°，外旋 45°～60°。

2）肩外展超过 90°时称为上举（160°～180°），须有肱骨和肩胛骨共同参与才能完成。

2. 肘

（1）视诊：正常肘关节完全伸直时，肱骨内、外上髁和尺骨鹰嘴在一直线上；肘关节完全屈曲时，3 个骨突构成一等腰三角形（肘后三角）。前臂充分旋后时，上臂与前臂之间有 10°～15° 外翻角，称提携角。

（2）触诊：肱骨干可在肱二头肌与肱三头肌之间触及。肱骨内、外上髁和尺骨鹰嘴位置表浅容易触及。外上髁处为伸肌总腱的起点，肱骨外上髁炎时，局部明显压痛。

（3）动诊和量诊：肘关节屈伸运动常以完全伸直为中立位 0°。活动范围：屈曲 135°～150°，伸 0°，可有 5°～10°过伸。肘关节完全伸直位时，因侧副韧带被拉紧，不可能有侧方运动，如出现异常的侧方运动，则提示侧副韧带断裂或内、外上髁骨折。

3. 腕关节

（1）视诊：微屈腕时，腕前区有 2～3 条腕前皮肤横纹。用力屈腕时，掌侧有 3 条明显的纵行皮肤隆起，中央为掌长肌腱，桡侧为桡侧腕屈肌腱，尺侧为尺侧腕屈肌腱。鼻烟窝是腕背侧的明显标志，由拇长展肌和拇短伸肌腱、拇长伸肌腱围成，其底由舟骨、大多角骨、桡骨茎突和桡侧腕长、短伸肌组成。

（2）触诊：舟骨骨折时鼻烟窝有压痛。正常时桡骨茎突比尺骨茎突低 1 cm，当桡骨远端骨折时这种关系有改变。

（3）动诊和量诊：通常以第 3 掌骨与前臂纵轴成一直线为腕关节中立位 0°。正常活动范围：背屈 35°~60°，掌屈 50°~60°，桡偏 25°~30°，尺偏 30°~40°。

4. 手

（1）视诊："纽孔样"畸形见于手指近侧指间关节背面中央腱束断裂；"鹅颈样"畸形系因手内在肌萎缩或作用过强所致；"爪形手"是前臂肌群缺血性挛缩的结果。类风湿关节炎呈双侧多发性掌指、指间和腕关节肿大，晚期掌指关节尺偏。

（2）触诊：指骨、掌骨均可触到。

（3）动诊和量诊：手指各关节完全伸直为中立位 0°。活动范围：掌指关节屈 60°~90°，伸 0°，过伸 20°；近侧指间关节屈 90°，伸 0°，远侧指间关节屈 60°~90°，伸 0°。

5. 脊柱

（1）视诊：先观察脊柱的生理弧度是否正常，检查棘突连线是否在一条直线上。正常人第 7 颈椎棘突最突出。脊柱侧凸如继发于神经纤维瘤病，则皮肤上常可见到咖啡斑。腰骶部如有丛毛或膨出是脊椎裂的表现。腰扭伤或腰椎结核患者常以双手扶腰行走；腰椎间盘突出症患者，行走时身体常向前侧方倾斜。

（2）触诊：颈椎从枕骨结节向下，第一个触及的是第 2 颈椎棘突。颈前屈时第 7 颈椎棘突最明显，称隆椎。两肩胛下角连线，通过第 7 胸椎棘突，约平第 8 胸椎椎体。两髂嵴最高点连线通过第 4 腰椎棘突或第 4、5 腰椎椎体间隙，常依此确定胸腰椎位置。

（3）叩诊：脊柱疾病如结核、肿瘤、脊柱炎，以手指（或握拳）、叩诊锤叩打局部时可出现深部疼痛，而压痛不明显或较轻。

（4）动诊和量诊：脊柱中立位是身体直立，目视前方。颈段活动范围：前屈后伸均 45°，侧屈 45°。腰段活动范围：前屈 45°，后伸 20°，侧屈 30°。

6. 骨盆和髋部

（1）视诊：注意髋部疾病所致的病理步态，常需行走、站立和卧位结合检查。髋关节患慢性感染时，常呈屈曲内收畸形；髋关节后脱位时，常呈屈曲内收内旋畸形；股骨颈及转子间骨折时，伤肢呈外旋畸形。

（2）触诊：先天性髋关节脱位和股骨头缺血性坏死者，多有内收肌挛缩，可触及紧张的内收肌。骨折患者有局部肿胀压痛；髋关节感染性疾病局部多有红肿、发热且有压痛。外伤性脱位者可有明显的局部不对称性突出。

（3）叩诊：髋部有骨折或炎症，握拳轻叩大粗隆或在下肢伸直位叩击足跟部时，可引起髋关节疼痛。

（4）动诊：髋关节中立位 0° 为髋膝伸直，髌骨向上。正常活动范围：屈 130°~140°，伸 0°，过伸可达 15°；内收 20°~30°，外展 30°~45°；内旋 40°~50°，外旋 30°~40°。

（5）量诊：发生股骨颈骨折、髋脱位、髋关节结核或化脓性关节炎股骨头破坏时，大转子向上移位。

7. 膝关节

（1）视诊：检查时患者首先呈立正姿势站立。正常时，两膝和两踝应能同时并拢互相接触。

若两踝能并拢而两膝不能互相接触则为膝内翻;若两膝并拢而两踝不能接触则为膝外翻。

（2）触诊:顺序为先检查前侧,如股四头肌、髌骨、髌腱和胫骨结节之间的关系等,然后再俯卧位检查膝后侧,在屈曲位检查腘窝、外侧的股二头肌、内侧的半腱肌半膜肌有无压痛或挛缩。

（3）动诊和量诊:膝伸直为中立位 $0°$。正常活动范围:屈 $120°\sim150°$,伸 $0°$,过伸 $5°\sim10°$。

8. 踝关节

（1）视诊:观察双足大小和外形是否正常一致。外伤时,踝及足均有明显肿胀。

（2）触诊:注意检查足背动脉,以了解足和下肢的血循环状态,一般可在足背第 1、2 跖骨之间触及其搏动。踝内翻时踝疼痛,而外翻时没有疼痛,压痛点在外踝,则推断病变在外踝的韧带上。

（3）动诊和量诊:踝关节中立位为小腿与足外缘垂直。正常活动范围:背屈 $20°\sim30°$,跖屈 $40°\sim50°$。跖趾关节的中立位为足与地面平行。正常活动范围:背屈 $30°\sim40°$,跖屈 $30°\sim40°$。

第二节　骨科治疗操作与常见手术操作

（一）石膏绷带固定

1. 适应证　①小夹板难以固定的某些部位的骨折,如脊柱骨折。②开放性骨折经清创缝合术后创口尚未愈合者。③某些骨关节行关节融合术者(如关节结核行融合术)。④畸形矫正术后,维持矫正位置。⑤治疗化脓性骨髓炎、关节炎者,固定患肢,减轻疼痛。⑥肌腱、血管、神经及韧带需要石膏保护固定。

2. 石膏绷带用法　在固定部位缠绕脱脂绷带或纱布,在骨骼隆起部位垫以棉垫或棉纸,以免皮肤受压坏死,形成压疮。将石膏绷带卷按包扎石膏使用的顺序,轻轻横放浸泡于温水中,等气泡排空,石膏绷带卷泡透,两手握住石膏绷带卷的两端取出,用两手向石膏绷带卷中央轻轻对挤,除去多余水分即可使用。

3. 常用石膏类型

（1）石膏托:根据测量固定患肢所需长度,在平板上将石膏绷带折叠成需要长度的石膏条,宽度为患肢周径的 2/3,下肢厚度为 12～15 层,上肢 10～12 层,然后放入水桶浸湿,贴皮肤面用棉纸衬垫保护,放到患肢的后面或背侧,用普通绷带缠绕固定。

（2）石膏夹板或前后石膏托:是在单侧石膏托的对侧增加一个石膏托,固定骨折的伸屈侧或前后侧,固定的牢固度优于单侧石膏托。

（3）石膏管型:将石膏条置于肢体前后侧,然后用石膏绷带平整包裹患肢,包扎完毕,表面抹光。

4. 注意事项

（1）躯干石膏及特殊石膏固定,多采用石膏绷带与石膏条带包扎相结合的方法。

（2）石膏固定操作过程中应快速、平整、无皱褶,根据包扎部位的需要可做适当的加强。

（3）石膏固定后伤肢必须抬高 5～7 天以减轻肢体肿胀。肿胀消退后伤肢即可自由活动。

（4）石膏固定应该将手指、足趾露出，方便观察手指或足趾血循环、感觉和运动情况，如发现手指或足趾肿胀明显，疼痛剧烈，颜色变紫、变青、变白，感觉麻木或有运动障碍时，应立即紧急处理。

（二）牵引术

1. 皮肤牵引

（1）适应证：①小儿股骨骨折。②年老体弱者的股骨骨折，在夹板固定的同时辅以患肢皮牵引。③手术前后维持固定，如股骨头骨折、股骨颈骨折、股骨转子间骨折、人工关节置换术后等。

（2）注意事项：皮肤必须完好，避免过度牵引，牵引 2～4 周，骨折断端有纤维性连接，不再发生移位时可换为石膏固定，以免卧床时间太久，不利于功能锻炼。皮牵引带不能压迫腓骨头颈部，以免引起腓总神经麻痹。

2. 骨牵引

（1）适应证：①成人长骨不稳定性、易移位骨折(如股骨、胫骨螺旋形及粉碎性骨折、骨盆骨折、颈椎骨折)。②开放性骨折伴有软组织缺损、伤口污染、骨折感染或战伤骨折。③有严重多发伤、复合伤，需密切观察，肢体不宜做其他固定者。

（2）常用骨骼牵引

类型	适应证
尺骨鹰嘴牵引	适用于肱骨颈、干及肱骨髁上、髁间粉碎性骨折移位和局部肿胀严重，不能立即复位固定者，以及陈旧性肩关节脱位将进行手法复位者
桡尺骨远端牵引	适用于开放性桡尺骨骨折及陈旧性肘关节后脱位，多用于鹰嘴牵引和尺桡骨远端牵引固定治疗开放性尺桡骨骨折
股骨髁上牵引	适用于有移位的股骨骨折、有移位的骨盆环骨折、髋关节中心脱位和陈旧性髋关节后脱位等；也可用于胫骨结节牵引过久，牵引钉松动或钉孔感染，必须换钉继续牵引时
胫骨结节牵引	适用于有移位股骨及骨盆环骨折、髋关节中心脱位或陈旧性髋关节脱位等
跟骨牵引	适用于胫腓骨不稳定性骨折、某些跟骨骨折及髋关节和膝关节轻度挛缩畸形的早期治疗
第 1～4 跖骨近端牵引	多与跟骨牵引针共装骨外固定架，进行牵引或固定治疗楔状骨及舟状骨的压缩性骨折
颅骨牵引	适用于颈椎骨折和脱位，特别是骨折脱位伴有脊髓损伤者

（3）注意事项

1）骨牵引时必须有相应的反牵引，如抬高床脚或床头。

2）定期检查牵引针(或钉)进针处有无不适，如皮肤绷得过紧，可适当切开少许减张；穿针处如有感染，应设法使之引流通畅，保持皮肤干燥；感染严重时应拔出钢针改换位置牵引。

3）牵引期间必须每天观察患肢长度及观察患肢血循环情况，注意牵引重量，防止过度牵引。

4）牵引时间一般不超过 8 周，如需继续牵引治疗，应更换牵引针(或钉)的部位，或改用皮肤牵引。

3. **特殊牵引** ①枕颌带牵引,适用于轻度颈椎骨折或脱位、颈椎间盘突出症及神经根型颈椎病等。②骨盆带牵引,适用于腰椎间盘突出症及腰神经根刺激症状者。③骨盆悬带牵引,适用于骨盆骨折有明显分离移位,或骨盆环骨折有向上移位和分离移位,经下肢牵引复位,而仍有分离移位者。④胸腰部悬带牵引,适用于胸腰椎椎体压缩性骨折的整复。

（三）手术体位

1. **上肢手术** ①手腕部与前臂手术取仰卧位。②肘部与上臂手术,肘关节前方手术和上臂的前方与内侧手术可采用平卧位;肘关节后方、上臂外侧和后方手术可采用半侧卧位。③肩关节前侧手术取仰卧位,头、颈转向对侧。

2. **下肢手术** ①足踝部手术取仰卧位。②小腿与膝部前方手术取仰卧位,小腿与膝部后方手术取俯卧位。③大腿与髋部手术常见有平卧位与侧卧位。

3. **脊柱手术** 常见手术体位有俯卧位、平卧位、侧卧位。

（四）消毒铺巾范围

消毒范围距离切口至少 15 cm,四肢通常超过 1 个关节,如髋关节消毒要达到小腿中段、腕关节要达到肘关节上方;消毒铺巾后,通常采用消毒手术膜覆盖切口周围;完成消毒铺巾后,需在患者颈部水平拉起两块双层消毒小单,使手术区域与前方麻醉区域隔断。

（五）外固定和内固定

1. **外固定** 常用夹板、支具、石膏绷带、持续牵引和骨外固定器等。

（1）骨科固定支具:适用于四肢闭合性的稳定性骨折,尤其是四肢稳定性骨折、青枝骨折及关节软组织损伤。

（2）头颈及外展支具固定:前者主要用于颈椎损伤,后者用于肩关节周围骨折、肱骨骨折及臂丛损伤等。伤肢处于抬高位,有利于消肿,且可避免重力牵拉,产生骨折分离移位。

（3）骨外固定器:固定可靠,易于处理伤口,不限制关节活动,可行早期功能锻炼。适应证:①开放性骨折。②闭合性骨折伴广泛软组织损伤。③骨折合并感染和骨折不愈合。④截骨矫形或关节融合术后。

2. **内固定** 主要用于闭合或切开复位后,采用金属内固定物,如接骨板、螺丝钉、加压钢板或带锁髓内钉等,将已复位的骨折予以固定。

（六）关节穿刺术

1. **肩关节穿刺术**

（1）体位:患者一般采用坐位。

（2）前侧入路:将患者肩关节轻度外展外旋,肘关节屈曲90°;触及喙突尖端后,在外侧于肱骨小结节和喙突连线中点垂直刺入;或从喙突尖端向下找到三角肌前缘,向后外方刺入。

（3）后侧入路:将患者上肢内旋内收,交叉过胸前,手部搭于对侧肩部,触及肩峰后外侧角,在其下方 2 cm、内侧 1 cm,朝向喙突尖端刺入。

2. **肘关节穿刺术**

（1）体位:患者一般采用坐位。

（2）后外侧入路：将患者肘关节屈曲90°，通过反复旋转前臂，确认桡骨头位置，紧贴桡骨头近侧，于肱桡关节间隙刺入；若关节肿胀导致桡骨头触摸不清，也可从尺骨鹰嘴尖端和肱骨外上髁连线中点，向前内方刺入。

（3）鹰嘴上入路：将患者肘关节屈曲45°，紧邻尺骨鹰嘴尖端上方，穿过肱三头肌肌腱，向前下方刺入。

3. 腕关节穿刺术

（1）体位：患者一般采用坐位。

（2）外侧入路：将患者肘关节屈曲90°，触及桡骨茎突尖端，紧邻其远侧垂直刺入，在穿刺过程中，要注意避开行经桡骨茎突远方的桡动脉。

（3）内侧入路：将患者肘关节屈曲90°，触及尺骨茎突尖端，紧邻其远侧垂直刺入。

4. 髋关节穿刺术

（1）体位：患者一般采用仰卧位。

（2）前侧入路：将患者下肢放于中立位，触及髂前上棘和耻骨结节，在腹股沟韧带下方2 cm，股动脉的外侧垂直刺入；也可在髂前上棘下方2 cm，股动脉搏动点外侧3 cm，将穿刺针向后内方60°刺入。

（3）外侧入路：将患者下肢轻度内收，从股骨大转子尖端上缘，平行于股骨颈前上方，将穿刺针刺入。

5. 膝关节穿刺术

（1）髌上入路：患者取仰卧位，将下肢放于中立位，触及髌骨外上角，在髌骨上极和髌骨外缘两条相切线的垂直交点进针，将穿刺针向内下后方刺入。

（2）髌下入路：患者取坐位，将膝关节屈曲90°，小腿自由下垂，从关节线上方1 cm，髌韧带内侧或外侧1 cm，将穿刺针向髁间窝方向刺入。

6. 踝关节穿刺术

（1）体位：患者一般采用仰卧位。

（2）前内侧入路：将患者踝关节轻度跖屈，在胫距关节水平，胫骨前肌腱内侧，将穿刺针向外后方刺入。

（3）经内踝入路：触及内踝尖端，在其前方5 mm，将穿刺针向外上后方刺入。

（4）经外踝入路：触及外踝尖端，在其前方5 mm，将穿刺针向内上后方刺入。

（七）骨科常规手术

1. 清创术

（1）时间：原则上，清创越早，感染机会越少，治疗效果越好；一般认为伤后6~8小时内是清创的黄金时间。

（2）清创

1）清洗：用无菌刷及肥皂液刷洗患肢2~3次，范围包括创口上、下关节，刷洗后用无菌生理盐水冲洗，然后可用0.1%活力碘冲洗创口或用0.1%活力碘浸湿的纱布敷于创口，再用生理盐水冲洗；常规消毒铺巾后行清创术。

2）切除创缘皮肤 1～2 mm,皮肤挫伤者,应切除失去活力的皮肤。由浅至深清除异物,切除污染和失去活力的皮下组织、筋膜、肌肉;对于肌腱、神经和血管,在尽量切除污染部分的情况下,保留组织的完整性,以便于修复;彻底清创,不留死角。

3）切除严重挫伤的关节韧带和关节囊;若仅污染,在彻底切除污染物的情况下,尽量予以保留重建,有助于关节的稳定和以后的功能恢复。

4）尽量保留骨外膜,以保证骨愈合。

5）骨折断端的处理:①粉碎性骨折的骨片应仔细加以处理。②游离的小骨片可以去除,与周围组织尚有联系的小骨片予以保留并复位。③大块的骨片,即使完全游离也不能摘除,以免造成骨缺损,导致骨不连接;将其用 0.1%活力碘浸泡 5 分钟,然后用生理盐水冲洗后,重新放回原骨折处,以保持骨的完整及连续性。

6）再次清洗:彻底清创后,用无菌生理盐水再次冲洗创口及其周围 2～3 次;然后用 0.1%活力碘浸泡或湿敷创口 3～5 分钟;若创口污染较重,伤后时间较长,可加用 3%过氧化氢溶液清洗,然后用生理盐水冲洗,以减少厌氧菌感染的机会;再次清洗后应更换手套、敷单及手术器械再继续手术。

（3）骨折固定及组织修复

1）固定:清创后,在直视下将骨折复位,根据骨折类型选择适当的内外固定方法,以最简单、最快捷为宜。

2）重要软组织修复:肌腱、神经、血管等重要组织损伤,争取在清创时予以修复。

（4）闭合创口:完全闭合创口,争取一期愈合,可根据情况采用直接缝合、减张缝合和植皮术、延迟闭合、皮瓣移植。

2. 肿物切除术 以脂肪瘤为例。

（1）适应证:表浅脂肪瘤影响功能、劳动和美观者。

（2）操作方法

1）术前准备:清洗局部皮肤,备皮。

2）麻醉:局部浸润麻醉。

3）切除法:①于脂肪瘤表面,沿其长轴做切口,直达脂肪瘤的包膜,沿脂肪瘤包膜用示指或止血钳行钝性分离。②脂肪瘤多呈多叶状,形态不规则,注意完整分离出具有包膜的脂肪瘤组织,用组织钳提起瘤体分离基底,切除肿瘤。③彻底结扎止血后,逐层缝合皮下组织、皮肤。

4）挤切法:适用于四肢或其他部位皮下组织较疏松的小脂肪瘤(一般≤7 cm),且与周围组织无慢性炎症粘连者。先以左手拇指、示指及中指捏起脂肪瘤,全层切开脂肪瘤表面皮肤,用力均匀地挤捏,脂肪瘤即可自行滑出皮肤切口,再行切除,逐层缝合皮下组织、皮肤。

5）术后处理:妥善包扎,按期拆线。

（3）并发症及处理

1）脂肪液化:①术中彻底止血,消灭死腔,必要时留置引流,操作动作轻柔。②术后如出现脂肪液化,应拆除部分或全部缝线,高渗盐水清洗腔隙,并用高渗盐水纱条填入引流。

2）切口感染:①术前,治疗原发病。②术中,严格无菌操作,严密缝合,不留死腔。③术后,一旦发现切口感染,早期敞开感染部位切口,清除积液、积脓及坏死组织,聚维酮碘(碘伏)纱条引流,每天换药,再行二期缝合。

（八）特殊部位的骨折手术要点

详见第二篇第五章第一节、第三节相应内容。

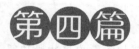

外科通用部分

第八章

普外科部分

第一节　甲状腺和甲状旁腺疾病

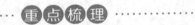 例题

（1～3题共用题干）

女，24岁。有哮喘史。1周前当地诊断为甲状腺功能亢进症，为求进一步治疗要求手术。查体：心率104次/分，血压120/70 mmHg。

1. 此时合理的处理是（C）

A. 应用普萘洛尔

B. 应用阿托品

C. 服用硫氧嘧啶类药物

D. 用镇静剂和安眠药

E. 口服甲状腺素片

2. 如甲状腺功能亢进症症状已控制，还需的术前准备是（D）

A. 继续服用硫氧嘧啶类药物

B. 限制活动

C. 高热量、高蛋白质饮食

D. 服用碘剂2周

E. 注意心率及血压的变化

3. 甲状腺术后因血管结扎线脱落出血致呼吸困难，此时适当的处理包括（A）

A. 拆除缝线，立即送手术室止血

B. 血肿穿刺抽血

C. 请喉科会诊气管切开

D. 静脉滴注强效止血药

E. 局部加压包扎

·········· 重点梳理 ··········

（一）单纯性甲状腺肿

1. **概述**　单纯性甲状腺肿可分为弥漫性和结节性两种。青春期、妊娠期或绝经期的妇女，由于对甲状腺素的需要量暂时性增高，可发生轻度弥漫性甲状腺肿，称为生理性甲状腺肿。由于各个甲状腺滤泡细胞对促甲状腺激素（TSH）等多种生长刺激因子的反应存在异质性，扩张的滤泡有时会聚集成多个大小不等的结节，形成结节性甲状腺肿。

2. **病因**

（1）甲状腺素原料（碘）缺乏：环境缺碘是引起单纯性甲状腺肿的主要因素。初期缺碘时间较短，形成弥漫性甲状腺肿，随着缺碘时间延长，形成结节性甲状腺肿。有的结节因血液供应

不良发生退行性变时,还可引起囊肿或纤维化、钙化等改变。

（2）甲状腺素需要量增高：多见于青春期、妊娠期或绝经期的妇女。

（3）甲状腺素合成和分泌障碍。

3. 临床表现　甲状腺不同程度的肿大,能随吞咽上下活动。病程早期,甲状腺呈对称、弥漫性肿大,腺体表面光滑,质地柔软,随吞咽上下移动。甲状腺不同程度的肿大和肿大结节对周围器官引起的压迫症状是本病主要的临床表现。

（1）气管压迫：出现堵塞感,呼吸不畅,甚至呼吸困难；气管可狭窄、弯曲移位或软化。

（2）食管压迫：出现吞咽困难。

（3）喉返神经压迫：出现声音嘶哑。

（4）颈交感神经压迫：出现同侧眼球下陷,瞳孔变小,眼睑下垂,即 Horner 综合征。

（5）上腔静脉压迫：出现上腔静脉综合征,即单侧面部、颈部或上肢水肿,多因胸骨后甲状腺肿压迫所致。

4. 辅助检查及术前特殊检查

（1）超声：能检测出 2～4 mm 的小结节。

（2）喉镜检查：确定声带的功能。

（3）颈部 X 线片：胸骨后甲状腺肿时,可确定气管和食管的受压程度及甲状腺肿在胸骨后的范围。

5. 生理性甲状腺肿的治疗方案

（1）青春期或妊娠期：无需药物及手术治疗,多食含碘丰富的食物如海带、紫菜等。

（2）25 岁以下的弥漫性单纯性甲状腺肿：可给予少量甲状腺素,缓解甲状腺的增生及肿大。常用左甲状腺素。

6. 手术指征

（1）胸骨后甲状腺肿。

（2）因气管、食管或喉返神经受压引起临床症状者。

（3）巨大甲状腺肿影响工作和生活者。

（4）结节性甲状腺肿继发甲状腺功能亢进者,应按甲状腺功能亢进症术前严格准备后再行手术。

（5）结节性甲状腺肿疑有恶变者。

7. 术后低血钙处理　①补充钙剂。②应用维生素 D 制剂。③补充镁剂。④给予血管扩张药,解除血管痉挛,防止血栓形成。⑤增加钙的摄入。

（二）甲状腺功能亢进症

1. 概述　甲状腺功能亢进症是常见的内分泌疾病,可发生于任何年龄,常见的类型有原发性甲状腺功能亢进症(最常见 Graves 病)、继发性甲状腺功能亢进症和高功能腺瘤。Graves 病又称弥漫性甲状腺肿伴功能亢进、毒性弥漫性甲状腺肿、突眼性甲状腺肿等。本节主要介绍原发性甲状腺功能亢进症。

2. 临床表现

（1）高代谢综合征：常有疲乏无力、怕热多汗、皮肤潮湿、多食善饥、体重明显下降等。

（2）精神神经系统：多言好动、紧张焦虑、焦躁易怒、手和眼睑震颤等。

（3）心血管系统：心悸、气短、心动过速、第一心音亢进；收缩压升高、舒张压降低，脉压增大。

（4）消化系统：稀便、排便次数增加；重者可有肝大、肝功能异常。

（5）肌肉骨骼系统：主要是甲状腺毒症性周期性瘫痪。

（6）造血系统：循环血淋巴细胞比例增加，单核细胞增加，白细胞总数减低。

（7）生殖系统：女性月经减少或闭经；男性阳痿，偶有男性乳腺发育。

3. Graves 病眼征

（1）单纯性突眼：与甲状腺毒症所致的交感神经兴奋性增高有关。

（2）浸润性突眼（恶性突眼）：为 Graves 病特有的眼征；主要由于眶内和球后组织体积增加、淋巴细胞浸润和水肿所致。

4. 诊断 具备以下三项甲状腺功能亢进症诊断即可成立：①高代谢症状和体征。②甲状腺肿大。③血清 TT_4、FT_4 增高，TSH 减低。

（1）基础代谢率测定：在完全安静、空腹时进行。常用计算公式：基础代谢率 =（脉率 + 脉压）- 111。正常值为 ± 10%；增高至 + 20% ~ 30% 为轻度甲状腺功能亢进症，+ 30% ~ 60% 为中度，+ 60% 以上为重度。

（2）甲状腺摄^{131}I率的测定：正常甲状腺 24 小时内摄取的^{131}I 量为人体总量的 30% ~ 40%。若 2 小时内摄取^{131}I 量超过人体总量的 25%，或 24 小时内超过人体总量的 50%，且吸^{131}I 高峰提前出现，均可诊断为甲状腺功能亢进症。

（3）血清中 T_3 和 T_4 含量的测定：甲状腺功能亢进症时，血清 T_3 可高于正常的 4 倍左右，T_4 为正常的 2.5 倍。T_3 测定对甲状腺功能亢进症的诊断具有较高的敏感性。

5. 治疗 确诊为甲状腺功能亢进症，可选择^{131}I治疗、抗甲状腺药物治疗或手术治疗，手术的痊愈率达 90% ~ 95%。

（1）手术指征：①继发性甲状腺功能亢进症或高功能腺瘤。②中度以上的原发性甲状腺功能亢进症。③腺体较大，伴有压迫症状或胸骨后甲状腺肿等类型甲状腺功能亢进症。④抗甲状腺药物或^{131}I治疗后复发者或坚持长期用药有困难者。⑤妊娠早、中期的甲状腺功能亢进症患者凡具有上述指征者，应考虑手术治疗，并可以不终止妊娠。

（2）手术禁忌证：①青少年患者。②症状较轻者。③老年患者或有严重器质性疾病不能耐受手术者。

（3）手术方式：①行双侧甲状腺次全切除术，手术可选择常规或腔镜方式。②根据腺体大小或甲状腺功能亢进症程度决定切除腺体量。③通常需切除腺体的 80% ~ 90%，并同时切除峡部，每侧残留腺体如成人拇指末节大小（3 ~ 4 g）。

6. 术前准备

（1）一般准备：①精神过度紧张者适当应用镇静和安眠药；心率过快者可口服普萘洛尔；心力衰竭者可给予洋地黄制剂。②颈部摄片，了解有无气管受压或移位。③心电图检查。④喉镜检查，确定声带功能。⑤测定基础代谢率，了解甲状腺功能亢进症的程度。

（2）药物准备

1）抗甲状腺药物加碘剂：可先用硫脲类药物，待甲状腺功能亢进症症状得到基本控制后，即改服 2 周碘剂，再进行手术。

2）单用碘剂：适合症状不重，以及继发性甲状腺功能亢进症和高功能腺瘤患者。常用的碘剂是复方碘化钾溶液，每天 3 次；从 3 滴开始，以后逐天每次增加 1 滴，至每次 16 滴为止，然后维持此剂量，以 2 周为宜。

3）普萘洛尔：适用于常规应用碘剂或合并应用硫氧嘧啶类药物不能耐受或无效者。术前不用阿托品，以免引起心动过速。

7. 术后主要并发症

（1）术后呼吸困难：常见原因及处理如下。

1）甲状腺术后出血：拆除伤口缝线，清除血肿，敞开切口，解除对气道的压迫，再次手术并妥善止血，必要时气管插管或气管切开。

2）双侧喉返神经损伤：关键是预防和避免其损伤。

3）气管痉挛：紧急气管切开。

4）喉头水肿及呼吸道分泌物阻塞：立即面罩吸氧、静脉注射地塞米松，降低应激反应。处理后呼吸困难未改善，立即气管切开。

5）气管软化、塌陷：术前及术中采取预防措施，如放置气管套管等。

（2）喉上神经损伤：①外支损伤，使环甲肌麻痹，以致音调降低。②内支损伤，造成喉黏膜感觉丧失，容易误咽发生呛咳。

（3）喉返神经损伤：一侧喉返神经损伤，大都引起声音嘶哑。双侧喉返神经损伤，可造成严重的呼吸困难，甚至窒息。

（4）手足抽搐：因手术时误伤甲状旁腺或其血液供给受累所致。多表现为面、唇或手足部的针刺样麻木感或强直感。发作时，立即静脉注射 10％葡萄糖酸钙或氯化钙 10～20 mL。

（5）甲状腺功能减退：因甲状腺组织切除过多，或残留腺体的血液供应不足所致。

（6）甲状腺功能亢进症术后复发：多在术后 2～5 年。

（7）术后恶性突眼。

（8）甲状腺危象：常发生于术后 12～36 小时，是甲状腺功能亢进症的严重并发症，因甲状腺素过量释放引起暴发性肾上腺素能兴奋现象。

1）主要表现：高热（＞39 ℃）、脉搏快（＞120 次/分），同时合并神经、循环及消化系统严重功能紊乱如烦躁、谵妄、大汗、呕吐、水泻等。

2）治疗：①应用镇静剂、降温、充分供氧、补充能量、维持水、电解质及酸碱平衡等。②口服复方碘化钾溶液，或紧急时用 10％碘化钠 5～10 mL 加入 10％葡萄糖溶液 500 mL 中静脉滴注。③降低周围组织对甲状腺素的反应，可选用利血平、普萘洛尔。④氢化可的松。

（三）甲状腺腺瘤

1. 临床表现

（1）多见于 40 岁以下的女性。

（2）甲状腺无痛性肿块，早期无症状，个别有吞咽不适或压迫感。

（3）甲状腺内可触及单个圆形或椭圆形结节，个别为多发。表面光滑，界限清楚，与皮肤无粘连，随吞咽上下移动。质地不一，实性者软，囊性者则硬。

（4）部分因肿瘤出血而突然增大，出现局部胀痛和压痛，肿瘤增大后可引起邻近器官组织压迫症状。

（5）部分为自主高功能性腺瘤，可出现甲状腺功能亢进症症状。

（6）少数发生恶变。肿瘤质硬、固定或出现颈部淋巴结肿大。

2. 治疗　甲状腺腺瘤有癌变和引起甲状腺功能亢进症的可能，原则上应早期手术，可行腺瘤切除术。

3. 高功能腺瘤　外科手术是治疗的首选方法。

（1）特点：无须在促甲状腺激素（TSH）刺激下即可自主分泌 T_3 或 T_4，并抑制垂体分泌 TSH，使周围正常甲状腺功能受到不同程度的抑制，甚至腺体萎缩。

（2）手术方式

1）单纯腺瘤切除术：尽量保留正常甲状腺组织，以避免术后发生甲状腺功能减退症。

2）患侧腺叶次全切除术：部分高功能腺瘤患者除主要结节外，还存在小的自主功能性结节，若仅行大结节切除，遗留的小结节可再产生甲状腺功能亢进症症状，可行患侧腺叶次全切除术，尽可能切除病变结节。

（四）甲状腺癌

1. 病理类型

（1）乳头状癌：是成人甲状腺癌的最主要类型和儿童甲状腺癌的全部。恶性程度较低，较早出现颈淋巴结转移，预后较好。

（2）滤泡状癌：肿瘤生长较快，属中度恶性，且有侵犯血管倾向，可经血运转移到肺、肝、骨及中枢神经系统。

（3）髓样癌：来源于滤泡旁降钙素分泌细胞（C 细胞），中度恶性，可有颈淋巴结侵犯和血行转移，预后不如乳头状癌，但较未分化癌好。

（4）未分化癌：发展迅速，高度恶性，约 50% 早期便有颈淋巴结转移，或侵犯气管、喉返神经或食管，常经血运向肺、骨等远处转移。预后很差。

2. 临床表现

（1）甲状腺内发现肿块是最常见的表现。肿块增大常可压迫气管，使气管移位，并有不同程度的呼吸障碍症状。

（2）肿瘤侵犯气管，可有呼吸困难或咯血；侵犯喉返神经可出现声音嘶哑；侵犯颈丛出现耳、枕、肩等处疼痛。肿瘤压迫或浸润食管，可引起吞咽障碍；交感神经受压引起 Horner 综合征。

（3）局部淋巴结转移可出现颈淋巴结肿大。

（4）晚期常转移到肺、骨等器官，出现相应临床表现。

（5）髓样癌多有明显家族史，临床上可出现腹泻、心悸、面部潮红和血钙降低等症状；血清降钙素多增高。

3. 甲状腺超声恶性结节征象　以下征象提示甲状腺癌可能性大：①实性低回声结节。

②结节内血供丰富(TSH正常情况下)。③结节形态和边缘不规则、晕圈缺如。④微小钙化、针尖样弥散分布或簇状分布的钙化。⑤纵横比≥1。⑥伴有颈部淋巴结超声影像异常,如淋巴结呈圆形、边界不规则或模糊、内部回声不均、内部出现钙化、皮髓质分界不清、淋巴门消失或囊性变等。⑦弹性成像Ⅲ～Ⅳ级。⑧血流阻力(RI)≥0.7等。

4. 甲状腺结节分级

0级:正常甲状腺或弥漫性增生性甲状腺。

1级:良性病变。

2级:高度提示良性病变。

3级:不确定病变;倾向良性病变为3A级;倾向恶性病变为3B级。

4级:提示恶性病变。

5级:恶性病变。

5. 分化型甲状腺癌的临床分期

分期	肿瘤情况	分期	转移情况
T_x	原发肿瘤不能评估	N_x	区域淋巴结不能评估
T_0	没有原发肿瘤证据	N_0	无证据表明存在区域淋巴结转移
T_1	肿瘤最大径≤2 cm,且在甲状腺内。T_{1a},肿瘤最大径≤1 cm,且在甲状腺内。T_{1b},肿瘤最大径>1 cm,≤2 cm,且在甲状腺内	N_1	区域淋巴结转移
T_2	2 cm<肿瘤最大直径≤4 cm,且在甲状腺内	N_{1a}	Ⅵ区转移(气管前、气管旁、喉前/Delphian淋巴结)或纵隔上淋巴结(Ⅶ区),包括单侧或双侧转移
T_3	肿瘤最大径>4 cm,且在甲状腺内,或任何肿瘤伴甲状腺外浸润(如累及胸骨甲状肌或甲状腺周围软组织)。T_{3a},肿瘤最大直径>4 cm,局限在甲状腺腺体内的肿瘤。T_{3b},任何大小的肿瘤伴有明显的侵袭带状肌的腺外侵袭(包括胸骨舌骨肌、胸骨甲状肌、甲状舌骨肌、肩胛舌骨肌)	N_{1b}	转移至Ⅰ、Ⅱ、Ⅲ、Ⅳ或Ⅴ区淋巴结单侧、双侧或对侧,或咽后淋巴结
		M_0	无远处转移
T_{4a}	适度进展性疾病。任何肿瘤浸润超过包膜浸润皮下软组织、喉、气管、食管、喉返神经	M_1	有远处转移
T_{4b}	远处转移。肿瘤浸润椎前筋膜或包绕颈动脉或纵隔血管		

Ⅰ期:①<55岁时,任何T任何NM_0。②≥55岁时,$T_{1\sim2}N_{0\sim x}M_0$。
Ⅱ期:①<55岁时,任何T任何NM_1。②≥55岁时,$T_{1\sim2}N_1M_0$,T_{3a}/T_{3b}任何NM_0。
Ⅲ期:≥55岁时,T_{4a}任何NM_0。
ⅣA期:≥55岁时,T_{4b}任何NM_0。
ⅣB期:≥55岁时,任何T任何NM_1。

6. 手术治疗

(1)满足以下任一指征者,建议行甲状腺全切除或近全切除:①颈部有放射史。②已有远处转移。③双侧癌结节。④甲状腺外侵犯。⑤肿块直径>4 cm。⑥不良病理类型:高细胞型、柱状细胞型、弥漫硬化型、岛状细胞或分化程度低的变型。⑦双侧颈部多发淋巴结转移。

(2)满足以下所有指征者,建议行腺叶切除:①无颈部放射史。②无远处转移。③无甲状腺外侵犯。④无其他不良病理类型。⑤肿块直径<1 cm。

（3）颈淋巴结清扫的范围目前仍有分歧,但最小范围清扫,即中央区颈淋巴结（Ⅵ）清扫已基本达到共识。

7. 术后^{131}I 治疗

（1）采用^{131}I 清除术后残留的甲状腺组织（^{131}I 清甲）;采用^{131}I 清除手术不能切除的转移灶（^{131}I 清灶）。

（2）除所有癌灶均<1 cm 且无腺外浸润、无淋巴结和远处转移的甲状腺癌外,均可行^{131}I清甲治疗。

（3）妊娠期、哺乳期、计划短期（6 个月）内妊娠者和无法依从辐射防护指导者,禁忌行^{131}I清甲治疗。

8. 分化型甲状腺癌的复发危险度分层

（1）低危组（符合全部条件）:①无局部或远处转移。②所有肉眼可见的肿瘤均被清除。③肿瘤没有侵犯周围组织。④肿瘤不是侵袭型的组织学亚型,且没有血管侵犯。⑤清甲后行全身碘显像,甲状腺床以外没有发现碘摄取。

（2）中危组（符合任一条件）:①初次手术后病理检查可在镜下发现肿瘤有甲状腺周围软组织侵犯。②有颈淋巴结转移或清甲后行全身^{131}I 显像发现有异常放射性摄取。③肿瘤为侵袭性的组织学类型,或有血管侵犯。

（3）高危组（符合任一条件）:①肉眼下可见肿瘤侵犯周围组织或器官。②肿瘤未能完整切除,术中有残留。③伴有远处转移。④全甲状腺切除后,血清 TG 水平仍较高。⑤甲状腺癌家族史。

9. 分化型甲状腺癌 TSH 抑制治疗的原则

（1）有残余病灶或有高危复发风险者,需将 TSH 抑制于 0.1 mU/L 以下。无病灶残留证据且低危复发风险者,使 TSH 维持于正常变动范围的低限。

（2）低危但甲状腺球蛋白阳性、超声检查正常（化验有异常但影像学无异常）者,维持 TSH于 0.1～0.5 mU/L。

（3）复查多年均无病生存者,使 TSH 维持在正常范围内。

（4）TSH 长期抑制的患者,需保证每天摄取一定量的钙（1.2 mg/d）和维生素 D（1.0 U/d）。

（五）继发性甲状旁腺功能亢进症

1. 概述 继发性甲状旁腺功能亢进症是指钙离子动态平衡紊乱导致代偿性甲状旁腺激素的过度分泌。

2. 诊断 ①患者常有慢性肾功能不全、长期肾透析病史、维生素 D 缺乏、长期口服影响钙剂吸收药物等相关病史。②实验室检查包括血钙、血磷、甲状旁腺激素测定等。

3. 鉴别诊断 ①原发性甲状旁腺功能亢进症。②恶性肿瘤性高钙血症。③其他如结节病、维生素 D 过量等。

（六）其他颈部疾病

1. 颈淋巴结结核

（1）临床表现

1）颈部一侧或两侧有多个大小不等的肿大淋巴结。①初期,肿大的淋巴结较硬,无痛,可推动。②中期,发生淋巴结周围炎和/或各个淋巴结互相融合成团,形成不易推动的结节性肿块。③后期,淋巴结发生干酪样坏死、液化,形成寒性脓肿,脓肿破溃后形成经久不愈的窦道或慢性溃疡。

2）少数患者可有低热、盗汗、食欲缺乏、消瘦等全身症状。

（2）诊断:根据结核病接触史及局部体征,特别是已形成寒性脓肿,或已溃破形成经久不愈的窦道或溃疡时,多可明确诊断。若鉴别困难,可行穿刺活检和其他影像学检查。

（3）治疗

1）全身治疗:①注意营养和休息。②口服异烟肼 6～12 个月;伴有全身症状或身体其他处有结核病变者,接受正规抗结核治疗。

2）局部治疗:①少数局限、较大、可推动的淋巴结可手术切除。②寒性脓肿尚未穿破者,可行穿刺抽吸,尽量抽尽脓液,然后向脓腔内注入 5% 异烟肼溶液作冲洗,并留适量溶液于脓腔内,每周 2 次。③继发感染不明显的溃疡或窦道,可行刮除术,开放引流。④寒性脓肿继发化脓性感染者,先行切开引流,待感染控制后,再行刮除术。

2. 颈部肿块

（1）常见颈部肿块

1）慢性淋巴结炎:多继发于头、面、颈部和口腔的炎症病灶。肿大的淋巴结散见于颈侧区或颌下、颏下区。在寻找原发病灶时,应特别注意肿大淋巴结的淋巴接纳区域。常需与恶性病变鉴别,必要时应切除肿大的淋巴结做病理检查。

2）转移性肿瘤:在颈部肿块中,发病率仅次于慢性淋巴结炎和甲状腺疾病。原发癌灶绝大部分在头颈部,以鼻咽癌和甲状腺癌转移最多见。锁骨上窝转移性淋巴结的原发灶,多在胸腹部;胃肠道、胰腺癌肿多经胸导管转移至左锁骨上淋巴结。

3）恶性淋巴瘤:包括霍奇金淋巴瘤和非霍奇金淋巴瘤,来源于淋巴组织恶性增生的实体瘤,多见于男性青壮年。肿大的淋巴结常先出现于一侧或两侧颈侧区,生长迅速,相互粘连成团。确诊需要淋巴结的病理检查。

4）甲状舌管囊肿:是与甲状腺发育有关的先天性畸形。甲状腺舌管通常在胎儿 6 周左右自行闭锁,若甲状腺舌管退化不全,即可形成先天性囊肿,感染破溃后成为甲状舌管瘘。本病多见于 15 岁以下儿童,男性多于女性。表现为在颈前区中线、舌骨下方有直径 1～2 cm 的圆形肿块。境界清楚,表面光滑,有囊性感,并能随吞咽或伸、缩舌而上下移动。治疗需完整切除囊肿或瘘管,应切除部分舌骨以彻底清除囊壁或窦道,以免复发,术中冰冻切片检查有无恶变。

（2）鉴别诊断

1）肿瘤:原发性肿瘤良性肿瘤有甲状腺瘤、口外型舌下腺囊肿、血管瘤等。恶性肿瘤有甲状腺癌、恶性淋巴瘤、涎腺癌等。转移性肿瘤原发病灶多在口腔、鼻咽部、甲状腺、肺、纵隔、乳房、胃肠道、胰腺等处。

2）炎症:急性、慢性淋巴结炎、淋巴结结核、涎腺炎、软组织感染等。

3）先天性畸形:甲状舌管囊肿或瘘、胸腺咽管囊肿或瘘、囊状淋巴管瘤（囊状水瘤）、皮样囊肿等。

第二节 乳房疾病

例题

（1～2 题共用题干）

女，45 岁。发现左乳腺肿物 2 周，无痛，既往无乳头溢液史。查体：左乳中央区可触及直径 1.5 cm、边界尚清、质地较硬的肿块，乳头略有内陷，无水肿，腋窝淋巴结未触及。

1. 患者最可能的诊断是（C）

A. 乳腺纤维腺瘤   B. 乳腺导管内乳头状瘤

C. 乳腺癌   D. 乳腺增生症

E. 乳腺炎

2. 下列可确定诊断的检查是（D）

A. 乳腺钼靶检查   B. 红外线扫描

C. B 超   D. 穿刺或切除活检

E. MRI

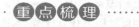
·············· 重 点 梳 理 ··············

（一）急性乳腺炎

1. **概述** 急性乳腺炎是急性化脓性感染，患者多是产后哺乳的妇女，以初产妇多见，往往发生在产后 3～4 周。最常引起感染的微生物是金黄色葡萄球菌。

2. **病因**

（1）乳汁淤积：乳汁是富含乳糖的一类培养基，有利于入侵细菌的生长繁殖。乳汁淤积的原因：①乳头发育不良（过小或内陷）妨碍哺乳。②乳汁过多或婴儿吸乳少。③乳管不通，影响排乳。

（2）细菌入侵：乳头破损或皲裂，细菌沿淋巴管入侵是感染的主要途径。婴儿口腔感染，吸乳或含乳头睡眠，也可使细菌直接侵入乳管，上行至腺小叶而致感染。

3. **临床表现**

（1）主要症状为患侧乳房肿胀疼痛、局部红肿、发热。若炎症进展，疼痛呈搏动性，可有寒战、高热、脉搏加快。

（2）常有患侧淋巴结肿大、压痛，白细胞计数明显增高。

（3）一般起初呈蜂窝织炎样表现，数天后可形成脓肿，表浅的脓肿可触及波动，深部的脓肿需穿刺才能确定。脓肿可以是单房性或多房性。

（4）脓肿可向外溃破，深部脓肿还可穿至乳房与胸肌间的疏松组织，形成乳房后脓肿。严重感染者可导致乳房组织大块坏死，甚至并发脓毒症。

4. **治疗**

（1）早期呈蜂窝织炎表现而未形成脓肿时，应用抗生素治疗。

1）首选青霉素，或用耐青霉素酶的苯唑西林钠（新青霉素Ⅱ），或第一头孢菌素如头孢拉定。

2）对青霉素过敏者，应用红霉素。

3）抗生素通过乳汁影响婴儿健康，避免使用四环素、氨基糖苷类、喹诺酮类、磺胺类和甲硝唑等药物。

（2）脓肿形成后及时行脓肿切开引流。①为避免损伤乳管而形成乳瘘，放射状切开。②乳晕下脓肿沿乳晕边缘做弧形切口。③深部脓肿或乳房后脓肿沿乳房下缘做弧形切口，经乳房后间隙引流。④切开后以手指分离脓肿的多房间隔，利于引流。⑤脓腔较大时，可在脓腔的最低部位另加切口做对口引流。

（3）一般不停止哺乳。但患侧乳房应停止哺乳，并以吸乳器吸尽乳汁，促使乳汁通畅排出。若感染严重或脓肿引流后并发乳瘘，应停止哺乳。可口服溴隐亭或己烯雌酚。

（二）乳腺纤维腺瘤

1. **概述**　乳腺纤维腺瘤是青年女性常见的乳房肿瘤，高发年龄是 20～25 岁，其次为 15～20 岁和 25～30 岁，多数为单发，少数属多发。

2. **临床表现**

（1）纤维腺瘤多发生在乳腺边缘及厚实区域，乳晕区较少见。

（2）常呈圆球形或椭圆形；若有多发纤维腺瘤，增大后互相融合成一个瘤体，则常呈结节形。

（3）边界清楚，活动度大，有包膜，触诊活动度佳，质韧，与皮肤及胸大肌无粘连，不会引起腋窝淋巴结肿大。周围可存在乳腺增生。

3. **辅助检查**

（1）超声：对实质性和囊性肿块的鉴别诊断尤为准确，是年轻患者的首选检查方法。

（2）钼靶摄片：对于 35 岁以上女性，当肿块不能除外癌诊断时，可在超声基础上，同时行钼靶检查。

（3）针吸细胞学检查：有助于纤维腺瘤和乳腺癌的鉴别。

（4）空芯针穿刺：多用于乳腺微小病变的检查。

4. **治疗**　手术切除是目前治疗纤维腺瘤唯一有效的方法，应将肿瘤连同其包膜整块切除，以周围包裹少量正常乳腺组织为宜，肿块必须常规做病理检查。

（三）乳腺囊性增生病

1. **概述**　乳腺囊性增生病多见于中年妇女。病理形态呈多样性表现，增生可发生于腺管周围并伴有大小不等的囊肿形成，囊内含淡黄色或棕褐色液体；或腺管内表现为不同程度的乳头状增生，伴乳管囊性扩张，也有发生于小叶实质者，主要为乳管及腺泡上皮增生。

2. **病因**　乳腺囊性增生病系雌、孕激素比例失调，使乳腺实质增生过度和复旧不全。

3. **临床表现**　一侧或双侧乳房胀痛和肿块是本病的主要表现，部分患者具有周期性。

（1）部分患者乳房疼痛与月经周期有关,有时整个月经周期都有疼痛感,常无固定部位,月经来潮后疼痛缓解。

（2）部分患者乳房疼痛常有固定的位置,以单侧乳房的外上象限或乳晕下居多,两侧乳房同时疼痛较少,大多患者描述为"针刺感""牵拉感"或"烧灼感",月经来潮后疼痛不缓解。

（3）少数患者可同时伴有水样或淡黄色乳头溢液,以及显性乳房肿块。

4. 治疗

（1）药物治疗

1）丹那唑:对显著性乳房疼痛有较好的效果,尤其是周期性乳房疼痛的患者。

2）他莫昔芬:可用于症状较重者,于月经干净后5天开始口服,每天2次,每次10 mg,连用15天后停药。

3）溴隐亭:对乳房疼痛、结节有明显改善作用,主要不良反应为眩晕、呕吐,国内较少使用。

（2）手术治疗:乳腺囊性增生病本身无手术治疗的指征,手术治疗的目的主要是经过影像学检查、针吸细胞学检查或空芯针穿刺病理活检仍不能排除乳腺癌可能时,应对病灶进行活检。

（四）乳腺癌

1. **概述** 乳腺癌是女性恶性肿瘤中发病率第一位的疾病,病理分型为非浸润性乳腺癌、浸润性乳腺癌、浸润性非特殊癌和其他罕见癌。

2. **转移途径**

（1）局部扩展:癌细胞沿导管或筋膜间隙蔓延,继而侵及Cooper韧带和皮肤。

（2）淋巴转移

1）癌细胞经胸大肌外侧缘淋巴管侵入同侧腋窝淋巴结,然后侵入锁骨下淋巴结至锁骨上淋巴结,进而可经胸导管(左)或右淋巴管侵入静脉血流而向远处转移。

2）癌细胞向内侧淋巴管,沿着乳内淋巴管的肋间穿支引流到胸骨旁淋巴结,继而达到锁骨上淋巴结,并可通过同样途径侵入血流。

（3）血运转移:早期乳腺癌已有血运转移,癌细胞可直接侵入血液循环而致远处转移。最常见的远处转移依次为骨、肺、肝。

3. **临床表现**

（1）乳房肿块是最常见的临床表现,患者多以无痛性并进行性增大的乳房肿块首诊,肿块大小形态不一,不规则,表面欠光滑,边界欠清楚。

（2）乳头溢液可呈乳汁样、清水样、血性、浆液性或脓性,溢液量可多少,间隔时间不一致,可以是单管或多管性。

（3）乳头乳晕改变:①在乳腺癌病程早期和晚期均可出现乳头牵拉、回缩。②乳头佩吉特(Paget)病表现为乳头皮肤糜烂、破溃、结痂、脱屑、灼痛,常伴有瘙痒感。

（4）皮肤改变:①最常见肿瘤侵犯Cooper韧带,或与皮肤粘连使皮肤外观凹陷,出现"酒窝征"。②癌细胞阻塞皮下淋巴管产生橘皮样改变。③"皮肤卫星结节"。④肿瘤进展可出现破溃,呈菜花样改变。⑤乳房皮下的淋巴管充满癌栓,使皮肤呈炎性改变,同时伴有皮肤水肿,即炎性乳腺癌。

（5）区域淋巴结：最常见的淋巴转移部位为同侧腋窝淋巴结。腋窝淋巴结转移晚期，可压迫腋静脉，影响上肢的淋巴回流致上肢水肿。

4. 辅助检查

（1）乳腺钼靶摄片：用于乳腺癌的筛查和早期诊断，是乳腺疾病最基本和首选的检查方法。

（2）乳腺超声检查：适用于任何人群的乳腺检查。乳腺癌在超声上主要表现为边界不规则的肿块，可呈锯齿状或蟹足状。

（3）乳腺 MRI 检查：在乳腺的检查中具有明显的优势，对乳腺癌的敏感性高达 $94\%\sim100\%$。

5. TNM 分期

分期	肿瘤情况	分期	转移情况
T_0	原发癌瘤未查出	N_0	同侧腋窝淋巴结无转移
Tis	原位癌	N_1	同侧腋窝可推动的淋巴结转移
T_1	肿瘤最大直径≤2 cm	N_2	同侧腋窝淋巴结转移融合，或与周围组织粘连
T_2	2 cm<肿瘤最大直径≤5 cm	N_3	同侧锁骨上淋巴结、同侧胸骨旁淋巴结转移
T_3	肿瘤最大直径>5 cm	M_0	无远处转移
T_4	癌瘤大小不计，侵犯皮肤或胸壁，包括炎性乳腺癌	M_1	有远处转移

6. 临床分期　　0 期：$TisN_0M_0$。Ⅰ期：$T_1N_0M_0$。Ⅱ期：$T_{0\sim1}N_1M_0$，$T_2N_{0\sim1}M_0$，$T_3N_0M_0$。Ⅲ期：$T_{0\sim2}N_2M_0$，$T_3N_{1\sim2}M_0$，T_4 任何 NM_0，任何 TN_3M_0。Ⅳ期：包括 M_1 的任何 T 任何 N。

7. 诊断　　病史、查体及乳腺超声、钼靶检查或 MRI 是临床诊断的重要依据。确诊需要通过组织活检进行病理检查。

8. 鉴别诊断　　①纤维腺瘤。②乳腺囊性增生病。③浆细胞性乳腺炎，是乳腺的无菌性炎症，炎性细胞中以浆细胞为主。临床上 60% 呈急性炎症表现，肿块大时皮肤可呈橘皮样改变。40% 患者开始即为慢性炎症，表现为乳腺肿块，边界不清，可有皮肤粘连和乳头凹陷。急性期应予以抗炎治疗，炎症消退后若肿块仍存在，可考虑手术切除。

9. 治疗

（1）手术治疗

1）保留乳房的乳腺癌切除术：原发灶切除范围应包括肿瘤、肿瘤周围 1～2 cm 组织，确保标本边缘无肿瘤细胞浸润。术后必须辅以放疗。适用于临床Ⅰ期、Ⅱ期的患者，且乳房有适当体积，术后能保持外观效果者。

2）乳腺癌改良根治术：包括保留胸大肌、切除胸小肌和保留胸大肌、胸小肌两种术式，术后外观效果好，是目前常用的手术方式。适用于临床Ⅰ期、Ⅱ期的患者。

3）乳腺癌根治术和乳腺癌扩大根治术：现已较少使用。

4）全乳房切除术：适用于原位癌、微小癌及年迈体弱不宜行根治术者。

5）前哨淋巴结活检术及腋窝淋巴结清扫术：对腋窝淋巴结阳性者常规行腋窝淋巴结清扫术，范围包括Ⅰ、Ⅱ组腋窝淋巴结。对腋窝淋巴结阴性者可先行前哨淋巴结活检术。

（2）化学治疗：乳腺癌是实体瘤中应用化疗最有效的肿瘤之一。

1）肿瘤分化差、分期晚的病例：常用蒽环类与紫杉类联合化疗方案，如 EC（表柔比星、环磷酰胺）- T（多西他赛或紫杉醇）方案等。

2）肿瘤分化较好、分期较早的病例：可考虑基于紫杉类的方案，如 TC（多西他赛或紫杉醇、环磷酰胺）方案等。

3）术前化疗：又称新辅助化疗，多用于局部晚期的病例，目的在于缩小肿瘤，提高手术成功率及探测肿瘤对药物的敏感性。

（3）内分泌治疗：乳腺癌细胞中雌激素受体（ER）含量高者，对内分泌治疗有效。

1）他莫昔芬：可降低乳腺癌术后复发及转移，减少对侧乳腺癌的发生率。

2）芳香化酶抑制剂：如阿那曲唑、来曲唑和依西美坦，对绝经后患者效果优于他莫昔芬。

（4）辅助放疗

1）乳腺癌保乳术后的放射治疗：原则上所有浸润性乳腺癌保乳术后的患者均应接受术后放疗。

2）乳腺癌根治术或改良根治术后需放射治疗的高危因素：①腋窝淋巴结转移≥4 个者。②腋窝淋巴结转移 1～3 个的 T_1/T_2 患者如有下述情况：年龄≤40 岁，激素受体阴性，组织学分级Ⅲ级，腋窝淋巴结转移比例＞20％，癌基因表皮生长因子受体 2（HER2）阳性等。③腋窝淋巴结阴性，但原发肿瘤最大直径≥5 cm，或腋窝淋巴结阴性但肿瘤侵及乳腺皮肤、胸壁的患者。④病理提示具有脉管癌栓。⑤化疗前影像学诊断内乳淋巴结转移可能者。⑥原发肿瘤位于内侧象限同时腋窝淋巴结有转移者。

（5）靶向治疗：曲妥珠单抗是目前最常用的抗 HER2 靶向治疗药物。

10. 随访

（1）每 4～6 个月进行一次病情随访及体格检查，持续 5 年，此后每 12 个月一次。

（2）每 12～24 个月进行一次乳腺钼靶 X 线摄片（保乳手术者在放疗结束后 6 个月行患侧乳腺钼靶摄片一次）。

（3）每 12 个月进行一次乳腺 B 超检查。

（4）接受他莫昔芬者，若子宫仍保留，每 12 个月进行一次妇科检查。

（5）绝经后患者应定期监测骨密度。

（6）评估辅助内分泌治疗的依从性，并鼓励患者坚持治疗。

（7）选择健康积极的生活方式，控制并保持理想体重（BMI 20～25 kg/m²）。

（8）根据病情酌情行胸部 CT、腹部 B 超等检查。

第三节 动脉性疾病

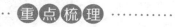 **例题**

血栓闭塞性脉管炎早期主要的临床表现是(C)

A. 游走性血栓性静脉炎 　　　　B. 足部及小腿酸痛

C. 间歇性跛行 　　　　　　　　D. 患肢萎缩

E. 肢端青紫

············ 重点梳理 ············

（一）血栓闭塞性脉管炎

1. 概述 血栓闭塞性脉管炎(TAO)又称 Buerger 病,是血管的炎性、节段性和反复发作的慢性闭塞性疾病。多侵袭四肢中、小动静脉,以下肢多见,好发于男性青壮年。

2. 病因

(1) 外来因素:主要有吸烟、寒冷与潮湿的生活环境、慢性损伤和感染。主动或被动吸烟是本病发生和发展的重要因素。

(2) 内在因素:自身免疫功能紊乱、性激素和前列腺素失调,以及遗传因素。

3. 病理特征 ①通常始于动脉,然后累及静脉,由远端向近端进展,呈节段性分布,两段之间血管比较正常。②活动期为受累动静脉管壁全层非化脓性炎症,有内皮细胞和成纤维细胞增生;淋巴细胞浸润,中性粒细胞浸润较少,偶见巨细胞;管腔被血栓堵塞。③后期,炎症消退,血栓机化,新生毛细血管形成。动脉周围广泛纤维组织形成,常包埋静脉和神经。④虽有侧支循环逐渐建立,但不足以代偿,因而神经、肌和骨骼等均可出现缺血性改变。

4. 临床表现

(1) 患肢怕冷,皮肤温度降低,苍白或发绀。

(2) 患肢感觉异常及疼痛,早期起因于血管壁炎症刺激末梢神经,后因动脉阻塞造成缺血性疼痛,即间歇性跛行或静息痛。

(3) 长期慢性缺血导致组织营养障碍改变。严重缺血者,患肢末端出现缺血性溃疡或坏疽。

(4) 患肢的远侧动脉搏动减弱或消失。

(5) 发病前或发病过程中出现复发性游走性浅静脉炎。

5. 诊断 ①大多数患者为青壮年男性,多数有吸烟嗜好;②患肢有不同程度的缺血性症状;③有游走性浅静脉炎病史;④患肢足背动脉或胫后动脉搏动减弱或消失;⑤一般无高血压、高脂血症、糖尿病等易致动脉硬化的因素。

6. 血栓闭塞性脉管炎与动脉硬化性闭塞症的鉴别

鉴别要点	血栓闭塞性脉管炎	动脉硬化性闭塞症
发病年龄	青壮年多见	多>45 岁
血栓性浅静脉炎	常见	无
高血压、冠心病、高脂血症、糖尿病	常无	常见
受累血管	中、小动静脉	大、中动脉
其他部位动脉病变	无	常见
受累动脉钙化	无	可见
动脉造影	节段性闭塞，病变近、远侧血管壁光滑	广泛性不规则狭窄和节段性闭塞，硬化动脉扩张、扭曲

7. 治疗

（1）一般疗法

1）严格戒烟，防止受冷、受潮和外伤，但不应使用热疗，以免组织需氧量增加而加重症状。

2）疼痛严重者，可用止痛剂及镇静剂，慎用易成瘾的药物。

3）患肢应进行适度锻炼，以利于促使侧支循环建立。

（2）非手术治疗：选用抗血小板聚集与扩张血管药物，高压氧舱治疗，中医中药治疗。

（3）手术治疗：目的是重建动脉血流通道，增加肢体血供，改善缺血引起的后果。

1）闭塞动脉近侧和远侧仍有通畅的动脉时，可施行旁路转流术。如仅腘动脉阻塞，可行股-胫动脉旁路转流术；小腿主干动脉阻塞，而远侧尚有开放的管腔时，可选择股、腘-远端胫（腓）动脉旁路转流术。

2）血栓闭塞性脉管炎主要累及中、小动脉，不能施行上述手术时，可选用腰交感神经节切除术或大网膜移植术、动静脉转流术或腔内血管成形术（PTA）。

3）已有肢体远端缺血性溃疡或坏疽时，应积极处理创面，选用有效抗生素治疗。组织已发生不可逆坏死时，应考虑不同平面的截肢术。

（二）动脉栓塞

1. 栓子来源 ①心源性，如风湿性心脏病、冠状动脉硬化性心脏病及细菌性心内膜炎时，心室壁或人工心脏瓣膜上的血栓脱落等。②血管源性，如动脉瘤或人工血管腔内的血栓脱落；动脉粥样斑块脱落。③医源性，动脉穿刺插管导管折断成异物，或内膜撕裂继发血栓形成并脱落等。以心源性为最常见。

2. 临床表现 可概括为"5P"，即疼痛（pain）、感觉异常（paresthesia）、麻痹（paralysis）、无脉（pulselessness）和苍白（pallor）。

（1）疼痛：常是最早出现的症状，由栓塞部位动脉痉挛和近端动脉内压突然升高引起疼痛。起于阻塞平面处，以后延及远侧，并演变为持续性。轻微的体位改变或被动活动均可致剧烈疼痛，故患肢常处于轻度屈曲的强迫体位。

（2）皮肤色泽和温度改变

1）由于动脉供血障碍，皮下静脉丛血液排空，皮肤呈苍白色。若皮下静脉丛的某些部位积聚少量血液,则有散在的小岛状紫斑。

2) 栓塞远侧肢体的皮肤温度降低并有冰冷感觉。用手指自趾(指)端向近侧顺序检查,常可扪到骤然改变的变温带,其平面约比栓塞平面低一手宽,具有定位诊断意义。

(3) 动脉搏动减弱或消失:由于栓塞及动脉痉挛,导致栓塞平面远侧的动脉搏动明显减弱,甚至消失;栓塞的近侧,因血流受阻,动脉搏动反而更为强烈。

(4) 感觉和运动障碍:由于周围神经缺血,引起栓塞平面远侧肢体皮肤感觉异常、麻木,甚至丧失。可出现深感觉丧失,运动功能障碍,以及不同程度的足或腕下垂。

(5) 动脉栓塞的全身影响:栓塞动脉的管腔愈大,全身反应也愈重。

1) 伴有心脏病者,若心脏功能不能代偿动脉栓塞后血流动力学的变化,可出现血压下降、休克和左心衰竭,甚至造成死亡。

2) 栓塞发生后,受累肢体可发生组织缺血坏死,引起严重的代谢障碍,表现为高钾血症、肌红蛋白尿和代谢性酸中毒,最终导致肾衰竭。

3. **诊断**　凡有心脏病史伴有心房颤动或其他发病原因者,突然出现 5P 征象,即可作出临床诊断。皮肤测温试验、超声多普勒、动脉造影和 CTA 等检查可为确定诊断提供客观依据。

4. **治疗**　由于病程进展快,后果严重,诊断明确后,必须采取积极的有效治疗措施。

(1) 非手术治疗:由于患者常伴有严重的心血管疾病,即使要施行急症取栓术,亦应重视手术前后处理,以利于改善全身情况,减少手术危险性。

1) 适应证:①小动脉栓塞,如胫腓干远端或肱动脉远端的动脉栓塞;②全身情况不能耐受手术者;③肢体已出现明显的坏死征象,手术已不能挽救肢体;④栓塞时间较长,或有良好的侧支建立可以维持肢体的存活者。

2) 常用药物:尿激酶等纤溶药物,可经外周静脉或栓塞动脉近端穿刺注射及经动脉内导管利用输液泵持续给药等三种方法。抗凝治疗可防止继发血栓蔓延,初以全身肝素化 3～5 天,然后用香豆素类衍化物维持 3～6 个月。治疗期间必须严密观察患者的凝血功能,及时调整用药剂量或中止治疗,防止发生重要脏器出血性并发症。

(2) 手术治疗

1) 凡诊断明确,尤其是大、中动脉栓塞,若患者全身情况允许,应尽早施行切开动脉直接取栓;或利用 Fogarty 球囊导管取栓。

2) 术后,应严密观察肢体的血供情况,继续治疗相关的内科疾病。尤其应重视肌病肾病代谢综合征的防治;高血钾、酸中毒、肌红蛋白尿,以及少尿、无尿,是急性肾功能损害表现,若不及时处理,将致不可逆性肾功能损害。

3) 术后如患肢出现肿胀,肌组织僵硬、疼痛,并致已恢复血供的远端肢体再缺血时,应及时行肌筋膜间隔切开术;肌组织已有广泛坏死者,需行截肢术。

第四节　周围静脉疾病

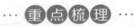例题

男,44岁。下肢静脉曲张10年,劳累后肢体肿胀,皮炎及溃疡经久不愈,首选的治疗是(A)

A. 手术治疗 　　　　　　　　　B. 局部药物治疗

C. 抗感染治疗 　　　　　　　　D. 弹性绷带包扎治疗

E. 物理治疗

·············· 重点梳理 ··············

（一）下肢静脉解剖和生理

1. **解剖**　下肢静脉由浅静脉、深静脉、交通静脉和小腿肌静脉组成。

（1）浅静脉:有大、小隐静脉两条主干。

1）小隐静脉起自足背静脉网的外侧,自外踝后方上行,逐渐转至小腿屈侧中线并穿入深筋膜,注入腘静脉,可有一上行支注入大隐静脉。

2）大隐静脉是人体最长的静脉,起自足背静脉网的内侧,经内踝前方沿小腿和大腿内侧上行,在腹股沟韧带下穿过卵圆窝注入股总静脉。大隐静脉在膝平面下,分别由前外侧和后内侧分支与小隐静脉交通;于注入股总静脉前,主要有阴部外静脉、腹壁浅静脉、旋髂浅静脉、股外侧静脉和股内侧静脉五个分支。

（2）深静脉:小腿深静脉由胫前、胫后和腓静脉组成。胫后静脉与腓静脉汇合成一短段的胫腓干,后者与胫前静脉组成腘静脉,经腘窝进入内收肌管裂孔上行为股浅静脉,至小粗隆平面,与股深静脉汇合为股总静脉,于腹股沟韧带下缘移行为髂外静脉。

（3）交通静脉:穿过深筋膜连接深、浅静脉。小腿外侧的交通静脉多位于小腿中段。大腿内侧的交通静脉多位于中、下1/3。

（4）小腿肌静脉:有腓肠肌静脉和比目鱼肌静脉,直接汇入深静脉。

2. **血流动力学**

（1）静脉系统占全身血量的64%,又称为容量血管,起着血液向心回流的通路、贮存血量、调节心脏的流出道及皮肤温度等重要生理功能。

（2）下肢静脉血流能对抗重力向心回流的原因:①静脉瓣膜向心单向开放功能,起向心导引血流并阻止逆向血流的作用。②肌关节泵的动力功能,驱使下肢静脉血流向心回流并降低静脉压。③胸腔吸气期与心脏舒张期产生的负压作用,对周围静脉有向心吸引作用;腹腔内压升高及动脉搏动压力向邻近静脉传递,具有促使静脉回流和瓣膜关闭的作用。

（3）长时间的静息态坐、立位,下肢远侧的静脉处于高压与淤血状态。

（二）单纯性下肢静脉曲张

1. **概述**　下肢静脉曲张是指仅涉及隐静脉,浅静脉伸长、迂曲而呈曲张状态,持久站立工

作、体力活动强度高、久坐者多见。

2. 病因 静脉壁软弱、静脉瓣膜缺陷及浅静脉内压升高,是引起浅静脉曲张的主要原因。长期站立、重体力劳动、妊娠、慢性咳嗽、习惯性便秘等后天性因素,使瓣膜承受过度的压力,逐渐松弛,不能紧密关闭。

3. 临床表现 ①下肢浅静脉扩张、迂曲,下肢沉重、乏力感。②可出现踝部轻度肿胀和足靴区皮肤营养性变化:皮肤色素沉着、皮炎、湿疹、皮下脂质硬化和溃疡形成。

4. 下肢静脉瓣膜功能检查方法

(1) Trendelenburg 试验:患者仰卧,抬高下肢使静脉排空,在大腿上部扎止血带,阻断大隐静脉;让患者站立 30 秒,释放止血带,观察大隐静脉曲张的充盈情况。

1) 松解止血带前,大隐静脉空虚,松解止血带时,大隐静脉自上而下逆向充盈。提示大隐静脉瓣膜功能不全,但大隐静脉与深静脉之间的交通支瓣膜功能正常。

2) 松解止血带前,大隐静脉已部分充盈曲张,松解止血带后,充盈曲张更为明显。提示大隐静脉瓣膜及其与深静脉之间交通支瓣膜均功能不全。

3) 松解止血带前,大隐静脉即充盈曲张,松解止血带后,曲张静脉充盈并未加重。提示大隐静脉与深静脉间交通支瓣膜功能不全,但大隐静脉瓣膜功能正常。

(2) 小隐静脉瓣膜及小隐静脉与深静脉之间交通支瓣膜功能试验与 Trendelenburg 试验的区别在于止血带置于腘窝处阻断小隐静脉血流。

(3) 交通静脉瓣膜功能试验(Pratt 试验):患者平卧,抬高患肢,在大腿根部扎止血带,先从足趾向上至腘窝缚缠第一根弹力绷带,再自止血带处向下,扎上第二根弹力绷带,一边向下解开第一根弹力绷带,一边向下继续缚缠第二根弹力绷带。如果在两根弹力绷带之间的间隙内出现曲张静脉,即意味该处有功能不全的交通静脉。

(4) 深静脉通畅试验(Perthes 试验):患者站立,在大腿根部扎止血带,阻断大隐静脉回流,嘱患者用力踢腿或做下蹲活动 10～20 次,使小腿肌泵收缩以促进静脉血液向深静脉系统回流。若曲张的浅静脉明显减轻或消失,表示深静脉通畅;若曲张静脉不减轻,张力增高甚至出现胀痛,表示深静脉不通畅。

(5) 直腿伸踝试验(Homans 征):嘱患者下肢伸直,被动或主动做踝关节过度背屈动作,如小腿剧烈疼痛提示深静脉血栓形成。

5. 鉴别诊断 ①原发性下肢深静脉瓣膜功能不全。②下肢深静脉血栓形成后综合征。③先天性静脉畸形骨肥大综合征。④动静脉瘘。

6. 非手术治疗 患肢穿医用弹力袜或用弹力绷带使曲张静脉处于萎瘪状态;避免久站、久坐,间歇抬高患肢。适应证:①症状轻微又不愿手术者。②妊娠期发病,分娩后症状有可能消失者,可暂行非手术治疗。③手术耐受力极差者。

7. 手术治疗

(1) 目的:去除曲张静脉和防止并发症的发生。

(2) 手术方式:①大隐静脉高位结扎加曲张静脉剥脱术。②微创手术:硬化治疗、射频治疗、激光治疗、刨吸治疗、内镜下交通静脉结扎术等。

8. 并发症及其处理

（1）血栓性浅静脉炎：可用抗凝及局部热敷治疗，伴感染时应用抗生素。炎症消退后，行手术治疗。

（2）溃疡形成：创面湿敷，抬高患肢以利于回流，较浅的溃疡一般都可愈合，然后采取手术治疗。较大或较深的溃疡，经上述处理后溃疡缩小，周围炎症消退，创面清洁后也应行手术治疗，同时清创植皮，可以缩短创面愈合期。

（3）曲张静脉破裂出血：抬高患肢和局部加压包扎，必要时缝扎止血，择期行手术治疗。

（三）原发性下肢深静脉瓣膜功能不全

1. 概述　原发性下肢深静脉瓣膜功能不全指深静脉瓣膜不能紧密关闭，引起血液逆流，但无先天性或继发性原因。

2. 临床表现　除浅静脉曲张外，根据临床表现的轻重程度可分为三度。

（1）轻度：久站后下肢沉重不适，踝部轻度水肿。

（2）中度：轻度皮肤色素沉着及皮下组织纤维化，单个小溃疡；下肢沉重感明显，踝部中度肿胀。

（3）重度：短时间活动后即出现小腿胀痛或沉重感，水肿明显并累及小腿，伴有广泛色素沉着、湿疹或多个、复发性溃疡。

3. 检查　①静脉造影。②下肢活动静脉压测定。③超声。

4. 治疗　凡诊断明确，瓣膜功能不全Ⅱ级以上者，结合临床表现的严重程度，考虑行深静脉瓣膜重建术。

（四）下肢深静脉血栓形成

1. 概述　下肢深静脉血栓形成指血液在下肢深静脉血管腔内不正常凝结，阻塞静脉腔导致静脉回流障碍，静脉壁呈炎性改变，远心端静脉高压致肢体肿胀、疼痛及浅静脉扩张等。

2. 易感因素　凡导致静脉血流缓慢、静脉壁损伤和血液凝固功能异常的状态，均可导致下肢深静脉血栓形成。

（1）造成血流缓慢的外因有久病卧床，术中、术后，以及肢体制动状态及久坐不动等。

（2）血液高凝状态见于妊娠、产后或术后、创伤、长期服用避孕药、肿瘤组织裂解产物等。

3. 临床表现

（1）患肢肿胀，组织张力高，呈非凹陷性水肿，皮肤泛红，皮温较对侧高，肿胀严重时，皮肤可出现水疱。

（2）血栓在静脉内引发炎症反应，使患肢局部持续性疼痛、压痛，下肢静脉回流受阻导致胀痛。急性期可导致低热。

（3）主干静脉阻塞后，浅静脉发生代偿性扩张；血栓可导致静脉瓣膜破坏，后期可形成浅静脉曲张。

（4）股青肿，表现为患肢剧烈疼痛，皮肤发亮，伴有水疱或血疱，皮色呈青紫色，皮温低，足背动脉、胫后动脉不能触及搏动；常有全身强烈反应，伴有高热，精神萎靡，甚至有休克表现。

4. 辅助检查

(1) 血液 D-二聚体:浓度升高,提示血液纤溶系统被激活,血栓形成可能。

(2) 超声多普勒:可显示是否存在血栓和血栓部位,鉴别静脉回流障碍是外来压迫或静脉内血栓形成所导致。

(3) 下肢静脉造影:是诊断下肢深静脉血栓形成的金标准,但不主张急性期造影。

5. 治疗

(1) 一般治疗:卧床休息,抬高患肢。急性期过后可穿弹力袜或弹力绷带加压包扎下肢后,进行轻度活动。

(2) 药物治疗:以抗凝为主,诊断明确立即开始抗凝治疗。

1) 皮下注射低分子肝素,不需检测活化部分凝血活酶时间(APTT)等指标。

2) 静脉注射普通肝素,需要检测 APTT。

3) 皮下注射普通肝素,检测 APTT 并调整剂量。

(3) 手术治疗:髂股静脉血栓病程不超过 48 小时者,可尝试行导管取栓或溶栓术。股青肿则常需要手术取栓。

(4) 其他:下腔静脉滤网置入术可预防肺栓塞,适用于复发高危患者、存在抗凝禁忌或有并发症时,以及充分抗凝治疗血栓仍然再发者。

(5) 出院后治疗:①口服维生素 K 拮抗剂长期抗凝治疗。检测 INR 维持在 2.0～3.0。②维生素 K 拮抗剂有禁忌(妊娠)或合并癌症者长期应使用低分子肝素治疗或抗 X a 因子的新型抗凝药物。③长期物理治疗,如穿弹力袜或间歇性足部充气压迫法等。

第五节 腹外疝

🧰 **例题**

下列必须急诊手术的疝是(B)

A. 白线疝

B. 绞窄性疝

C. 难复性疝

D. 易复性疝

E. 滑动性疝

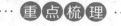 重点梳理

1. 概述 腹股沟疝分为斜疝和直疝两种。疝囊经过腹壁下动脉外侧的腹股沟管深环(内环)突出,向内、向下、向前斜行经过腹股沟管,再穿出腹股沟管浅环(皮下环),并可进入阴囊,称为腹股沟斜疝;疝囊经腹壁下动脉内侧的直疝三角区直接由后向前突出,不经过内环,也不进入阴囊,称为腹股沟直疝。

2. 病因

（1）解剖因素：①精索、子宫圆韧带穿过腹股沟管。②股动静脉穿过股管造成此区域先天薄弱。③儿童腹股沟疝常因鞘状突闭合不全引起。

（2）腹内压力增加：长期慢性咳嗽、慢性便秘、长期排尿困难包括前列腺增生及尿道梗阻等疾病、重体力劳动者、腹腔积液、妊娠、婴儿哭闹等。

（3）腹壁局部薄弱：如老年人的组织胶原成分变化和腹壁肌肉萎缩。

（4）其他：如遗传因素、吸烟、肥胖、下腹部低位切口等可能与腹股沟疝发生有关。

3. 解剖要点

（1）腹股沟管：成年人长度为 4～5 cm，由两口四壁组成，男性精索及女性子宫圆韧带由此通过。

1）两口：内口为深环；外口为浅环。

2）四壁：①前壁由皮肤、皮下组织及腹外斜肌腱膜组成，但外侧 1/3 有腹内斜肌覆盖。②后壁为腹横筋膜和腹膜，其内侧 1/3 有腹股沟镰。③上壁为腹内斜肌、腹横肌的弓状下缘。④下壁有腹股沟韧带及腔隙韧带。

（2）直疝三角：外侧边为腹壁下动脉，内侧边为腹直肌外侧缘，底边为腹股沟韧带；缺乏完整的腹肌覆盖，且腹横筋膜较薄，易发生疝。

（3）肌耻骨孔：即包括股疝、斜疝、直疝发生的同一薄弱区域。其内界为腹直肌外侧缘，外侧为髂腰肌，上侧为腹横筋膜和腹内斜肌，下界为骨盆的骨性边缘。

4. 临床病理类型　①易复性疝。②难复性疝。③嵌顿性疝。④绞窄性疝。少数病程较长的疝，因内容物不断进入疝囊时产生的下坠力量将囊颈上方的腹膜逐渐推向疝囊，尤其是髂窝区后腹膜与后腹壁结合得极为松弛，更易被推移，以致盲肠（包括阑尾）、乙状结肠或膀胱随之下移而成为疝囊壁的一部分。这种疝称为滑动性疝，也属难复性疝。

5. 临床表现

（1）腹股沟斜疝

1）腹股沟区可复性肿块为特征性表现，肿块起初较小，伴有轻微坠胀感，随内环口逐渐增大进入阴囊。

2）易复性疝一般仅有轻度坠胀感，肿块呈梨形，可进入阴囊或阴唇；在站立、咳嗽或排便时肿块突出增大，平卧时肿块可全部或部分回纳入腹腔。

3）难复性疝和滑疝不能完全回纳腹腔，部分除坠胀感外可出现排便困难、腹胀等不完全肠梗阻症状。滑疝虽不多见，但滑入疝囊的盲肠或乙状结肠可能在疝修补术时被误认为疝囊的一部分而被切开，应特别注意。

4）嵌顿性疝及绞窄性疝肿块不能用手还纳入腹腔，常伴腹股沟区剧烈疼痛、腹部绞痛、腹胀、肛门停止排便排气等完全肠梗阻症状。

（2）腹股沟直疝：常见于年老体弱者，患者直立时，在腹股沟内侧端、耻骨结节上外方出现一半球形肿块，不伴疼痛或其他症状。平卧后疝块多能自行消失，不需用手推送复位。直疝很少进入阴囊，极少发生嵌顿。疝内容物常为小肠或大网膜。膀胱有时可进入疝囊，成为滑动性直疝,手术时应予以注意。

6. 鉴别诊断

（1）腹股沟斜疝与直疝的鉴别

鉴别要点	斜疝	直疝
发病年龄	多见于儿童、青壮年	多见于老年
突出途径	腹股沟管,可进入阴囊	直疝三角,一般不进入阴囊
疝外形	椭圆或梨形	半球形
回纳后压住内环	疝块不再突出	疝块仍可突出
精索与疝解剖关系	疝囊与精索关系密切,精索位于疝囊后方	疝囊与精索分离,关系不密切,精索位于疝囊前外方
疝囊颈与腹壁下动脉关系	疝囊颈在腹壁下动脉外侧	疝囊颈在腹壁下动脉内侧
嵌顿机会	较多	极少

（2）腹股沟斜疝与其他疾病的鉴别

1）鞘膜积液:鞘膜积液肿块透光试验阳性是本病具有特征性的临床表现。

2）精索囊肿或睾丸下降不全:肿块位于腹股沟管或精索睾丸行径,边界清晰。前者有囊性感,张力高,阴囊内可扪到同侧睾丸;后者质坚韧,为实质感,阴囊内同侧睾丸缺如。

3）股疝:多发生于中老年妇女,肿块由卵圆窝突出,易嵌顿,位于腹股沟韧带下方,体型肥胖的妇女不易发现。

4）子宫圆韧带囊肿:肿块位于腹股沟管,呈圆形或椭圆形,有囊性感,边界清楚,张力高,其上端不伸入腹腔。可与疝同时并存。

7. 非手术治疗

（1）1岁以下婴幼儿腹肌可随躯体生长逐渐强壮,疝有自行消失的可能。可暂不手术,采用棉线束带或细带压住腹股沟管深环,防止疝块突出并给发育中的腹肌以加强腹壁的机会。

（2）年老体弱或伴有其他严重疾病而禁忌手术者,白天可在回纳疝内容物后,将医用疝带一端的软压垫对着疝环顶住,阻止疝块突出。

8. 手术治疗　是腹股沟疝唯一的治愈手段。

（1）传统疝手术

1）单纯疝囊高位结扎术:①婴幼儿的腹肌在发育中可逐渐强壮而使腹壁加强,单纯疝囊高位结扎常能获得满意的疗效,不需施行修补术。②绞窄性斜疝因肠坏死而局部有严重感染,通常采取单纯疝囊高位结扎、避免施行修补术,因感染常使修补失败。

2）加强或修补腹股沟管前壁的方法:以 Ferguson 法最常用。其适用于腹横筋膜无显著缺损、腹股沟管后壁尚健全的病例。

3）加强或修补腹股沟管后壁的方法:①Bassini 法,临床应用最广泛。②Halsted 法。③McVay 法,适用于后壁薄弱严重病例,还可用于股疝修补。④Shouldice 法,适用于较大的成人腹股沟斜疝和直疝。

(2) 无张力疝修补术:是在无张力情况下,利用人工高分子材料网片进行修补,具有术后疼痛轻、恢复快、复发率低等优点。常用平片无张力疝修补术(Lichtenstein 手术)、疝环充填式无张力疝修补术(Rutkow 手术)、巨大补片加强内脏囊手术。

(3) 经腹腔镜疝修补术

1) 经腹腔的腹膜前修补(TAPP):适用于前入路复发疝、较大阴囊疝。

2) 完全经腹膜外路径的修补(TEP):适用于大多数腹股沟疝修补,因不进入腹腔,对腹腔内器官干扰较轻,推荐为首选。

3) 腹腔内的补片修补(IPOM):较少用于腹股沟修补,一般用于多次复发疝或者合并切口疝。

4) 单纯疝环缝合法:只用于较小的儿童斜疝。

9. 嵌顿性疝与绞窄性疝处理原则

(1) 嵌顿性疝具备下列情况者可先试行手法复位:①嵌顿时间在 3～4 小时,局部压痛不明显,也无腹部压痛或腹肌紧张等腹膜刺激征者。②年老体弱或伴有其他较严重疾病而估计肠袢尚未绞窄坏死者。除上述情况外,嵌顿性疝原则上需要紧急手术治疗。绞窄性疝原则上应立即手术治疗。

(2) 手术的关键在于正确判断疝内容物的活力,然后根据病情确定处理方法。

1) 在扩张或切开疝环、解除疝环压迫的前提下,凡肠管呈紫黑色,失去光泽和弹性,刺激后无蠕动和相应肠系膜内无动脉搏动者,即可判定为肠坏死。如肠管尚未坏死,可将其送回腹腔,按一般易复性疝处理。

2) 不能肯定是否坏死时,可在其系膜根部注射 0.25%～0.5% 普鲁卡因 60～80 mL,再用温热等渗盐水纱布覆盖该段肠管或将其暂时送回腹腔,10～20 分钟后再观察。如果肠壁转为红色,肠蠕动和肠系膜内动脉搏动恢复,则证明肠管尚具有活力,可回纳腹腔。

3) 如肠管确已坏死,或经上述处理后病理改变未见好转,或一时不能肯定肠管是否已失去活力时,应在患者全身情况允许的前提下,切除该段肠管并进行一期吻合。患者情况不允许肠切除吻合时,可将坏死或活力可疑的肠管外置于腹外,并在其近侧段切一小口,插入一肛管,以期解除梗阻;7～14 天后,全身情况好转,再施行肠切除吻合术。绞窄的内容物如系大网膜,可予以切除。

(3) 手术注意事项:①如嵌顿的肠袢较多,应警惕逆行性嵌顿的可能。不仅要检查疝囊内肠袢的活力,还应检查位于腹腔内的中间肠袢是否坏死。②切勿把活力可疑的肠管送回腹腔。③少数嵌顿性疝或绞窄性疝,临手术时因麻醉作用疝内容物自行回纳腹内,以致在术中切开疝囊时无肠袢可见。必须仔细探查肠管,以免遗漏坏死肠袢于腹腔内。必要时另行腹部切口探查。④凡施行肠切除吻合术者,因手术区污染,在高位结扎疝囊后,一般不宜行疝修补术。

10. 术后注意事项

(1) 手术切口有无红肿、出血、渗液,局部皮肤、阴囊及大腿内侧有无出血。

(2) 有无术后长期慢性疼痛,术后慢性疼痛一般为术中损伤或缝扎神经引起,少数为补片卡压精索引起,局部封闭治疗常可缓解疼痛,严重者须再次手术探查。

（3）对糖尿病、免疫力低下者需使用抗生素。

（4）有无补片感染,若补片感染需再次手术取出补片。

（5）术后3个月内禁止重体力活动。

第六节　腹部损伤

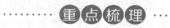

例题

腹部闭合性损伤诊断的关键在于首先确定有无(B)

A. 腹痛　　　　　　　　　　　　B. 内脏损伤

C. 腹壁损伤　　　　　　　　　　D. 恶心、呕吐

E. 腹膜后血肿

·············· 重点梳理 ··············

（一）概论

1. 分类

（1）依据是否有腹壁伤口分类

1）开放性损伤:①有腹膜破损者为穿透伤,无腹膜破损者为非穿透伤。②常见受损部位依次为肝、小肠、胃、结肠、大血管等。

2）闭合性损伤:①可局限于腹壁,也可同时兼有脏器损伤。②常见受损部位依次为脾、肾、小肠、肝、肠系膜等。

（2）依据受损伤脏器分类

1）实质脏器损伤:主要为肝、脾、胰、肾等,表现为腹腔内（或腹膜后）出血,腹痛呈持续性,一般不剧烈,腹膜刺激征也并不严重。

2）空腔脏器损伤:主要为胃肠道、胆道等,表现为弥漫性腹膜炎,除胃肠道症状及稍后出现的全身性感染外,最为突出的是腹膜刺激征。胃液、胆汁、胰液的刺激最强,肠液次之,血液最轻。

2. 腹部穿透损伤的判断　损伤伤口是获得临床诊断的重要窗口。

（1）通过伤口的局部检查快速明确致伤物是否穿透腹壁进入腹腔。

（2）伤口是否有活动性新鲜血液自腹腔溢出,初步判断腹腔是否存在内出血。

（3）伤口溢出物是否存在胃肠道内容物或胆汁,初步判断是否存在胃肠道或大胆管损伤。

3. 腹部脏器损伤的判断

（1）检查发现下列情况之一者,应考虑有腹内脏器损伤:①早期出现休克,尤其是出血性休克征象。②有持续性甚至进行性加重的腹部疼痛,伴恶心、呕吐等消化道症状。③明显腹膜刺激征。④气腹表现。⑤腹部出现移动性浊音。⑥便血、呕血或尿血。⑦直肠指诊发现前壁有压痛或波动感,或指套染血。

（2）以下各项对于判断何种脏器损伤有一定价值：①有恶心、呕吐、便血、气腹者多为胃肠道损伤,再结合暴力打击部位,腹膜刺激征最明显的部位和程度,可确定损伤在胃、上段小肠、下段小肠或结肠。②有排尿困难、血尿、外阴或会阴部牵涉痛者,提示泌尿系统脏器损伤。③有肩部牵涉痛者,多提示上腹部脏器损伤,其中以肝和脾破裂多见。④有下位肋骨骨折者,注意肝或脾破裂可能。⑤有骨盆骨折者,提示直肠、膀胱、尿道损伤可能。

4. 辅助检查

（1）诊断性腹腔穿刺术和腹腔灌洗术：对判断腹腔内脏器有无损伤和哪类脏器损伤有很大帮助。

1）腹腔穿刺术的穿刺点最多选于脐和髂前上棘连线的中、外 1/3 交界处或经脐水平线与腋前线相交处。若抽到不凝血,提示实质脏器破裂所致内出血。抽不到液体并不完全排除内脏损伤可能,应严密观察,必要时可重复穿刺,或改行腹腔灌洗术。

2）诊断性腹腔灌洗术检查结果符合以下任何一项即属阳性：①灌洗液含有肉眼可见的血液、胆汁、胃肠内容物或证明是尿液。②显微镜下红细胞计数超过 100×10^9/L 或白细胞计数超过 0.5×10^9/L。③淀粉酶超过 100 Somogyi 单位。④灌洗液中发现细菌。

（2）X 线检查：最常用胸部及平卧位腹部平片,必要时可拍摄骨盆片。

（3）超声检查：主要用于诊断肝、脾、胰、肾等实质脏器的损伤,能根据脏器的形态和包膜连续性,以及周围积液情况,提示损伤的有无、部位和程度。

（4）CT 检查：仅适用于伤情稳定而又需明确诊断者。它能够清晰地显示实质器官损伤的部位及范围,为选择治疗方案提供重要依据。

（5）诊断性腹腔镜检查：可应用于一般状况良好而不能明确有无或何种腹内脏器损伤的患者。

（6）MRI 检查：对血管损伤和某些特殊部位的血肿如十二指肠壁间血肿有较高的诊断价值。

5. 剖腹探查的指征　①全身情况有恶化趋势,出现口渴、烦躁、脉率增快,或体温及白细胞计数上升,或红细胞计数进行性下降。②腹痛和腹膜刺激征进行性加重或范围扩大。③肠鸣音逐渐减弱、消失或腹部逐渐膨隆。④膈下有游离气体,肝浊音界缩小或消失,或者出现移动性浊音。⑤积极抗休克后病情未见好转或继续恶化。⑥消化道出血。⑦腹腔穿刺抽出气体、不凝血、胆汁、胃肠内容物等。⑧直肠指诊有明显触痛。

6. 处理

（1）对已确诊或高度怀疑腹内脏器损伤者,处理原则是做好紧急术前准备,力争尽早手术。如腹部以外另有伴发损伤,首先处理对生命威胁最大的损伤。

（2）腹腔内脏器损伤者很容易发生休克,故防治休克是救治中的重要环节。休克诊断已明确者,可给予镇静剂或止痛药;已发生休克的腹腔内出血者,要积极抗休克,力争在收缩压回升至 90 mmHg 以上后进行手术;若积极治疗下休克仍未能纠正,提示腹内可能有活动性大出血,应在抗休克的同时迅速剖腹止血。

（3）手术切口选择常用腹部正中切口。

（二）肝脏损伤

1. 肝外伤分级 Ⅲ级或以下者如为多处损伤，其损伤程度则增加一级。

（1）Ⅰ级：①血肿位于被膜下，<10%肝表面面积。②包膜撕裂，肝实质裂伤深度<1 cm。

（2）Ⅱ级：①血肿位于被膜下，10%～50%肝表面面积，或肝实质内血肿直径<10 cm。②肝实质裂伤深度1～3 cm，长度<10 cm。

（3）Ⅲ级：①血肿位于被膜下，>50%肝表面面积或仍在继续扩大，或被膜下或实质内血肿破裂，或实质内血肿>10 cm并仍在继续扩大。②裂伤深度>3 cm。

（4）Ⅳ级：肝实质破裂累及25%～75%的肝叶，或单一肝叶内有1～3个Couinaud肝段受累。

（5）Ⅴ级：①肝实质破裂超过75%肝叶或单一肝叶超过3个Couinaud肝段受累。②肝后下腔静脉/主肝静脉损伤。

（6）Ⅵ级：血管破裂，肝撕脱。

2. 手术治疗 基本要求是确切止血、彻底清创，消除胆汁溢漏和建立通畅的引流。

（1）暂时控制出血，尽快查明伤情：开腹后发现肝破裂并有大量活动性出血时，立即用手指或橡皮管阻断肝十二指肠韧带暂时控制出血，同时用纱布压迫创面暂时止血，以利于探查和处理。常温下每次阻断肝十二指肠韧带的安全时间为20～30分钟，肝硬化等病理情况时，每次不宜超过15分钟。

（2）清创缝合术：探明肝破裂伤情后，应对损伤的肝进行清创。具体方法是清除裂口内的血块、异物，以及离断、粉碎或失去活力的肝组织。

（3）肝动脉结扎术：如果裂口内有不易控制的动脉性出血，可考虑行肝动脉结扎。尽量不结扎肝固有动脉和肝总动脉。

（4）肝切除术：适用于有大块肝组织破损，特别是粉碎性肝破裂，或肝组织挫伤严重者。但不宜采用创伤大的规则性肝切除术。

（5）纱布填塞法：可用于裂口较深或肝组织已有大块缺损，止血不满意但又无条件进行较大手术的患者。

3. 非手术治疗要求

（1）入院时神志清楚，能确证回答医生提出的问题和配合体格检查。

（2）血流动力学稳定，收缩压>90 mmHg，心率<100次/分。

（3）无腹膜炎体征。

（4）B超或CT检查确定肝损伤为AAST Ⅰ～Ⅲ级，或Ⅳ级和Ⅴ级的严重肝损伤经重复CT检查确认创伤已稳定或好转，腹腔积血量增加。

（5）未发现其他内脏合并伤。

4. 术后并发症

（1）腹腔感染：包括肝周脓肿和肝脓肿，多与引流不畅或引流管拔除过早有关。可在B超或CT引导下穿刺置管引流处理治愈。

（2）胆瘘：术中遗漏肝创面较大胆管分支或遗留失活肝组织坏死脱落后均可形成术后胆汁溢漏，形成胆瘘。保持引流通畅多能在1～2个月后自愈；如长期不愈需手术治疗，行肝部分切除术或胆瘘管空肠 Roux-en-Y 吻合术。

（3）术后出血：可由术中止血不彻底或凝血功能障碍所致。

（4）胆道出血：多源于肝损伤处动脉坏死、液化或感染造成血管与胆管的沟通，表现为周期性上腹痛、黄疸或呕血、黑便。首选放射介入血管造影检查并行选择性动脉栓塞治疗。

（三）脾损伤

1. 脾破裂的分类

（1）按病理解剖分类

1）包膜下脾破裂：脾实质挫伤而包膜未破裂，可形成脾包膜下血肿。

2）中央型脾破裂：脾实质深部挫裂伤，在脾实质内形成血肿。

3）真性脾破裂：脾实质和被膜均破裂，形成腹腔内出血。

（2）包膜下和中央型破裂临床上无明显出血征象，发现后可经卧床休息观察，保守治疗血肿吸收痊愈。但如果出血不能停止，或再受外力作用，可能突然转变为迟发性真性破裂。

2. 脾损伤分级

（1）Ⅰ级：脾包膜下破裂或包膜及实质轻度损伤，手术见脾裂伤长度≤5.0 cm，深度≤1.0 cm。

（2）Ⅱ级：脾裂伤长度>5.0 cm，深度>1.0 cm，但脾门未累及，或脾段血管受累。

（3）Ⅲ级：脾破裂伤及脾门部或脾部分离断，或脾叶血管受损。

（4）Ⅳ级：脾广泛破裂，或脾蒂、脾动静脉主干受损。

3. 处理 原则是抢救生命第一，保留脾第二。

（1）生命体征平稳的包膜下、中央型脾破裂和表浅局限的真性破裂，无其他腹腔的脏器合并伤者，可在严密观察血压、脉搏、腹部体征、血细胞比容及影像学监测的条件下行非手术治疗。

（2）观察中如发现继续出血或发现有其他脏器损伤，应立即中转手术。

（3）保留脾手术有生物胶黏合止血、物理凝固止血、单纯缝合修补、脾破裂捆扎、脾动脉结扎及部分脾切除等。

（4）脾中心部碎裂，脾门撕裂或有大量失活组织，高龄及多发伤严重者需迅速施行全脾切除术。

（5）在野外作战条件下或病理性肿大的脾发生破裂，应行全脾切除术。

（6）一旦发生延迟性脾破裂，一般应行脾切除。

（四）胰腺损伤

1. 概述 胰腺位于上腹部腹膜后深处，多为腹部穿透性损伤或严重暴力钝性损伤，且多伴有其他脏器损伤。胰腺损伤死亡率高，诊断延误、损伤部位和胰管损伤对预后影响大。

2. 处理 上腹部创伤，高度怀疑或诊断为胰腺损伤，特别有明显腹膜刺激征者，应立即手术探查胰腺。胰腺严重挫裂伤或断裂者，手术时较易确诊；而损伤范围不大者可能漏诊。凡手术探查时发现胰腺附近后腹膜有血肿、积气、积液、胆汁者，应将此处切开，包括切断胃结肠韧带或按 Kocher 方法掀起十二指肠,探查胰腺的腹侧和背侧,以查清是否存在胰腺损伤。

3. 手术原则　目的为止血、清创、控制胰腺外分泌及处理合并伤。

(1) 包膜完整的胰腺挫伤,放置局部引流。

(2) 胰体部分破裂而主胰管未断者,行褥式缝合修补术。

(3) 胰颈、胰体、胰尾的严重挫裂伤或横断伤,行胰腺近端缝合、远端切除术。

(4) 胰头损伤合并十二指肠破裂者,可施行十二指肠憩室化手术。

(5) 胰头严重毁损无法修复时,行胰头十二指肠切除术。

4. 术后并发症　①胰瘘。②腹腔出血。③腹腔脓肿。④胰腺假性囊肿。⑤急性胰腺炎。⑥胰腺功能障碍。

5. 术后注意事项　①密切观察腹腔引流性状和量,并动态监测引流液淀粉酶水平。②应用生长抑素或生长抑素衍生物抑制胰液分泌。③预防性应用抗生素。④胃肠减压,视胃肠道功能恢复状态,渐进性恢复饮食。⑤腹部超声或 CT 检查监测,如发现引流不畅腹腔积液及早 B 超引导下穿刺引流。

(五) 小肠外伤

1. 概述　小肠在腹腔内占据的位置最大、分布面广、相对表浅,且缺少骨骼的保护,容易受到外伤。小肠损伤率在开放性损伤中占 25％～30％,在闭合性损伤中占 15％～20％。外伤造成小肠破裂、穿孔,临床表现为急性腹膜炎。

2. 病因和分类

(1) 闭合性肠损伤:可由直接或间接暴力(如腹部钝器伤、高处坠落或突然减速等)将小肠挤压于腰椎体而破裂。

(2) 开放性肠损伤:主要为锐器致伤,如枪弹伤、弹片或弹珠伤等。

(3) 医源性小肠外伤:如手术分离粘连时损伤肠管、腹腔穿刺时刺伤胀气或高度充盈的肠管、内镜操作的意外损伤等。

3. 临床表现

(1) 肠壁挫伤或血肿在受伤初期可有轻度或局限性腹膜刺激症状,全身无明显改变,随血肿的吸收或挫伤炎症的修复,腹部体征可消失,也可因病理变化加重造成肠壁坏死、穿孔引起腹膜炎。

(2) 肠破裂、穿孔时,肠内容物外溢,腹膜受消化液的刺激,可表现为剧烈的腹痛,伴有恶心、呕吐。查体可有面色苍白、皮肤厥冷、脉搏细弱等症状。可有全腹腹膜刺激征、移动性浊音阳性及肠鸣音消失,随受伤时间的推移,感染中毒症状加重。

(3) 小肠破裂后部分患者有气腹表现。部分患者可能在几小时或十几小时内无明确的腹膜炎表现。

(4) 小肠外伤可合并腹内实质脏器破裂,造成出血及休克,也可合并多器官和组织损伤。

4. 辅助检查

(1) 胸部 X 线和/或立位腹部平片:出现膈下游离气体或侧腹部游离气体是诊断小肠闭合性损伤合并穿孔的最有力证据。膈下游离气体阴性不能排除小肠破裂。

（2）B超检查：可指导具体的穿刺部位行介入诊断，可见腹腔积液或显示血肿部位。

（3）腹腔穿刺术：是腹部损伤和急腹症常用的辅助诊断或确诊手段之一，对小肠破裂的确诊率高。

5. 鉴别诊断　①胰腺损伤或急性胰腺炎。②胃和十二指肠损伤或溃疡穿孔。③阑尾穿孔。④结肠外伤。⑤肝破裂或脾破裂。

6. 术前确诊依据　①有直接或间接的暴力外伤史，作用部位主要位于腹部。②有自发腹痛且持续存在。③腹痛位置固定或范围逐渐扩大。④有腹膜刺激征。⑤随诊发现腹部症状加重但无内出血征。⑥有膈下游离气体征。⑦局限性小肠气液平。⑧B超有局部液性暗区或游离腹腔内有气体影。⑨腹腔穿刺有积液。⑩有感染性休克表现。

7. 手术探查指征

（1）有腹膜炎体征，或开始不明显但随时间的进展腹膜炎加重，肠鸣音逐渐减弱或消失。

（2）腹腔穿刺或腹腔灌洗检查阳性。

（3）腹部 X 线平片发现有气腹者。

（4）就诊较晚，有典型受伤史，呈现腹胀、休克者。

8. 术前注意事项　①进行有效的液体复苏。②保持有效的胃肠减压，留置导尿。③尽早使用抗生素，针对肠道细菌选用广谱抗生素。④麻醉前准备。

9. 手术方式

（1）肠修补术：边缘整齐的裂伤，可用丝线（或可吸收线）做横向两层内翻缝合；边缘组织碾碎及血运障碍者，应行清创，证实创缘血供良好后，再行缝合修补。

（2）肠切除吻合术：为防止吻合口瘘和肠管裂开，应注意断端的血液循环，防止局部血供障碍，认真处理肠壁和肠系膜的出血点，防止吻合口及系膜血肿形成。

（3）肠造口术：空肠回肠穿孔达 36～48 小时或以上，肠段挫伤或腹腔污染特别严重的，术中不允许肠切除吻合时可考虑外置造口。

（4）腹腔冲洗术：腹腔污染严重者除彻底清除污染物和液体外，应使用 5 000～8 000 mL 温生理盐水反复冲洗腹腔。

10. 肠切除术的适应证　①裂口较大或裂口边缘部肠壁组织挫伤严重者。②小段肠管多处破裂者。③肠管大部分或完全断裂者。④肠管严重挫伤、血供障碍者。⑤肠壁内或系膜缘有大血肿者。⑥肠系膜损伤影响肠壁血液循环者。

（六）结肠外伤

1. 概述　结肠外伤是较常见的腹内脏器损伤，较小肠外伤发生率低，以开放性损伤为主。

2. 特点　①结肠壁薄，血液循环差，愈合能力弱。②结肠内充满粪便，含有大量细菌，肠管破裂后腹腔污染严重，易造成感染。③结肠腔内压力高，术后常发生肠胀气而致缝合处或吻合口破裂。④升、降结肠较固定，后壁位于腹膜外，伤后易漏诊而造成严重的腹膜后感染。⑤合并伤和穿透伤多。

3. 病因　①开放性损伤，多为锐器所致。②闭合性损伤，多为钝性暴力所致。③医源性损伤，主要有结肠镜检查损伤、钡灌肠损伤、手术损伤、化学性损伤。④继发于血管损伤的结肠延期穿孔,多见于横结肠和乙状结肠。

4. 临床特点 ①有外伤史或结肠镜检查史。②主要是细菌性腹膜炎及全身感染中毒表现。③严重腹痛、恶心、呕吐。④黑便或便血,肛门指检可有血迹。⑤腹式呼吸减弱或消失,严重腹胀。⑥对疑有结肠外伤的患者,应反复观察病情。

5. 治疗 处理原则是做好术前准备、早期手术、清除坏死肠段、彻底冲洗腹腔及充分引流。

(1) 除少数裂口小,腹腔污染轻,全身情况良好的患者,可以考虑一期修补或一期切除吻合(尤其是右半结肠)外,大部分患者先采用肠造口术或肠外置术处理,待患者情况好转时,再行关闭瘘口。

(2) 对比较严重的损伤一期修复后,可加做近端结肠造口术,确保肠内容物不再进入远端。

(3) 一期修复手术的主要禁忌证:①腹腔严重污染。②全身严重多发伤或腹腔内其他脏器合并伤,须尽快结束手术。③全身情况差或伴有肝硬化、糖尿病等。④失血性休克需大量输血(>2 000 mL)者、高龄患者、高速火器伤者、手术时间已延误者。

(七) 腹膜后血肿

1. 概述 腹膜后血肿为腰腹部损伤的常见并发症,多合并有腹盆腔、腹膜后脏器的损伤,是腹部严重创伤急救中一个比较棘手的危重症。死亡率可达35%～42%。

2. 病因

(1) 开放性损伤:常见于刀刺伤、火器伤和异物击伤,往往伴有腹腔内、腹膜后脏器及血管损伤。

(2) 闭合性损伤:可因直接或间接暴力造成,多由高处坠落、挤压、车祸等所致腹膜后脏器损伤、骨盆或下段脊柱骨折和腹膜后血管损伤引起。

3. 临床表现 ①腹痛是最常见的症状,部分患者有腹胀和腰背痛。②主要表现有内出血征象和肠麻痹。③伴尿路损伤者常有血尿。④血肿巨大或伴有渗入腹膜腔者可有腹肌紧张和反跳痛、肠鸣音减弱或消失。⑤血肿进入盆腔者可有里急后重感。

4. 出现麻痹性肠梗阻表现的原因

(1) 血液可因后腹膜破损或渗出,流入腹腔内而出现腹膜刺激症状引起肠麻痹。

(2) 腹膜后血肿直接压迫胃肠道及刺激或压迫腹膜后的内脏神经,引起胃肠功能紊乱,加重肠麻痹。

(3) 骨折(如骨盆骨折)伤者多需卧床休息,肠蠕动减慢,或外伤后进食过早过多,加重胃肠负担。

5. 辅助检查

(1) 实验室检查:初期白细胞稍高或正常,红细胞及血红蛋白可减低,后期白细胞明显增高,中性粒细胞增高。

(2) X线检查:若出现脊柱或骨盆骨折、腰大肌阴影消失和肾影异常等征象,提示腹膜后血肿可能。

(3) B超:可发现血肿及腹主动脉瘤。

(4) CT:能较清楚地显示出血、血肿与其他组织的关系。当增强扫描时衰减值增加,提示活动性出血。

(5) 血管造影和同位素扫描:能提示出血的位置。

(6) B超或CT引导下穿刺抽吸:可明确诊断。

6. 分型

(1) 中央型:血肿在中央,上下边界分别为横膈与骨盆上缘,侧方到腰肌内缘。

1) A型常并发大血管损伤。

2) B型常合并胰腺、十二指肠、肝、脾等破裂出血,并发胰腺及十二指肠周围血肿。

(2) 肋腹型:血肿处于直肠与腰肌侧方,上下边界分别为髂嵴与膈肌下方。最常见的原因是肾损伤,其次是结肠损伤。

(3) 盆腔型:血肿仅位于盆腔内,侧方位于髂嵴内。主要因骨盆骨折所致。

(4) 复合型:血肿范围广,囊括以上至少两种。

7. 治疗原则

(1) 保守治疗(抗休克和感染)适应证:①实时B超检查血肿局限不再继续扩大。②一般情况好,症状轻。③脉搏、血压、体温正常。④血白细胞正常。

(2) 剖腹探查:适用于血肿继续扩大,病情不稳定,甚至恶化者。

(3) 尽可能明确血肿来源,术中发现上腹部或结肠旁的腹膜后血肿,必须切开探查,以除外相关脏器损伤。

第七节 急腹症

 例题

(1~3题共用题干)

男,42岁。3小时前突发中上腹剧烈疼痛呈"刀割样",查体发现全腹胀,全腹有压痛,反跳痛,以剑突下偏右及右下腹最明显,全腹肌紧张。移动性浊音(±)。

1. 该患者初步考虑诊断为(C)

A. 急性胆囊炎   B. 急性肠炎

C. 急性胃十二指肠溃疡穿孔   D. 急性阑尾炎

E. 急性胰腺炎

2. 此时最具诊断价值的检查方法是(A)

A. 腹部X线平片   B. 腹腔穿刺,涂片检查

C. 右下腹部B超   D. 右上腹部B超

E. 血、尿淀粉酶测定

3. 如明确诊断,应采取的处理措施是(E)

A. 给予抑制胃酸分泌的药物   B. 观察病情的变化

C. 给予解痉止痛药物　　　　　　　D. 选择有针对性的抗菌药物

E. 立即手术

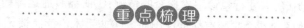

1. 概述

（1）概念：急腹症是以急性腹痛为临床表现的腹部病症，特点是起病急、变化多、进展快、病情重，需紧急处理。

（2）病因：①空腔脏器病变，如穿孔、梗阻、炎症感染、出血。②实质脏器病变，如破裂出血、炎症感染。③血管病变，如腹主动脉瘤破裂、肠系膜血管血栓形成或栓塞、绞窄性疝等。

（3）病理和病理生理：腹痛依据接受痛觉的神经分为内脏神经痛、躯体神经痛和牵涉痛。

1）内脏神经主要感受胃肠道膨胀等机械和化学刺激，通常腹痛定位模糊，范围大，不准确。依据胚胎来源，前肠来源器官引起的疼痛位置通常在上腹部；中肠来源的器官在脐周；后肠来源的器官在下腹部。

2）躯体神经属于体神经，主要感受壁层和脏腹膜的刺激，定位清楚、腹痛点聚焦准确。

3）牵涉痛也称放射痛，是腹痛时牵涉远处部位的疼痛，如肩部。

2. 常见急腹症的诊断要点

（1）胃十二指肠溃疡急性穿孔：患者常有溃疡病史，突发上腹部刀割样疼痛，迅速蔓延至全腹部，明显腹膜刺激症状，典型的"板状腹"体征，肝浊音界消失，X线检查见膈下游离气体。

（2）急性胆囊炎：患者进食油腻食物后发作右上腹绞痛，向右肩和右腰背部放射，墨菲（Murphy）征阳性。超声可见胆囊壁炎症、增厚、胆囊内结石有助于诊断。

（3）急性胆管炎：典型表现为上腹疼痛伴高热、寒战、黄疸。细菌易进入血液循环，导致休克和精神症状，宜尽早通过内镜进行经鼻胆管减压引流。

（4）急性胰腺炎：常见于饮酒或暴食后。左上腹持续剧烈疼痛，可向肩背部放射，伴有恶心、呕吐。呕吐后腹痛不缓解。血清和尿淀粉酶明显升高。增强 CT 可见胰腺弥漫性肿胀，胰周积液，胰腺有坏死时可见皂泡征。

（5）急性阑尾炎：典型表现为转移性右下腹痛和右下腹固定压痛。疼痛始于脐周或上腹部，待炎症波及阑尾浆膜（脏腹膜），腹痛转移并固定于右下腹。阑尾炎病变加重达到化脓或坏疽时，可出现右下腹局限性腹膜炎体征。

（6）急性小肠梗阻：通常有腹痛、腹胀、呕吐和肛门停止排气排便。梗阻初期肠蠕动活跃，肠鸣音增强，可闻"气过水声"；梗阻后期出现肠坏死时，肠鸣音减弱或消失。X线立卧位平片可见气液平，肠腔扩张。超声检查对肠套叠引起的小肠梗阻有诊断意义。

（7）腹部钝性损伤：有实质脏器破裂出血或伴有血管损伤者应伴有心率加快、血压下降等血容量降低表现。合并空腔脏器破裂穿孔者应伴有腹膜刺激症状和体征。

（8）妇产科疾病所致急性腹痛：①急性盆腔炎。②卵巢肿瘤蒂扭转。③异位妊娠。

3. 急腹症的处理原则

（1）尽快明确诊断，针对病因采取相应措施。

(2) 诊断尚未明确时,禁用强效镇痛剂,以免掩盖病情发展。

(3) 需要进行手术治疗或探查者,必须依据病情进行相应的术前准备。

(4) 如诊断不能明确,需要行急诊手术探查的情况:①脏器有血运障碍,如肠坏死等。②腹膜炎不能局限,有扩散倾向。③腹腔有活动性出血。④非手术治疗病情无改善或恶化。

(5) 手术原则:①救命放在首位,其次是根治疾病。②手术选择力求简单又解决问题。③在全身状况许可时,尽可能将病灶一次根治。④病情危重者,可先控制病情,待平稳后再行根治性手术。

第八节　胃、十二指肠疾病

 例题

胃溃疡大出血首选(B)

A. 奥美拉唑静脉滴注　　　　　　B. 胃大部切除

C. 三腔二囊管压迫　　　　　　　D. 肝叶切除术

E. 高选择性迷走神经切断

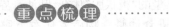

（一）急性胃十二指肠溃疡穿孔

1. **概述**　　急性穿孔是胃十二指肠溃疡(消化性溃疡)的常见并发症。起病急,变化快,病情重,需紧急处理。急性十二指肠溃疡穿孔多发生在球部前壁,胃溃疡穿孔多见于胃小弯。

2. **临床表现**

(1) 患者多有溃疡病史,部分患者有服用阿司匹林等非甾体抗炎药或激素病史。患者在穿孔发生前常有溃疡症状加重或有过度疲劳、精神紧张等诱发因素。

(2) 患者突发上腹部剧痛,呈"刀割样",腹痛迅速波及全腹。面色苍白、出冷汗。常伴有恶心、呕吐。严重时可伴有血压下降。

(3) 查体见患者表情痛苦,取屈曲体位,不敢移动。腹式呼吸减弱或消失,全腹压痛,以穿孔处最重。腹肌紧张呈"板状腹",反跳痛明显。肠鸣音减弱或消失。叩诊肝浊音界缩小或消失,可闻及移动性浊音。

(4) 实验室检查见白细胞计数升高。

3. **腹部 X 线检查**　　是诊断腹部空腔脏器穿孔的首选方法。立位腹部 X 线片可见膈下新月形的游离气体,气体的形态和位置可随体位变动而变化。

4. **鉴别诊断**

(1) 急性胆囊炎:患者常有胆结石病史,腹部体征局限于右上腹,墨菲(Murphy)征阳性。超声检查可见胆囊壁增厚、模糊等表现。

（2）急性胰腺炎：患者常有暴饮暴食史，血、尿淀粉酶升高，CT 平扫检查可见胰腺肿胀，周围渗出。

（3）急性阑尾炎：腹部体征局限于右下腹，腹痛不如溃疡穿孔剧烈，无"板状腹"体征和膈下游离气体。

（4）胃癌穿孔：胃癌患者腹痛多在饱腹情况下发生，由于肿瘤消耗，通常表现为消瘦，面色灰暗或苍白。

5. 保守治疗　适合年轻患者，空腹穿孔，穿孔时间短，腹膜炎程度轻、范围局限，腹腔污染不严重。包括取半卧体位，禁食水、放置胃管，持续胃肠减压，输液保持体液和酸碱平衡，抗感染治疗等。

6. 手术治疗　包括穿孔修补术（首选）、胃大部切除术和穿孔修补＋迷走神经切断术。

（1）首选穿孔修补术。如合并其他并发症，可选择胃大部切除术。穿孔时间短，腹腔污染轻微者可选择腹腔镜方式；穿孔时间长，腹腔污染重者选择开腹方式。

（2）穿孔修补术的注意事项：①对溃疡有怀疑恶变者要取穿孔处组织做病理检查。②缝针贯穿全层胃壁时，不要缝到对面胃壁。③穿孔处胃壁水肿明显，打结时要松紧适度，以免缝线切割组织。必要时可先覆盖大网膜，再结扎缝线可防止组织切割。

7. 随访　未获得病理学诊断的患者在 6 周后行上消化道内镜检查。如证实为消化性溃疡的患者行溃疡药物治疗。

（二）胃十二指肠溃疡大出血

1. 概述

（1）胃十二指肠溃疡大出血是因胃或十二指肠溃疡引起呕血、大量柏油样便，导致红细胞计数、血红蛋白和血细胞比容下降，患者心率加快、血压下降，甚至出现休克症状。

（2）出血原因为溃疡基底因炎症腐蚀到血管，导致其破裂出血，多为动脉性出血。十二指肠溃疡出血多位于球部后壁，胃溃疡出血多位于小弯。

2. 临床表现

（1）出血量少者可仅有黑粪。出血量大且速度快者可伴呕血，色泽红。粪便血色泽可由黑色转呈紫色，便血前有头晕，眼前发黑，心慌、乏力。

（2）出血量更多者可出现晕厥和休克症状。短期内出血超过 800 mL，可表现为烦躁不安、脉搏细速、呼吸急促、四肢湿冷。

（3）出血时患者通常无明显腹部体征。由于肠腔内积血，刺激肠蠕动增加，肠鸣音增强。

3. 胃镜检查　可明确出血部位和原因，是急性上消化道出血的首选辅助检查。还可根据出血情况进行止血，方法包括电凝止血、喷洒药物止血、血管夹或圈套止血。

4. 治疗

（1）补充血容量：快速输入平衡盐溶液，同时进行输血配型试验。观察生命体征，包括心率、血压、尿量、周围循环等。

（2）放置胃管：吸出残血，冲洗胃腔，直至胃液变清，以便观察后续出血情况。

（3）药物治疗：静脉或肌内注射凝血酶。静脉输注 H_2 受体拮抗剂或质子泵抑制药以抑制胃酸。静脉应用生长抑素类制剂。

（4）胃镜下止血。

（5）手术治疗

1）适应证：①经积极保守治疗无效者。②出血速度快，短期内出现休克症状者。③高龄患者伴有动脉硬化，出血自行停止可能性小。④经保守治疗出血已停止，但短期内再次出血者。

2）手术方式：①出血部位的贯穿缝扎术。十二指肠球部后壁溃疡出血，可以切开球部前壁，胃溃疡可以切开胃前壁，贯穿缝扎溃疡止血。②胃大部切除术。

（三）胃十二指肠溃疡瘢痕性幽门梗阻

1. **概述**　胃十二指肠溃疡瘢痕性幽门梗阻见于胃幽门、幽门管或十二指肠球部溃疡反复发作，形成瘢痕狭窄。通常伴有幽门痉挛和水肿。

2. **临床表现**　主要表现为腹痛和反复呕吐。

（1）症状初期表现为上腹部胀和不适，阵发性上腹部痛，同时伴有嗳气、恶心。

（2）随着症状加重，出现腹痛和呕吐，呕吐物为宿食，有腐败酸臭味，不含胆汁。

（3）出现脱水时，可见皮肤干燥、皱缩、弹性降低，眼眶凹陷；尿量减少，尿液浓缩，色泽变深。

（4）上腹部可见胃型，振水音阳性。

3. **治疗**

（1）先行保守治疗，放置胃管，进行胃肠减压和引流。由于胃壁水肿，需高渗温盐水洗胃，同时补充液体、电解质，维持酸碱平衡和营养。

（2）保守治疗后症状未缓解，提示多为瘢痕性梗阻，需行手术治疗以解除梗阻、消除病因，首选胃大部切除术。

（四）胃大部切除术

1. **解剖标志**　小弯侧胃左动脉第一降支至大弯侧胃网膜左动脉的最下第一个垂直分支的连线为胃切断线，按此连线可切除60%的远端胃组织。

2. **适应证**　胃十二指肠溃疡保守治疗无效或者并发穿孔、出血、幽门梗阻、癌变者。

3. **胃切除的范围**　应切除远端2/3～3/4胃组织并包括幽门、近胃侧部分十二指肠球部；此手术切除了含有大量壁细胞和主细胞的远端胃体，降低了胃酸和胃蛋白酶的分泌；切除了胃窦就减少了G细胞分泌的胃泌素，从而降低了胃酸分泌；好发溃疡的部位也一并切除。

4. **重建胃肠连续性**

（1）毕（Billroth）Ⅰ式：是胃与十二指肠吻合，应注意吻合口不得有张力。

（2）毕（Billroth）Ⅱ式：为十二指肠断端缝闭，胃和空肠吻合，分为结肠后和结肠前方式。

1）结肠前方式：将空肠袢直接于结肠前方提到胃断端做吻合。

2）结肠后方式：在横结肠系膜开孔，将空肠袢经此孔从结肠后提到胃断端做吻合。

（3）胃空肠Roux-en-Y术式：是胃大部切除后，十二指肠断端关闭，取Treitz韧带以远10～15 cm空肠横断，远断端与残胃吻合，近断端与距前胃肠吻合口45～60 cm的远断端空肠侧行端侧吻合。此术式可防止胆胰液流入残胃招致的反流性胃炎。

5. 术后早期并发症及处理

(1) 术后出血:包括胃肠道腔内出血和腹腔内出血。胃肠道腔内出血可通过内镜明确出血部位并止血;腹腔内出血可通过腹腔穿刺抽得不凝血或腹腔引流管引流液性状明确诊断。若出血无明显缓解应再次手术止血。

(2) 术后胃瘫:是胃手术后以胃排空障碍为主的综合征。

1) 通常发生在术后2～3天。患者出现恶心、呕吐,呕吐物多呈绿色。

2) 需放置胃管进行引流、胃减压。胃管引流量减少,引流液由绿色转黄色、转清是胃瘫缓解的标志。辅助用药宜选用甲氧氯普胺(胃复安)和红霉素等。

(3) 术后胃肠壁缺血坏死、吻合口破裂或瘘:多见于高选择性迷走神经切断术。一旦发现,应立即禁食,放置胃管进行胃肠减压,并严密观察;若发生坏死穿孔,出现腹膜炎体征应立即手术探查并进行相应处理。

(4) 十二指肠残端破裂:见于十二指肠残端处理不当或毕Ⅱ式输入袢梗阻。腹腔穿刺可得腹腔液含胆汁,一旦确诊立即手术,术中应尽量关闭十二指肠残端,并行十二指肠造瘘和腹腔引流。如因输入袢梗阻所致需同时解除输入袢梗阻。

(5) 术后梗阻

1) 输入袢梗阻:多见于毕Ⅱ式吻合。表现为上腹部剧烈腹痛伴呕吐。呕吐物不含胆汁。上腹部常可扪及肿块。

2) 输出袢梗阻:多见于毕Ⅱ式吻合。表现为上腹部饱胀不适,严重时有呕吐,呕吐物含胆汁。

3) 吻合口梗阻:多见于吻合口过小或吻合时内翻过多,加上术后吻合口水肿所致。处理方法是胃肠减压,消除水肿。经保守治疗后症状常可缓解,如保守方法失败,需要再次手术。

6. 术后远期并发症

(1) 倾倒综合征:胃大部切除术后,由于失去了幽门的节制功能,导致胃内容物排空过快,产生一系列临床症状,称为倾倒综合征,多见于毕Ⅱ式吻合。

1) 早期倾倒综合征:进食后半小时出现心悸、出冷汗、乏力、面色苍白等短暂血容量不足的表现,并伴有恶心、呕吐、腹部绞痛和腹泻。保守治疗为调整饮食,少食多餐,避免过甜的高渗食品;症状重者可采用生长抑素治疗;手术宜慎重。

2) 晚期倾倒综合征:又称低血糖综合征,发生在进食后2～4小时。主要表现为头晕、面色苍白、出冷汗、乏力、脉搏细数。治疗应采用饮食调整,减缓碳水化合物的吸收,严重病例可采用皮下注射生长抑素。

(2) 碱性反流性胃炎:碱性肠液反流至残胃,导致胃黏膜充血、水肿、糜烂,破坏了胃黏膜屏障。表现为胸骨后或上腹部烧灼痛,呕吐物含胆汁,体重下降。多采用保护胃黏膜、抑酸、调节胃动力等综合措施。

(3) 溃疡复发:由于胃大部切除术未能切除足够胃组织或迷走神经切断不完全所致。

(4) 营养性并发症:术后由于残胃容量减少,消化吸收功能受影响,常出现上腹部饱胀、贫血、消瘦等症状。治疗应采取调节饮食,少食多餐,选用高蛋白质、低脂肪饮食,补充维生素、铁剂和微量元素。

(5)残胃癌:因良性疾病行胃大部切除术后5年以上,残胃出现原发癌称为残胃癌。多数患者残胃癌发生在前次因良性病变行胃大部切除术后10年以上。临床症状为进食后饱胀伴贫血、体重下降。胃镜检查可以确定诊断。

（五）胃癌

1. 概述 胃癌是常见的恶性肿瘤。

(1)好发部位:依次为胃窦、贲门、胃体、全胃或大部分胃;胃小弯多于胃大弯。

(2)病因:①地域环境。②饮食生活因素。③幽门螺杆菌感染。④慢性疾病和癌前病变,包括胃息肉、慢性萎缩性胃炎、胃部分切除后的残胃等。⑤遗传因素。

2. 大体类型

(1)早期胃癌:病变仅限于黏膜或黏膜下层,不论病灶大小或有无淋巴结转移。癌灶直径在10 mm以下称小胃癌,5 mm以下为微小胃癌。

1)Ⅰ型(隆起型):癌灶突向胃腔。

2)Ⅱ型(表浅型):癌灶比较平坦,没有明显的隆起与凹陷,分为三个亚型,即Ⅱa(浅表隆起型)、Ⅱb(浅表平坦型)、Ⅱc(浅表凹陷型)。

3)Ⅲ型(凹陷型):表现为较深的溃疡。

(2)进展期胃癌:指癌组织浸润深度超过黏膜下层的胃癌。

1)Ⅰ型(息肉型或肿块型):为边界清楚突入胃腔的块状癌灶。

2)Ⅱ型(溃疡局限型):为边界清楚并略隆起的溃疡状癌灶。

3)Ⅲ型(溃疡浸润型):为边界模糊不清的溃疡,癌灶向周围浸润。

4)Ⅳ型(弥漫浸润型):癌肿沿胃壁各层全周性浸润生长,边界不清。

3. 组织类型 包括腺癌(肠型和弥漫型)、乳头状腺癌、管状腺癌、黏液腺癌、印戒细胞癌、腺鳞癌、鳞状细胞癌、小细胞癌、未分化癌等。胃癌绝大部分为腺癌。

4. 转移

(1)直接浸润:浸润性生长的胃癌突破浆膜后,易扩散至网膜、结肠、肝、脾、胰腺等邻近器官。贲门胃底癌易侵及食管下端;胃窦癌可向十二指肠浸润。

(2)淋巴转移:是胃癌的主要转移途径,通常是循序渐进,即先由原发部位经淋巴网向胃周淋巴结转移(1~6组),继之癌细胞随支配胃的血管,沿血管周围淋巴结向心性转移,并可向更远重要血管周围转移(7~16组)。也可发生跳跃式淋巴转移,终末期胃癌可经胸导管向左锁骨上淋巴结转移,或经肝圆韧带转移至脐部。

(3)血行转移:常见转移的器官有肝、肺、胰腺、骨骼等,以肝转移为多。

(4)腹膜种植转移:当胃癌组织浸润至浆膜外后,肿瘤细胞脱落并种植在腹膜和脏器浆膜上,形成转移结节。直肠前凹的转移癌,直肠指检可以发现。癌细胞腹膜广泛播散时,可出现大量癌性腹腔积液。

5. 临床表现

(1)早期胃癌多无明显症状,有时出现上腹部不适,进食后饱胀、恶心等非特异性的上消化道症状。

(2) 随病情进展,上腹疼痛加重、食欲缺乏、乏力、消瘦、体重减轻。

(3) 部分患者可出现类似十二指肠溃疡的症状。胃十二指肠良性溃疡的疼痛通常具有规律性,胃癌的疼痛无规律性。

6. 特殊表现

(1) 贲门胃底癌可有胸骨后疼痛和进食梗阻感。

(2) 幽门附近的胃癌生长到一定程度,可导致幽门部分或完全性梗阻而发生呕吐,呕吐物多为隔夜宿食和胃液。

(3) 肿瘤破溃或侵犯胃周血管可有呕血、黑便等消化道出血症状;也有可能发生急性穿孔。

7. 辅助检查

(1) 电子胃镜:能够直接观察胃黏膜病变的部位和范围,并可以对可疑病灶钳取小块组织做病理学检查,是诊断胃癌的最有效方法。

(2) 上消化道造影:是诊断胃癌的常用方法,缺点是不如胃镜直观且不能取活检进行组织学检查。X线征象主要有龛影、充盈缺损、胃壁僵硬胃腔狭窄、黏膜皱襞的改变等。

(3) 腹部增强 CT:可作为胃癌术前分期的首选方法。

(4) 其他检查:如 MRI、肿瘤标志物等。

8. 胃癌普查人群　①40 岁以上,既往无胃病史而出现上述消化道症状者,或已有溃疡病史但症状和疼痛规律明显改变者。②有胃癌家族病史者。③有胃癌前期病变者,如萎缩性胃炎、胃溃疡等。④有原因不明的消化道慢性失血或短期内体重明显减轻者。

9. TNM 分期

分期	肿瘤情况	分期	转移情况
T_1	肿瘤侵及固有层、黏膜肌层或黏膜下层	N_0	无淋巴结转移
T_2	肿瘤浸润至固有肌层	N_1	1～2 个区域淋巴结转移
T_3	肿瘤穿透浆膜下结缔组织而未侵犯脏腹膜或邻近结构	N_2	3～6 个区域淋巴结转移
		N_3	7 个以上区域淋巴结转移
T_{4a}	肿瘤侵犯浆膜	M_0	无远处转移
T_{4b}	肿瘤侵犯邻近组织或脏器	M_1	有远处转移

10. 临床病理分期

临床病理分期	TNM 分期
Ⅰ A 期	$T_1 N_0 M_0$
Ⅰ B 期	$T_1 N_1 M_0$、$T_2 N_0 M_0$
Ⅱ A 期	$T_1 N_2 M_0$、$T_2 N_1 M_0$、$T_3 N_0 M_0$
Ⅱ B 期	$T_1 N_3 M_0$、$T_2 N_2 M_0$、$T_3 N_1 M_0$、$T_{4a} N_0 M_0$

续　表

临床病理分期	TNM 分期
ⅢA 期	$T_2N_3M_0$、$T_3N_2M_0$、$T_{4a}N_1M_0$
ⅢB 期	$T_3N_3M_0$、$T_{4a}N_2M_0$、$T_{4b}N_{0\sim1}M_0$
ⅢC 期	$T_{4a}N_3M_0$、$T_{4b}N_{2\sim3}M_0$
Ⅳ 期	$T_{1\sim4b}N_{0\sim3}M_1$

11. **治疗**

(1) 早期胃癌的内镜下治疗:治疗直径小于 2 cm 的无溃疡表现的分化型黏膜内癌,可在内镜下行胃黏膜切除术(EMR)或内镜下黏膜下剥离术(ESD)。对于肿瘤浸润深度达到黏膜下层、无法完整切除和可能存在淋巴结转移的早期胃癌,原则上应采用标准的外科根治性手术。

(2) 根治性手术:原则为彻底切除胃癌原发灶,按临床分期标准清除胃周围淋巴结,重建消化道。目前公认的胃癌根治手术的标准术式是 D_2 淋巴结清扫的胃切除术。

1) 切除范围:胃切断线要求距肿瘤肉眼边缘 5 cm 以上;远侧部癌应切除十二指肠第一部 3～4 cm,近侧部癌应切除食管下端 3～4 cm。

2) 淋巴结清扫:淋巴结清扫范围以 D 表示,依据不同的胃切除术式系统地规定了淋巴结清扫的范围。D 级标准可分为 D_1 和 D_2 手术。D_1 手术仅适用于临床分期为 T_1N_0,并且肿瘤不适合内镜下切除的早期胃癌。进展期胃癌,即临床分期为 T_2～T_4 期或临床发现淋巴结转移的肿瘤,均应行 D_2 淋巴结清扫。

3) 手术方式:①根治性远端胃切除术,切除胃的 3/4～4/5,幽门下 3～4 cm 切断十二指肠,距癌边缘 5 cm 切断胃,按照 D_2 标准清扫淋巴结,切除大网膜、网膜囊;消化道重建可选毕Ⅰ式胃十二指肠吻合或毕Ⅱ式胃空肠吻合。②根治性全胃切除术:多适用于胃体与胃近端癌,切除全部胃,幽门下 3～4 cm 切断十二指肠,食管胃交界部以上 3～4 cm 切断食管,按照 D_2 标准清扫淋巴结,切除大网膜、网膜囊,根据情况切除脾,消化道重建常行食管空肠 Roux-en-Y 吻合。③腹腔镜胃癌根治术:可作为临床Ⅰ期胃癌的标准治疗方式。

(3) 姑息性手术:指原发灶无法切除,针对由于胃癌导致的梗阻、穿孔、出血等并发症状而做的手术,如胃空肠吻合术、空肠造口等。

12. **化学治疗**　对于不可切除性、复发性或姑息性手术后等胃癌晚期患者,化疗可能有减缓肿瘤的发展速度,改善症状等效果。常用化疗方案有顺铂或奥沙利铂或紫杉烷类联合氟尿嘧啶类药物。

第九节　小肠和结肠疾病

例题

男,42 岁。排便次数增多 3 个月余,大便不成形,间有脓血便,并伴有明显的里急后重。经

内科药物治疗 1 个月,上述症状无好转,体重减轻 3 kg。最可能的诊断是(C)

  A. 急性细菌性痢疾   B. 过敏性结肠炎

  C. 乙状结肠癌   D. 结肠息肉

  E. 肠结核

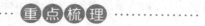

重点梳理

(一) 结肠癌

1. 概述 结肠癌是消化道最常见的恶性肿瘤,我国以 41～65 岁人群发病率高。

2. 病因

(1) 高危因素:包括长期高脂肪、高蛋白质、低纤维素和低维生素饮食及肥胖等。

(2) 某些疾病:如结肠息肉病、结肠腺瘤样息肉、绒毛状腺瘤和溃疡性结肠炎等都具有较高的结肠癌发病潜能。

(3) 遗传性因素:①一级亲属(父母、兄弟姐妹、子女)中有结肠癌患者。②家族性大肠腺瘤病。③Lynch 综合征。

3. 分型

(1) 大体分型

1) 溃疡型:多见,占 50% 以上。肿瘤形成深达或贯穿肌层的溃疡。早期即可有溃疡,易出血,分化程度较低,转移较早。

2) 隆起型:肿瘤的主体向肠腔内突出,肿块增大时表面可产生溃疡,向周围浸润少,预后较好。

3) 浸润型:癌肿沿肠壁各层弥漫浸润,使局部肠壁增厚、肠腔狭窄,但表面常无明显溃疡或隆起。分化程度低,转移早而预后差。

(2) 组织学分类:①腺癌,主要为管状腺癌和乳头状腺癌,其次为黏液腺癌。②腺鳞癌。③未分化癌,预后差。

4. 临床表现 ①早期多无明显症状,偶可出现下腹部隐痛不适、腹胀、排便习惯改变等。②随病情发展,可出现下腹疼痛加重、排便不规则,甚至便中出现黏液或脓血便。③进展期常伴有食欲减退、乏力、消瘦、体重减轻。④部分患者可扪及腹部包块,或表现为明显腹胀、停止排便、排气等肠梗阻症状。

5. 左、右半结肠癌的比较

鉴别要点	左半结肠癌	右半结肠癌
血液供应	肠系膜下动脉	肠系膜上动脉
肠道内容物	固体、细菌多	液体、细菌少
病理类型	常见浸润型	多为隆起型
生长速度	较快	较慢
好发部位	乙状结肠	盲肠
临床表现	梗阻症状	中毒症状

6. 重点普查对象

（1）40 岁以上，既往无结肠病史而出现排便习惯改变或腹部隐痛不适症状者，或原有慢性肠病史但症状和疼痛规律明显改变者。

（2）有结肠癌家族病史或遗传性病因者。

（3）有结肠癌癌前疾病者，如结肠息肉病、结肠腺瘤样息肉、绒毛状腺瘤、溃疡性结肠炎、克罗恩病等。

（4）有原因不明的慢性便血或短期内体重明显减轻者。

7. 转移途径

（1）淋巴转移：是结肠癌的主要转移途径，通常先转移至结肠壁与结肠旁淋巴结，然后进入肠系膜血管周围及肠系膜根部淋巴结，偶尔也可发生跳跃式淋巴转移。

（2）血行转移：肝转移最先且最常见，其次为肺与骨组织。

（3）腹膜种植转移：横结肠癌可以侵犯胃、胰腺等；乙状结肠癌可侵犯子宫、膀胱等；肿瘤细胞一旦脱落可种植在腹膜和脏器浆膜上，形成转移结节。

8. 结肠癌的 TNM 分期

TNM 分期	定义
原发肿瘤(T)	
T_x	原发肿瘤无法评估
T_0	无原发肿瘤证据
Tis	原位癌，局限于上皮内或仅侵犯黏膜固有层
T_1	肿瘤侵犯黏膜下层
T_2	肿瘤侵犯固有肌层
T_3	肿瘤穿透固有肌层至浆膜下或侵犯无腹膜覆盖的结直肠旁组织
T_{4a}	肿瘤穿透腹膜脏层
T_{4b}	肿瘤直接侵犯或粘连于其他器官或脏器
区域淋巴结(N)	
N_x	区域淋巴结状况无法评估
N_0	无区域淋巴结转移
N_1	1～3 个区域淋巴结转移
N_{1a}	有 1 个区域淋巴结转移
N_{1b}	有 2～3 个区域淋巴结转移
N_{1c}	浆膜下、肠系膜、无腹膜覆盖结肠、直肠周围组织有肿瘤种植无区域淋巴结转移
N_2	4 个或更多的区域淋巴结转移
N_{2a}	4～6 个区域淋巴结转移
N_{2b}	7 个及更多区域淋巴结转移
远处转移(M)	
M_x	远处转移无法评估
M_0	无远处转移
M_1	有远处转移
M_{1a}	远处转移局限于单个器官或部位(如肝、肺、卵巢，非区域淋巴结)
M_{1b}	远处转移分布于 1 个以上的器官/部位或腹膜转移

9. 结肠癌的临床分期

临床分期	TNM 分期	Dukes 分期
0 期	$TisN_0M_0$	—
Ⅰ 期	$T_{1\sim2}N_0M_0$	A 期
ⅡA 期	$T_3N_0M_0$	B 期
ⅡB 期	$T_{4a}N_0M_0$	B 期
ⅡC 期	$T_{4b}N_0M_0$	B 期
ⅢA 期	$T_{1\sim2}N_1/N_{1c}M_0$、$T_1N_{2a}M_0$	C 期
ⅢB 期	$T_{3\sim4a}N_1M_0$、$T_{2\sim3}N_{2a}M_0$、$T_{1\sim2}N_{2b}M_0$	C 期
ⅢC 期	$T_{4a}N_{2a}M_0$、$T_{3\sim4a}N_{2b}M_0$、$T_{4b}N_{1\sim2}M_0$	C 期
ⅣA 期	$T_{0\sim4b}N_{0\sim2b}M_{1a}$	D 期
ⅣB 期	$T_{0\sim4b}N_{0\sim2b}M_{1b}$	D 期

10. 辅助检查

（1）结肠镜检查：可直接观察结肠黏膜病变的部位和范围，并可对可疑病灶钳取小块组织做病理学检查，是诊断结肠癌的最有效方法。

（2）X 线钡剂灌肠或气钡双重对比造影检查：可见肠腔内肿块、管腔狭窄或龛影，对诊断结肠癌有很大的价值。

（3）胸部 X 线检查：可提示有无肺部的远处转移。

（4）腹部增强 CT：为结肠癌术前分期的重要方法。

11. 手术治疗

（1）结肠癌根治手术：要求整块切除肿瘤及其远、近两端 10 cm 以上的肠管，并包括系膜和区域淋巴结。

1）右半结肠切除术：适用于盲肠、升结肠、结肠肝曲的癌肿；切除范围包括右半横结肠以近及回肠末段和相应系膜、胃第 6 组淋巴结，回肠与横结肠端端或端侧吻合。

2）横结肠切除术：适用于横结肠癌；切除包括肝曲或脾曲的整个横结肠、大网膜及其相应系膜及胃第 6 组淋巴结，行升结肠和降结肠端端吻合术。

3）左半结肠切除术：适用于结肠脾曲和降结肠癌；切除范围包括横结肠左半以远及部分或全部乙状结肠，行结肠间或结肠与直肠端端吻合术。

4）乙状结肠切除术：适用于乙状结肠癌。

（2）结肠癌并发急性梗阻的手术：在进行胃肠减压、纠正水和电解质紊乱及酸碱平衡失调等适当的准备后，早期施行手术。

1）右侧结肠癌做右半结肠切除一期回肠结肠吻合术；如癌肿不能切除，可行回肠横结肠侧侧吻合。

2）左侧结肠癌并发急性梗阻时，可置入支架缓解梗阻，限期行根治性手术；若开腹手术见粪便较多，可行术中灌洗后予以吻合；若肠管扩张、水肿明显，可行近端造口、远端封闭，将封闭的断端固定在造口周围;若肿物不能切除,可在梗阻部位的近侧做横结肠造口;术后行辅助治疗,待肿瘤缩小降期后,评估可否行二期根治性切除。

12. 根治手术的注意要点

(1) 切除距肿瘤缘近、远端 10 cm 的肠管,以保证能清扫肠周淋巴结。

(2) 如果肿瘤为较小的早期病例,可术前经结肠镜下染色定位,后术中经结肠镜协助定位以确定肠段切除范围。

(3) 区域淋巴结清扫基于结肠特定部位的血供,清扫淋巴结至少在 12 个以上。

(4) 完整切除结肠系膜对预防肿瘤复发有重要意义。

13. 经腹腔镜手术的适应证 ①术者具有足够的经验。②肿瘤不位于直肠,且无严重的腹腔内粘连。③非局部晚期肿瘤。④不适用于肿瘤引起的急性肠梗阻或穿孔。⑤需进行全腹腔探查。

14. 化疗方案

(1) 顺铂联合氟尿嘧啶类药物:CF 方案(顺铂/5 - FU)、XP(顺铂/卡培他滨)、SP(顺铂/TS - 1)。

(2) 奥沙利铂联合氟尿嘧啶类药物:FOLFOX(奥沙利铂/CF/5 - FU)、XELOX(奥沙利铂/卡培他滨)、SOL(奥沙利铂/TS - 1)。

(3) 紫杉烷类联合氟尿嘧啶类药物:如紫杉醇或多西紫杉醇联合 5 - FU 或卡培他滨或 TS - 1。

15. 肝转移 肝转移灶完整切除是获得治愈的唯一机会,同时合理应用生物靶向药物与化疗联合治疗。

(1) 同时性肝转移:结肠癌确诊时发现的,或结肠癌根治术后 6 个月内发生的肝转移。

(2) 异时性肝转移:结肠癌根治术后 6 个月后发生的肝转移。

(二) 肠梗阻

1. 病因和分类

(1) 按梗阻原因分类

1) 机械性肠梗阻:①肠外因素,如粘连、疝嵌顿、肿瘤压迫等。②肠壁因素,如肠套叠、肠扭转、先天性畸形等。③肠腔内因素,如蛔虫梗阻、异物、粪块、胆石堵塞等。

2) 动力性肠梗阻:由于神经抑制或毒素刺激以致肠壁平滑肌运动紊乱,但无器质性肠腔狭小;分为麻痹性和痉挛性,以麻痹性较常见。

3) 血运性肠梗阻:由于肠系膜血管栓塞或血栓形成,使肠管血运障碍,肠管失去蠕动能力,肠内容物停止运行。可迅速继发肠绞窄,需要积极处理。

4) 假性肠梗阻:无明显病因,慢性病程,可能为肠平滑肌纤维或肠壁内神经节细胞异常所致。

(2) 按肠壁有无血运障碍分类:①单纯性肠梗阻。②绞窄性肠梗阻。

(3) 按梗阻部位分类

1) 高位小肠(空肠)梗阻:呕吐发生早而频繁,腹胀不明显。

2）低位小肠(回肠)梗阻:腹胀明显,呕吐出现晚而次数少,可吐出粪样物。

3）结肠梗阻:X线片见扩大的肠袢分布在腹部周围,可见结肠袋,胀气的结肠阴影在梗阻部位突然中断,盲肠胀气最显著。

（4）按梗阻程度分类:①完全性肠梗阻。②不完全性肠梗阻。

2. 粘连性肠梗阻的病因分型 ①先天性粘连(约占 5%)。②炎症后粘连(占 10%～20%)。③手术后粘连(约占 80%),是最常见的粘连性肠梗阻类型。

3. 急性肠梗阻的病理生理改变

（1）局部变化

1）梗阻近端肠蠕动增强,以克服肠内容物通过障碍;肠腔内因气体和液体的积存而膨胀。

2）急性完全性梗阻时,肠管迅速膨胀,肠壁变薄,肠腔压力不断升高。最初表现为静脉回流受阻,肠壁充血、水肿,继而出现动脉血运受阻,血栓形成。最后,肠管可因缺血、坏死而破溃、穿孔。

（2）全身变化:①水、电解质和酸碱平衡失调。②血容量下降。③休克。④呼吸和心脏功能障碍。

4. 临床表现

（1）症状

1）腹痛:①机械性肠梗阻呈阵发性绞痛。同时伴有高亢的肠鸣音,可见到肠型和肠蠕动波。若腹痛的间歇期不断缩短,呈剧烈的持续性腹痛,应警惕绞窄性肠梗阻可能。②麻痹性肠梗阻无阵发性腹痛,只有持续性胀痛或不适。

2）呕吐:①高位梗阻呕吐出现较早,较频繁;吐出物主要为胃及十二指肠内容物。②低位小肠梗阻的呕吐出现较晚,主要为积蓄在肠内并经发酵、腐败呈粪样带臭味的肠内容物。③呕吐物呈棕褐色或血性,提示肠管血运障碍。④麻痹性肠梗阻时,呕吐多呈溢出性。

3）腹胀:高位肠梗阻腹胀不明显,有时可见胃型。低位肠梗阻及麻痹性肠梗阻腹胀显著,遍及全腹。腹壁较薄者,常可见肠管膨胀,出现肠型。结肠梗阻时,若回盲瓣关闭良好,梗阻以上肠袢可成闭袢,则腹周膨胀显著。腹部隆起不均匀对称,提示肠扭转等闭袢性肠梗阻。

4）排气排便停止:完全性肠梗阻发生后,表现为停止排气排便。梗阻初期,尤其是高位下积存的气体和粪便仍可排出,不能排除完全性肠梗阻。某些绞窄性肠梗阻,如肠套叠、肠系膜血管栓塞或血栓形成,可排出血性黏液样粪便。

（2）体征:单纯性肠梗阻早期全身情况无明显变化。晚期因呕吐、脱水及电解质紊乱可出现唇干舌燥、眼窝内陷、皮肤弹性减退、脉搏细弱等。绞窄性肠梗阻可出现全身中毒症状及休克。

1）腹部视诊:机械性肠梗阻常可见肠型和蠕动波。肠扭转时腹胀多不对称;麻痹性肠梗阻则腹胀均匀。

2）触诊:单纯性肠梗阻因肠管膨胀,可有轻度压痛,但无腹膜刺激征;绞窄性肠梗阻时,可有固定压痛和腹膜刺激征,压痛的肿块常为有绞窄的肠袢。

3）叩诊:绞窄性肠梗阻时,腹腔有渗液,移动性浊音可呈阳性。

4) 听诊:肠鸣音亢进,有气过水声或金属音,提示机械性肠梗阻。麻痹性肠梗阻时,肠鸣音减弱或消失。

5. 辅助检查

(1) X 线检查:空肠黏膜的环状皱襞在肠腔充气时呈鱼骨刺状;回肠扩张的肠袢多,可见阶梯状的液平面;结肠胀气位于腹部周边,显示结肠袋形。

(2) CT:可显示肠梗阻的部位、程度和性质。

6. 考虑绞窄性肠梗阻的表现

(1) 腹痛发作急骤,初始即为持续性剧烈疼痛,或在阵发性加重之间仍有持续性疼痛。有时出现腰背部痛。

(2) 病情发展迅速,早期出现休克,抗休克治疗后改善不明显。

(3) 有腹膜炎的表现,体温上升、脉率增快、白细胞计数增高。

(4) 腹胀不对称,腹部有局部隆起或触及有压痛的肿块(孤立胀大的肠袢)。

(5) 呕吐出现早而频繁,呕吐物、胃肠减压抽出液、肛门排出物为血性。腹腔穿刺抽出血性液体。

(6) 腹部 X 线检查见孤立扩大的肠袢。

(7) 经积极的非手术治疗症状体征无明显改善。

7. 单纯性肠梗阻与绞窄性肠梗阻的鉴别要点

鉴别要点	单纯性肠梗阻	绞窄性肠梗阻
腹痛	以阵发性腹痛为主	腹痛剧烈,持续性绞痛
腹胀	均匀全腹胀	不对称,麻痹性肠梗阻
肠鸣音	气过水音,金属音	气过水音
压痛	轻,部位不固定	固定压痛
腹膜刺激征	无	有
一般情况	良好	感染中毒症状
休克	无	感染中毒性休克
腹腔穿刺	阴性	血性液体或炎性渗出液
血性粪便或呕吐物	无	可有
X 线表现	小肠袢扩张呈梯形排列	孤立、位置形态不变的肠袢

8. 急性肠梗阻的基础治疗

(1) 胃肠减压:多采用鼻胃管减压,持续负压吸引。

(2) 纠正水、电解质紊乱和酸碱平衡失调:初期以晶体液为主;依据电解质丢失的情况补充电解质。

(3) 抗感染:根据肠道细菌的分布特点选用敏感的抗菌药物。

(4) 抑制胃肠道液体分泌:适当使用抑酸甚至生长抑素等药物。

(5) 对症治疗:如解痉、镇静、镇痛等。

9. 术中判断肠管坏死的方法　①肠壁呈紫黑色并已塌陷。②肠壁失去张力和蠕动能力,

肠管扩大,对刺激无收缩反应。③相应的肠系膜终末小动脉无搏动。④在肠系膜血管根部注射 1% 普鲁卡因或酚妥拉明以缓解血管痉挛,将肠管放回腹腔,观察 15～30 分钟,如仍不能判断有无生机,可重复一次;最后确认无生机后方可考虑切除。

10. 粘连性肠梗阻的预防措施　①清除手套上的滑石粉,不遗留线头、纤维、切除的组织异物于腹腔内,减少肉芽组织的产生。②不做大块的组织结扎,减少缺血的组织。③注意无菌操作,减少炎性渗出。④保护肠管浆膜面,防止损伤。⑤清除腹腔内的积血、积液,必要时放置引流。⑥及时治疗腹腔内的炎性病变,防止炎症扩散。⑦术后早期活动,促进肠蠕动及早恢复。

第十节　阑尾疾病

 例题

(1～2 题共用题干)

女,34 岁。中腹部疼痛 12 小时,扩散至全腹 2 小时,右下腹部有压痛、反跳痛及肌紧张,腹透(－)。实验室检查:白细胞 $21.0 \times 10^9/L$,中性粒细胞 0.87,尿中红细胞 2～4/HP。

1. 考虑最可能的诊断为(E)

A. 急性胰腺炎　　　　　　　　　　B. 右侧输卵管妊娠破裂

C. 急性胆囊炎　　　　　　　　　　D. 右侧输尿管结石

E. 急性阑尾炎穿孔

2. 首选采取的治疗是(D)

A. 给予抗生素,继续观察　　　　　B. 给予镇痛药

C. 物理降温　　　　　　　　　　　D. 急诊手术

E. 腹部按摩

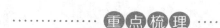 重点梳理

急性阑尾炎

1. 病因　①阑尾管腔阻塞,是急性阑尾炎最常见的病因。阻塞原因包括淋巴滤泡的明显增生(约占 60%)、肠石(约占 35%)、异物、炎性狭窄、食物残渣、蛔虫、肿瘤等。②细菌入侵。③阑尾先天畸形,如阑尾过长、过度扭曲、管腔细小、血运不佳等。

2. 病理类型　①急性单纯性阑尾炎。②急性化脓性阑尾炎。③坏疽及穿孔性阑尾炎。④阑尾周围脓肿。

3. 临床表现

(1)腹痛:典型的腹痛发作始于上腹,逐渐移向脐部,数小时(6～8 小时)后转移并局限在右下腹。多数患者具有这种典型的转移性腹痛特点。部分病例发病开始即出现右下腹痛。

1)单纯性阑尾炎表现为轻度隐痛;化脓性阑尾炎呈阵发性胀痛和剧痛;坏疽性阑尾炎呈持

续性剧烈腹痛;穿孔性阑尾炎因阑尾腔压力骤减,腹痛可暂时减轻,但出现腹膜炎后,腹痛又会持续加剧。

2) 盲肠后位阑尾炎疼痛在右侧腰部,盆位阑尾炎腹痛在耻骨上区,肝下区阑尾炎可引起右上腹痛,极少数左下腹部阑尾炎呈左下腹痛。

(2) 伴随症状:①早期常有食欲减退、恶心、呕吐等。②部分患者有腹泻。③阑尾穿孔致腹膜炎时,可出现麻痹性肠梗阻表现。④可出现乏力、发热、心悸等全身症状。

(3) 体征

1) 右下腹压痛:是急性阑尾炎最常见的重要体征。压痛点通常位于麦氏点,可随阑尾位置的变异而改变,但压痛点始终在一个固定的位置上。发病早期腹痛尚未转移至右下腹时,右下腹便可出现固定压痛。阑尾穿孔时,疼痛和压痛的范围可波及全腹,但仍以阑尾所在位置的压痛最明显。

2) 腹膜刺激征象:反跳痛,腹肌紧张,肠鸣音减弱或消失等。提示阑尾炎症加重,出现化脓、坏疽或穿孔等病理改变。腹膜炎范围扩大,说明局部腹腔内有渗出或阑尾穿孔。但小儿、老年人、孕妇、肥胖、虚弱者或盲肠后位阑尾炎时,腹膜刺激征象可不明显。

3) 右下腹肿块:体检发现右下腹饱满,扪及一压痛性肿块,边界不清,固定,应考虑阑尾周围脓肿的诊断。

(4) 可作为辅助诊断的其他体征

1) 结肠充气试验:患者仰卧位,右手先压住左下腹,左手挤压左侧结肠,肠腔内气体向近端移动传导至盲肠及阑尾,引起右下腹疼痛为阳性。

2) 腰大肌试验:患者左侧卧位,将右大腿后伸引起右下腹疼痛为阳性,提示阑尾位于腰大肌前方,盲肠后位或腹膜后位。

3) 闭孔内肌试验:患者仰卧位,屈曲右髋及右大腿,使其被动内旋,引起右下腹疼痛为阳性,说明阑尾邻近闭孔内肌。

4) 直肠指检:①盆位阑尾可有直肠右前方压痛。②阑尾穿孔时直肠前壁压痛明显,形成脓肿时可触及痛性包块。

4. 辅助检查

(1) 实验室检查:大多数急性阑尾炎患者的白细胞计数和中性粒细胞比例增高。白细胞计数升高到$(10\sim20)\times10^9$/L,可发生核左移。部分患者白细胞可无明显升高,多见于单纯性阑尾炎或老年患者。尿检查一般无阳性发现,如尿中出现少数红细胞,说明炎性阑尾与输尿管或膀胱相靠近。

(2) 影像学检查:①腹部 X 线平片,可见盲肠扩张和气液平面,偶可发现粪石及异物影。②超声,可检出右下腹肿胀的阑尾、脓肿或积液。③CT,有利于阑尾周围脓肿的诊断。

5. 鉴别诊断 ①胃十二指肠溃疡穿孔。②右输尿管结石。③妇产科疾病。④急性肠系膜淋巴结炎。⑤急性胃肠炎等。

6. 并发症

(1) 腹腔脓肿:以阑尾周围脓肿最为常见,有时脓液也可能积聚于盆腔、肠间甚至膈下而形成相应部位的脓肿。

（2）内、外瘘形成：阑尾脓肿未能及时引流，可向小肠或大肠内穿破，亦可向膀胱、阴道或腹壁穿破，形成各种内瘘或外瘘。

（3）化脓性门静脉炎：阑尾静脉中的感染血栓回流至门静脉所致。表现为寒战、高热、肝大、剑突下压痛、轻度黄疸等。病情加重会产生感染性休克和脓毒症，治疗延误可发展为细菌性肝脓肿。行阑尾切除并大剂量抗生素治疗有效。

7. 不同类型阑尾炎手术方式的选择

（1）急性单纯性阑尾炎：行阑尾切除术，切口一期缝合；有条件可采用经腹腔镜阑尾切除术。

（2）急性化脓性或坏疽性阑尾炎：行阑尾切除术；腹腔如有脓液，应冲洗腹腔，吸净脓液后关腹；注意保护切口，一期缝合；也可采用腹腔镜阑尾切除术。

（3）穿孔性阑尾炎：宜采用右下腹经腹直肌切口，利于术中探查和确诊，切除阑尾，清除腹腔脓液，并彻底冲洗腹腔，根据情况放置腹腔引流；术中注意保护切口，冲洗切口，一期缝合；术后注意观察切口，有感染时及时引流；也可采用腹腔镜阑尾切除术。

（4）阑尾周围脓肿：通常如脓肿局限，则应使用抗生素治疗，促进吸收，必要时超声引导下穿刺抽脓或置管引流；如脓肿无法局限，则可采用超声定位后手术切开引流，同时处理阑尾。

8. 术后并发症　①出血。②切口感染。③粘连性肠梗阻。④阑尾残株炎。⑤粪瘘等。

第十一节　肛管、直肠疾病

 例题

（1～3题共用题干）

男,55岁。1个月前出现排便次数增多,里急后重,且粪便变细,带血。

1. 其就诊时首选的检查手段应为(A)

A. 直肠指诊　　　　　　　　　B. 钡剂灌肠

C. 血清CEA　　　　　　　　　D. 腹部CT

E. 腹部超声

2. 该患者最可能的诊断为(B)

A. 右半结肠癌　　　　　　　　B. 直肠癌

C. 横结肠癌　　　　　　　　　D. 左半结肠癌

E. 溃疡性结肠炎

3. 该疾病的大体分型中最常见的为(D)

A. 菜花型　　　　　　　　　　B. 浸润型

C. 隆起型　　　　　　　　　　D. 溃疡型

E. 狭窄型

·············· 重点梳理 ··············

直肠癌

1. 概述　直肠癌是常见的恶性肿瘤之一,以腹膜返折为界分为上段直肠癌和下段直肠癌,按肿瘤位置分为低位直肠癌(距肛缘 5 cm 以内)、中位直肠癌(距肛缘 5～10 cm)和高位直肠癌(距肛缘 10 cm 以上)。

2. 病因　①地域环境。②饮食生活因素:长期食用高胆固醇食物的人群发病率高。③病史:胆囊切除术后粪胆酸升高,增加了直肠癌风险;炎症性肠病患者继发直肠癌风险较一般人群大。④遗传因素。

3. 病理类型　①大体分型:溃疡型(最常见)、隆起型、浸润型。②组织学分类:腺癌、腺鳞癌、未分化癌。

4. 转移途径

(1) 直接浸润:直肠癌可向肠壁深层浸润,穿透浆膜并侵入前列腺、阴道、精囊腺与膀胱等周围组织脏器。

(2) 淋巴结转移:是直肠癌的主要转移途径。向上沿直肠上动脉、肠系膜下动脉、腹主动脉周围淋巴结;向侧方经直肠下动脉旁淋巴结引流至盆腔侧的髂内淋巴结;向下沿肛管动脉、阴部内动脉到达髂内淋巴结。

(3) 血行转移:手术挤压是造成转移的危险因素。

(4) 种植转移:高位直肠癌浸润至浆膜外时,癌细胞脱落腹腔内可发生盆腹腔内种植播散。

5. 临床表现

(1) 直肠刺激症状:便意频繁,排便习惯改变;便前肛门有下坠感、里急后重、排便不尽感,晚期有下腹痛。

(2) 肠腔狭窄症状:癌肿侵犯致肠管狭窄,初时粪便变细,当造成肠管部分梗阻后,有腹痛、腹胀、肠鸣音亢进等不全性肠梗阻表现。

(3) 癌肿破溃感染症状:粪便表面带血及黏液,甚至有脓血便。

6. 辅助检查

(1) 直肠指诊:是诊断低位直肠癌最重要的体格检查,凡遇直肠刺激症状、便血、粪便变细等均应采用。

(2) 实验室检查:包括粪便潜血、癌胚抗原(CEA)等。

(3) 电子结肠镜检查:可直接观察直肠黏膜病变的部位和范围,并可对可疑病灶钳取小块组织作病理学检查,是诊断直肠癌最准确的方法。

(4) 全腹增强 CT:可明确有无肝脏、腹膜、盆腔及肺部的远处转移。

(5) 直肠增强 MRI:可作为直肠癌术前分期的首选方法。

(6) 直肠腔内超声:用于术前评估肿瘤的浸润深度及直肠周围淋巴结的侵犯情况。

7. 直肠癌的 TNM 分期

分期	肿瘤情况	分期	转移情况
T_1	肿瘤侵及黏膜或黏膜下层	N_0	没有区域淋巴结转移
T_2	肿瘤浸润至固有肌层	N_1	结肠或直肠周围有 1~3 个淋巴结转移
T_3	肿瘤穿透固有肌层进入浆膜下或非腹膜化的直肠组织	N_2	结肠或直肠周围有 4 个或更多的淋巴结转移
T_4	肿瘤穿透脏层腹膜或直肠浸润到其他组织器官(包括浆膜浸润到结肠的其他肠段)	M_0	无远处转移
		M_1	有远处转移

8. 直肠癌的临床分期

临床分期	TNM 分期
Ⅰ 期	$T_{1\sim2}N_0M_0$
Ⅱ 期	$T_{3\sim4}N_0M_0$
Ⅲ 期	$T_{1\sim4}N_{1\sim2}M_0$
Ⅳ 期	$T_{1\sim4}N_{0\sim2}M_1$

9. 手术治疗

(1) 局部手术:早期直肠癌不伴淋巴结转移者(T_1N_0 期)有可能获得治愈性切除,酌情选择内镜下治疗,如内镜黏膜下剥离术(EMR)和内镜黏膜下层剥离术(ESD);经肛门或肛门内镜微创手术局部切除。

(2) 根治性切除术:适用于进展期直肠癌患者(T_2 期及以上)。

1) 常选择的术式:①直肠前切除术(Dxion 术)。②腹会阴联合切除术(Miles 术)。

2) 其他术式:①经腹切除、近端造口、远端封闭术(Hartmann 术),适用于一般情况很差,不能耐受 Miles 术或急性梗阻不宜行 Dixon 术的患者。②经腹直肠癌切除、经肛门结肠肛管吻合术(Parks 术)。③经肛门括约肌间直肠癌切除术(ISR 术)、拖出式低位直肠癌切除术等。

3) 直肠切除范围:①对于保留肛门的手术,要求远端切除线距离肿瘤远端至少 2 cm;近端切除线距离肿瘤近端约 10 cm。②对于不保留肛门的手术,切除范围为乙状结肠远端、全部直肠、肠系膜下动脉及其区域淋巴结、全直肠系膜、肛提肌、坐骨直肠窝内脂肪、肛管及肛门周围约 5 cm 直径的皮肤、皮下组织及全部肛管括约肌,于左下腹行永久性结肠造口。

(3) 姑息性手术:晚期直肠癌的姑息性手术以解除痛苦和处理并发症为主要目的,如排便困难或肠梗阻可行乙状结肠双腔造口;肿瘤出血无法控制可行肿瘤姑息性切除。

10. 化学治疗

(1) FOLFOX 方案:奥沙利铂、亚叶酸钙,化疗第一天静脉滴注,随后 5 - FU 持续 48 小时静脉滴注,每 2 周重复。

（2）CAPEOX 方案：奥沙利铂于首日静脉滴注，随后连续口服 2 周氟尿嘧啶的前体卡培他滨，每 3 周重复。

第十二节　腹膜和腹膜腔感染

例题

男，52 岁。肝硬化病史 10 余年，5 天前曾有上呼吸道感染，近 2 天感上腹部痛，为全腹痛，伴恶心、呕吐，排便次数增多，伴里急后重，发热，体温 38.5～39℃。查体：腹膨隆，全腹压痛，反跳痛，伴腹肌紧张，肠鸣音稍弱。实验室检查：白细胞 $18 \times 10^9 / L$，中性粒细胞 0.96，粪便潜血（－）。腹腔穿刺抽出稀薄、无味脓性液，革兰染色为阳性球菌。诊断应考虑（C）

A. 上消化道穿孔　　　　　　　　　B. 急性阑尾炎穿孔

C. 原发性腹膜炎　　　　　　　　　D. 继发性腹膜炎

E. 肠间隙感染

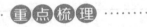

（一）急性腹膜炎

1. 分类及病因

（1）继发性腹膜炎（最常见）：常继发于腹腔空腔脏器穿孔、外伤引起的腹壁或内脏破裂，腹腔内脏器炎症的扩散和其他腹部手术中的腹腔污染。致病菌以大肠埃希菌最常见，其次为厌氧拟杆菌、链球菌、变形杆菌等。

（2）原发性腹膜炎：又称自发性腹膜炎。细菌可通过血行播散、上行性感染、直接扩散、透壁性感染的途径进入腹腔。腹腔内无原发病灶，致病菌多为溶血性链球菌、肺炎链球菌或大肠埃希菌。

2. 病理生理

（1）细菌刺激腹膜充血、水肿，产生浆液性渗出液，并出现巨噬细胞、中性粒细胞，加以坏死组织、细菌和凝固的纤维蛋白，使渗出液成为脓液。

（2）病变较轻时，渗出物逐渐被吸收，炎症消散，自行修复而痊愈。

（3）若局限部位化脓，积聚于膈下、髂窝、肠袢间、盆腔，则可形成局限性脓肿。

（4）腹膜炎治愈后，腹腔内多留有不同程度的粘连。

3. 临床表现

（1）腹痛：呈持续性剧烈疼痛；先从原发病变部位开始，随炎症扩散而延及全腹。

（2）恶心、呕吐：呕吐物多是胃内容物；若发生麻痹性肠梗阻，可吐出黄绿色胆汁，甚至棕褐色粪水样内容物。

（3）体温、脉搏：体温逐渐升高、脉搏逐渐加快；如脉搏快体温反而下降，是病情恶化的征象。

（4）感染中毒症状：可出现高热、脉速、呼吸浅快、大汗、口干；随病情进展，可出现重度缺水、代谢性酸中毒及休克表现。

（5）腹部体征：腹部压痛、腹肌紧张和反跳痛（即腹膜刺激征）是腹膜炎的典型体征；腹式呼吸减弱或消失；腹胀加重是病情恶化的标志；可有移动性浊音、肠鸣音减弱等。

4. 辅助检查

（1）实验室检查：白细胞计数及中性粒细胞比例增高；病情险恶或机体反应能力低下时，白细胞计数不增高，仅中性粒细胞比例增高。

（2）影像学检查

1）立位腹部 X 线平片：小肠普遍胀气并有多个小液平面是肠麻痹征象；胃肠穿孔时多可见膈下游离气体。

2）B 超：可显出腹腔内有不等量的液体，超声引导下腹腔穿刺抽液或腹腔灌洗可诊断液体性质。

3）CT：对腹腔内实质脏器病变（如急性胰腺炎）的诊断帮助较大，并有助于确定腹腔内液体量，诊断准确率高。

4）直肠指检：若发现直肠前壁饱满、触痛，提示已形成盆腔脓肿。

5. 治疗

（1）非手术治疗：①取半卧位，休克患者取平卧位或头、躯干和下肢各抬高约 20°的体位。②禁食、胃肠减压。③纠正水、电解质紊乱。④应用抗生素。⑤补充热量和营养支持。⑥镇静、止痛、吸氧。

（2）手术治疗

1）适应证：①经非手术治疗 6～8 小时后，腹膜炎症状及体征不缓解反而加重者。②腹腔内原发病严重。③腹腔内炎症较重，有大量积液，出现严重的肠麻痹、中毒症状甚至休克。④腹膜炎病因不明确，且无局限趋势者。

2）原发病的处理：手术切口应根据原发病变的脏器所在部位而定。如不能确定原发病变源于哪个脏器，则以右旁正中切口为好，开腹后可向上下延长。如曾做过腹部手术，可经原切口或在其附近做切口。化脓坏疽的阑尾或胆囊应及时切除；胃十二指肠溃疡穿孔可行穿孔修补或胃大部切除术等。

3）彻底清洁腹腔：开腹后立即用吸引器吸净腹腔内的脓液及渗出液，清除食物残渣、粪便和异物等。可用甲硝唑及生理盐水冲洗腹腔至清洁。

4）充分引流：目的是将腹腔内的残留液和渗液排出体外，减轻腹腔感染和防止术后发生腹腔脓肿。留置腹腔引流管的指征：①坏死病灶未能彻底清除或有大量坏死组织无法清除。②预防胃肠道穿孔修补等术后发生渗漏。③手术部位有较多的渗液或渗血。④已形成局限性脓肿。

5）术后处理：继续禁食、胃肠减压、补液、应用抗生素和营养支持治疗，保证引流管通畅。

（二）腹腔脓肿

脓液在腹腔内积聚，由肠管、网膜或肠系膜等内脏器官粘连包裹，与游离腹腔隔离，形成腹腔脓肿。一般均继发于急性腹膜炎或腹腔内手术,原发性感染少见。

膈下脓肿

十二指肠溃疡穿孔、胆囊及胆管化脓性感染、阑尾炎穿孔,其脓液常积聚在右膈下;胃穿孔、脾切除术后感染,脓肿常发生在左膈下。

1. 临床表现

(1) 全身症状:①发热,初为弛张热,脓肿形成以后呈持续性。②脉率增快,舌苔厚腻。③乏力、衰弱、盗汗、厌食及消瘦等。

(2) 局部症状:①脓肿部位可有持续性钝痛。②脓肿刺激膈肌可引起呃逆。③膈下感染可引起胸膜反应,出现胸腔积液、肺不张、咳嗽、胸痛等。④季肋区有叩痛,严重可出现皮肤凹陷性水肿,皮温升高。⑤右膈下脓肿可使肝浊音界扩大。⑥患侧胸部下方呼吸音减弱或消失。

2. 辅助检查

(1) X线透视:可见患侧膈肌升高,随呼吸活动受限或消失,肋膈角模糊、积液。

(2) X线平片:显示胸膜反应、胸腔积液、肺下叶部分不张等;膈下可见占位阴影。左膈下脓肿,胃底可受压移位。可有液气平面。

(3) 超声检查:可在超声引导下穿刺抽脓、冲洗脓腔并注入有效的抗生素治疗。

3. 手术治疗

(1) 经皮穿刺置管引流术:适用于与体壁靠近的、局限性单房脓肿。

(2) 切开引流术:较常采用经前腹壁肋缘下切口,适用于肝右叶上、肝右叶下间隙位置靠前及左膈下间隙靠前的脓肿。目前已很少应用。

盆腔脓肿

1. 临床表现及诊断

(1) 急性腹膜炎治疗过程中,如阑尾穿孔或结直肠手术后,出现体温升高,典型的直肠或膀胱刺激征,里急后重,排便数频而量少,有黏液便,尿频,排尿困难等,应考虑盆腔脓肿可能。

(2) 腹部检查多无阳性发现。

(3) 直肠指检可发现肛管括约肌松弛,在直肠前壁可触及向肠腔内膨出、有触痛、有时有波动感的肿物。

(4) 已婚女患者可行阴道检查,可行后穹隆穿刺。

(5) 下腹部、经直肠或经阴道超声有助于明确诊断。

2. 治疗

(1) 非手术治疗:脓肿较小或尚未形成时,可应用抗生素,辅以腹部热敷、温热盐水灌肠及物理透热等疗法。

(2) 手术治疗:脓肿较大时,可用肛门镜显露直肠前壁,在波动处穿刺抽脓后切开排脓并放置橡皮管引流。已婚女性患者可经后穹隆穿刺后切开引流。

肠间脓肿

1. 概述 肠间脓肿指脓液被包裹在肠管、肠系膜与网膜之间的脓肿。可能是单发脓肿,也可能是多个大小不等的脓肿。

2. **临床表现**

（1）患者出现化脓性感染症状，并有腹胀、腹痛、腹部压痛或扪及肿块。

（2）如脓肿周围广泛粘连，可发生不同程度的粘连性肠梗阻。

（3）如脓肿自行穿破入肠腔或膀胱，则形成内瘘，脓液随大、小便排出。

3. **辅助检查**　腹部立位 X 线平片可见肠壁间距增宽及局部肠管积气，也可见小肠液气平面。

4. **治疗**

（1）非手术治疗：应用抗生素、物理透热及全身支持治疗。

（2）手术治疗：非手术治疗无效或发生肠梗阻者，考虑行剖腹探查术，解除梗阻，清除脓液并行引流术。如超声或 CT 检查提示脓肿较局限且为单房，并与腹壁贴靠，也可采用超声引导下经皮穿刺置管引流术。

第十三节　肝脏疾病

 例题

男，50 岁。B 超发现右肝有直径 2 cm 实性占位病变，甲胎蛋白 1 000 $\mu g/L$，肝功能基本正常，无腹水。15 年前曾患乙型肝炎。最佳处理是（D）

A. 化学药物治疗　　　　　　　B. 放射治疗

C. 肝动脉栓塞及介入治疗　　　D. 手术切除

E. 中医中药治疗

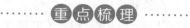 重点梳理

（一）细菌性肝脓肿

1. **概述**　细菌性肝脓肿是指由化脓性细菌侵入肝脏形成的肝内化脓性感染病灶；致病菌多为肺炎克雷伯菌、大肠埃希菌、厌氧链球菌、葡萄球菌等；细菌的侵入途径包括胆道（最主要）、门静脉、肝动脉、淋巴系统及开放性肝损伤的伤口。糖尿病患者是高发人群。

2. **临床表现**

（1）寒战、高热，体温常可达 39～40 ℃，伴恶心、呕吐、食欲缺乏和乏力。

（2）肝区钝痛或胀痛，多属持续性，可伴右肩牵涉痛，右下胸及肝区叩击痛，肿大的肝有压痛。

（3）如脓肿在肝前下缘比较表浅部位时，可伴有右上腹肌紧张和局部明显触痛。

（4）巨大的肝脓肿可使右季肋呈现饱满状态，有时甚至可见局限性隆起，局部皮肤可出现红肿。

（5）严重时或并发胆道梗阻者，可出现黄疸。

（6）肝右叶脓肿可穿破肝包膜形成膈下脓肿，也可突破入右侧胸腔，左叶脓肿则偶可穿入心包。

（7）肝脓肿可穿破血管和胆管壁，引起大量出血并从胆道排出，表现为上消化道出血。

3. 实验室检查　可见白细胞计数和中性粒性细胞百分比增高，转氨酶和碱性磷酸酶增高，C反应蛋白（CRP）增高，红细胞沉降率（ESR）延长，慢性病程患者可有贫血和低蛋白血症。

4. 影像学检查

（1）超声（首选）：脓肿部位有典型的液性回声暗区或脓肿内液平面；可确定脓肿的最佳穿刺点和进针方向与深度；通过超声可分为早期（不典型期）、中期（脓肿形成期、成熟期）和晚期（脓肿恢复期）。

（2）胸部X线片：可见右膈肌升高；肝阴影增大或有局限性隆起；有时出现右侧反应性胸膜炎或胸腔积液。

（3）CT：可发现脓肿的大小及形态，显示脓肿在肝中的确切部位。主要表现为肝内低密度区，边界多数不太清晰，注射造影剂后外围增强明显，边界更加清楚。增强扫描的典型表现是脓肿壁的环状增强（靶征），出现"靶征"则提示脓肿已形成。

（4）MRI：脓肿形成后，在T_1加权像上为低信号区；在T_2加权像上，脓肿和水肿的组织信号强度增高明显，在其间存在稍低信号强度的环状脓肿壁。

5. 鉴别诊断

（1）血管瘤：少数血管瘤平扫和增强均显示大片无强化区且内缘较光滑，而少数肝脓肿晚期或大量纤维肉芽肿形成的修复期，脓肿增强呈现由边缘向中央渐进性边缘强化，两者有时易混淆。

（2）肝囊肿感染：肝囊肿继发感染时，囊肿壁或其内分隔多光滑、密度较均匀，增强后可轻或中度强化。

（3）阿米巴肝脓肿：最重要的鉴别点在阿米巴性肝脓肿常有阿米巴性肠炎和脓血便病史。患者粪便中找到阿米巴滋养体，具有诊断意义。

（4）原发性肝癌：与肝脓肿超声上表现相似，但在CT增强动脉期肝癌多呈"快进快出"特征，必要时可选择肝活检。

（5）肝转移瘤：增强后转移瘤中央有斑点状更低密度区，周围多为稍低于邻近正常肝组织密度，类似"牛眼"。

6. 药物治疗

（1）在应用大剂量抗生素控制感染的同时，应积极补液，纠正水、电解质紊乱，给予B族维生素、维生素C、维生素K，必要时可反复多次输入小剂量新鲜红细胞、血浆和免疫球蛋白，以纠正低蛋白血症，改善肝功能。

（2）未确定病原菌以前，应经验性选用广谱抗生素，通常为第三代头孢菌素联合应用甲硝唑，或者氨苄西林、氨基糖苷类联合应用甲硝唑，待脓腔脓液或血液细菌培养和药敏结果回报后选用敏感抗生素。抗生素应用应大剂量、足疗程。

7. 超声或CT引导下行经皮肝穿刺抽脓或置管引流术

（1）具有治愈率高、并发症发生率和病死率低、费用低的优点，适用于年老体弱及危重患者,是治疗细菌性肝脓肿的主要方法。

(2) 不能完全代替手术引流的原因:①如脓腔的脓汁黏稠,造成引流不畅。②引流管粗则易致组织或脓腔壁出血。③对多分隔脓腔引流不彻底。④不能同时处理胆管结石等原发病灶。⑤厚壁脓肿经抽脓或引流后,脓肿壁不易塌陷。

8. 手术治疗

(1) 脓肿切开引流术:适用于脓肿较大、分隔较多;已穿破胸腔或腹腔;胆源性肝脓肿;慢性肝脓肿。

1) 开腹肝脓肿切开引流术:创伤大,易引起腹腔或手术切口感染,已很少应用。

2) 腹腔镜肝脓肿引流术:可达到开腹肝脓肿引流术的效果,引流彻底充分,腹腔及切口感染率低,创伤小。

(2) 肝叶切除术:适用于并存严重出血和长期共存治疗不愈的慢性坚壁肝脓肿。

(二) 原发性肝癌

1. 概述　原发性肝癌是临床上最常见的恶性肿瘤。病理组织学分为肝细胞癌、肝内胆管癌和混合性肝癌,肝细胞癌占 90%以上,是最常见的类型。

2. 分型　肝癌大体病理形态分为三型,即结节型、巨块型和弥漫型。根据瘤体直径,将肝细胞癌分为微小肝癌(直径≤2 cm),小肝癌(>2 cm,≤5 cm),大肝癌(>5 cm,≤10 cm)和巨大肝癌(≥10 cm)。

3. 浸润和转移

(1) 肝内转移:肝癌细胞易侵犯门静脉及分支并形成瘤栓,脱落后在肝内引起多发性转移灶。若门静脉干支瘤栓阻塞,会引起或加重门静脉高压。

(2) 肝外转移:①血行转移(肺转移多见)。②淋巴转移(肝门淋巴结转移多见)。③种植转移(少见)。

4. 临床表现

(1) 早期无典型症状,可有饭后上腹饱胀、消化不良、恶心、呕吐和腹泻等症状。

(2) 随病情进展,可出现发热、腹痛,疼痛可向右肩或右背放射;可有右侧腰部疼痛;癌结节破裂出血可引起腹膜刺激征;可因癌肿压迫或侵犯胆管而致胆管炎。

(3) 晚期可出现消瘦甚至恶病质表现。

(4) 肝外转移灶症状:①肺转移引起咳嗽、咯血。②胸膜转移引起胸痛和血性胸腔积液。③骨转移引起骨痛或病理性骨折。

(5) 合并肝硬化表现

1) 合并腹腔积液时表现为腹胀,肝功能极差者常出现黄疸、出血倾向(牙龈、鼻出血及皮下瘀斑等)。

2) 伴有门静脉高压,可因食管中下段或胃底静脉曲张破裂或胃肠黏膜糜烂、溃疡引发上消化道出血。

3) 肝性脑病是肝病终末期的表现,常因消化道出血、电解质紊乱及继发感染等诱发。

4) 肝衰竭同时易引发肝肾综合征。

5. **体征** ①肝呈不规则肿大、质地硬、表面凹凸不平,结节状或呈巨块,边缘清楚,常有程度不等的触压痛;突出至右肋弓下或剑突下时,相应部位可见局部饱满隆起。②血管杂音。③黄疸:皮肤巩膜黄染,常在晚期出现。④门静脉高压征象。

6. **辅助检查**

(1) CT:是肝癌诊断和鉴别诊断最重要的影像学检查方法。

(2) MRI:应用肝特异性 MRI 造影剂能够提高小肝癌检出率。

(3) 超声:可确定肝内有无占位性病变,提示其性质,明确癌灶在肝内的具体位置及其与肝内重要血管的关系、肝癌在肝内播散与否等。

(4) 甲胎蛋白(AFP):是诊断肝癌的特异性最强的肿瘤标志物。

7. **诊断标准** 要求同时满足以下条件中的(1) + (2)a 两项或者(1) + (2)b + (3)三项。

(1) 具有肝硬化,以及 HBV 和/或 HCV 感染的证据。

(2) 典型的影像学特征

1) 如果肝脏占位直径≥2 cm,CT 和 MRI 中有一项显示肝占位具有肝癌特征即可。

2) 如果肝脏占位直径为 1~2 cm,需 CT 和 MRI 都显示肝占位具有肝癌特征。

(3) 血清 AFP≥400 μg/L 持续 1 个月或≥200 μg/L 持续 2 个月,并能排除其他原因引起的 AFP 升高,包括妊娠、生殖系胚胎源性肿瘤、活动性肝病及继发性肝癌等。

8. **鉴别诊断** 肝细胞癌主要应与肝硬化、继发性肝癌、肝良性肿瘤、肝脓肿、肝包虫病,以及与肝毗邻器官,如右肾、结肠肝曲、胃、胰腺等处的肿瘤鉴别。

9. **TNM 分期**

TNM 分期	定义
原发病灶(T)	
T_x	原发肿瘤不能测定
T_0	无原发瘤证据
T_1	孤立肿瘤没有血管受侵
T_2	孤立肿瘤,有血管受侵或多发肿瘤直径≤5 cm
T_{3a}	多发肿瘤直径>5 cm
T_{3b}	孤立肿瘤或多发肿瘤侵及门静脉或肝静脉主要分支
T_4	肿瘤直接侵及周围组织,或致胆囊或脏器穿孔
区域淋巴结(N)	
N_x	区域淋巴结不能测定
N_0	无淋巴结转移
N_1	区域淋巴结转移
远处转移(M)	
M_x	远处转移不能测定
M_0	无远处转移
M_1	有远处转移

10. 临床分期

临床分期	TNM 分期
Ⅰ 期	$T_1N_0M_0$
Ⅱ 期	$T_2N_0M_0$
ⅢA 期	$T_{3a}N_0M_0$
ⅢB 期	$T_{3b}N_0M_0$
ⅢC 期	$T_4N_0M_0$
ⅣA 期	任何 TN_1M_0
ⅣB 期	任何 T 任何 NM_1

11. 肝功能 Child-Pugh 分级

指标	评分		
	1 分	2 分	3 分
肝性脑病	无	轻度	中度以上
腹腔积液	无	少量,易控制	中等量,难控制
白蛋白(g/L)	>35	28～35	<28
凝血酶原延长时间(秒)	1～3	4～6	>6
血清胆红素(μmol/L)	<34.2	34.2～51.3	>51.3

注:A 级 = 5～6 分;B 级 = 7～9 分;C 级 = 10～15 分。

12. 肝切除术　部分肝切除是治疗肝癌首选和最有效的方法。影响手术治疗效果的主要因素是肿瘤数目、血管侵犯、肿瘤分化程度和 AFP 水平等。手术安全性评估如下。

(1) 患者一般情况:①较好,无明显心、肺、肾等重要脏器器质性病变。②Child-Pugh 肝功能分级属 A 级;或 B 级,经短期护肝治疗后肝功能恢复到 A 级。③有条件的医院,术前可以做 ICG 检测。④评估肝切除后残肝体积,手术后足够维持肝功能。

(2) 肿瘤可切除性评估:没有肝外多处转移。①单发的微小肝癌和小肝癌。②单发的向肝外生长的大肝癌或巨大肝癌,受肿瘤破坏的肝组织少于 30%,肿瘤包膜完整,周围界限清楚。③多发肿瘤,但肿瘤结节少于 3 个,且局限在肝的一段或一叶内。

(3) 技术条件允许,可行肝切除的情况

1) 3～5 个多发性肿瘤,局限于相邻 2～3 个肝段或半肝内,影像学显示无瘤肝组织明显代偿性增大,达全肝的 50% 以上;如肿瘤分散,可分别行局限性切除。

2) 左半肝或右半肝的大肝癌或巨大肝癌,边界较清楚,第一、二肝门未受侵犯,影像学显示无瘤侧肝代偿性增大明显,达全肝组织的 50% 以上。

3) 位于肝中央区(肝中叶,或Ⅳ、Ⅴ、Ⅵ、Ⅷ段)的大或巨大肝癌,无瘤肝组织明显代偿性增大,达全肝的 50% 以上。

4) Ⅰ段大肝癌或巨大肝癌。

5) 肝门部有淋巴结转移者,如原发肝肿瘤可切除,应行肿瘤切除,同时进行肝门部淋巴结清扫;淋巴结难以清扫者,术后可进行放射治疗。

6) 周围脏器(结肠、胃、膈肌或右肾上腺等)受侵犯,如原发肿瘤可切除,应连同受侵犯脏器一并切除;远处脏器单发转移性肿瘤(如单发肺转移),可同时切除原发癌和转移癌。

13. 肝移植 原则上选择肝功能 C 级的小肝癌病例行肝移植。国际上多按照米兰标准选择肝癌患者行肝移植(米兰标准:单个肿瘤<5 cm;2 个或 3 个肿瘤,直径均<3 cm,无血管侵犯或肝外转移)。

14. 非手术治疗

(1) 肿瘤消融:通常在超声引导下经皮穿刺行微波、射频、冷冻、无水酒精(PEI)注射等消融治疗,适应证是不宜手术的原发肝细胞癌,或术后复发、转移性肝癌。

(2) 经肝动脉和/或门静脉区域化疗或经肝动脉化疗栓塞(TACE):用于治疗不可切除的肝癌或作为肝癌切除术后的辅助治疗。常用药物为氟尿嘧啶、卡铂、表阿霉素等;常用栓塞剂为碘化油。有些不适应一期手术切除的大或巨大肝癌,经此方法治疗后肿瘤缩小,可获得手术切除机会。

(3) 系统性放化疗:仅作为姑息性治疗手段,以控制疼痛或缓解压迫等。

(4) 分子靶向药物治疗:索拉菲尼与手术、肝动脉化疗栓塞或局部消融等联合应用。

第十四节　门静脉高压症

 例题

下列不属于门静脉系统侧支循环的是(E)

A. 直肠下端、肛管交通支　　　　　B. 胃底、食管下段交通支

C. 前腹壁交通支　　　　　　　　　D. 腹膜后交通支

E. 肠系膜血管交通支

·············· 重 点 梳 理 ··············

1. **概述** 门静脉高压症是指由门静脉系统压力升高所引起的临床综合征,主要表现为脾大或伴有脾功能亢进、食管胃底静脉破裂大出血和腹腔积液等。

2. **门静脉系统的主要侧支循环** ①胃底、食管下段交通支。②直肠下端、肛管交通支。③前腹壁交通支。④腹膜后交通支。

3. **病理生理** 门静脉高压症按门静脉血流阻力增加的部位分为肝前、肝内和肝后三型;肝内型分为窦前、窦后和窦型。

(1) 肝前型门静脉高压症的常见病因有肝外门静脉血栓形成(脐炎、腹腔感染如急性阑尾炎和胰腺炎、创伤等)、先天性畸形(闭锁、狭窄或海绵样变等)和外在压迫(转移癌、胰腺炎等)。

(2) 在我国,肝炎肝硬化是引起肝窦和窦后阻塞性门静脉高压症的常见病因。肝内窦前阻

塞性门静脉高压症的常见病因是血吸虫病。

（3）肝后型门静脉高压症的常见病因包括巴德-吉亚利综合征、缩窄性心包炎、严重右心衰竭等。

（4）门静脉高压持续存在后，可发生脾大和脾功能亢进、交通支扩张、腹水等病理变化。

4. 临床表现

（1）主要是脾大和脾功能亢进、呕血或黑便、腹水及非特异性全身表现，肝功能不良的表现如疲乏、嗜睡、厌食、肝病面容、蜘蛛痣、肝掌、男性乳房发育、睾丸萎缩等。

（2）曲张的食管、胃底静脉一旦破裂，立刻发生急性大出血，呕吐鲜红色血液。由于肝功能损害引起凝血功能障碍，脾功能亢进引起血小板减少，因此出血不易自止。

（3）大出血引起肝组织严重缺氧，容易导致肝性脑病。

（4）体检时如能触及脾，提示可能有门静脉高压症。如有黄疸、腹水和前腹壁静脉曲张等体征，表示门静脉高压症严重。

（5）如肝病属于早期，可触到质地较硬、边缘较钝而不规整的肝，但临床更多见肝硬化致肝缩小而难以触到。

5. 辅助检查

（1）食管 X 线吞钡检查：食管充盈时食管轮廓呈虫蚀状改变，排空时呈蚯蚓样或串珠状负影。

（2）内镜检查：胃镜较 X 线吞钡检查更准确可靠，可明确了解食管胃底静脉曲张的程度，还可进行镜下止血治疗。

（3）血常规：脾功能亢进时，血细胞计数减少，以白细胞计数降至 3×10^9/L 以下和血小板计数减少至（70～80）$\times10^9$/L 或以下最为多见。

（4）腹部超声：可显示腹水、肝密度及质地异常、门静脉扩张、血管开放情况、门静脉与肝动脉血流量，门静脉系统有无血栓等。门静脉高压症时门静脉内径≥1.3 cm。

（5）肝功能检查：常见血浆白蛋白降低，球蛋白增高，白蛋白与球蛋白比例倒置；凝血因子减少。

6. 食管胃底曲张静脉破裂出血的治疗

（1）非手术治疗：适用于一般状况不良，肝功能较差，难以耐受手术的患者；手术前准备。

1）补液、输血：发生急性出血时，尽快建立有效的静脉通道进行补液，监测生命体征。出血量较大、血红蛋白<70 g/L 时应同时输血，扩充有效血容量。

2）药物治疗：①止血，急性出血时首选血管收缩药，常用垂体后叶素、特利加压素、生长抑素类药物。β受体阻滞剂如普萘洛尔长期口服可预防出血。②预防感染，使用头孢菌素类广谱抗生素。③使用质子泵抑制剂抑制胃酸分泌、利尿、预防肝性脑病及护肝治疗等。

3）内镜治疗：①内镜下硬化治疗，将硬化剂直接注射到曲张静脉腔内或曲张静脉旁的黏膜下组织，主要并发症是食管溃疡、狭窄或穿孔。②内镜下食管静脉曲张套扎术，简单且安全，是控制急性出血的首选方法。

4）三腔管压迫止血：是紧急情况下暂时控制出血的有效方法，通常用于对药物治疗或内镜治疗无效或无条件及时行内镜治疗的患者。三腔管放置充气压迫一般不超过24小时,可使80%食管胃底曲张静脉出血得到控制。并发症有吸入性肺炎、食管破裂及窒息等,应注意预防。

5)经颈静脉肝内门体分流术(TIPS):可明显降低门静脉压力,用于治疗急性出血和预防再出血。TIPS适用于经药物和内镜治疗无效、外科手术后再出血及等待肝移植的患者。肝性脑病发生率高。

(2)手术治疗:适用于曾经或现在发生消化道出血,或静脉曲张明显和"红色征"出血风险较大,以及一般情况尚可、肝功能较好(Child A 级、B级),估计能耐受手术者。肝功能 Child C 级患者一般不主张手术,尽量采取非手术治疗。

1)分流术:①非选择性门体分流术,代表术式是门静脉与下腔静脉端侧分流术,治疗食管胃底曲张静脉破裂出血效果好,但肝性脑病发生率高,易引起肝衰竭。②选择性门体分流术,代表术式是远端脾-肾静脉分流术,优点是肝性脑病发生率低。但有大量腹水及脾静脉口径较小者一般不选择。限制性门体分流的代表术式是限制性门-腔静脉分流(侧侧吻合口控制在10 mm)和门-腔静脉"桥式"(H 形)分流(桥式人造血管口径为 8~10 mm)。

2)断流手术:常用术式有贲门周围血管离断术、胃周围血管缝扎术、食管下端横断术、胃底横断术及食管下端胃底切除术等。以脾切除加贲门周围血管离断术最为常用,手术中应注意离断冠状静脉的胃支、食管支及高位食管支和胃短静脉、胃后静脉、左膈下静脉等,同时结扎、切断与静脉伴行的同名动脉。

3)复合手术。

7. 脾大、脾功能亢进的治疗 脾切除是治疗脾功能亢进最有效的方法。脾射频消融术、脾动脉栓塞术主要适用于不愿手术或不能耐受手术的患者。

8. 原发肝病的治疗 对肝硬化严重、肝功能差而药物治疗不能改善者,应做肝移植,是最根本的治疗方法。

第十五节　胆系疾病

例题

男,36 岁。阵发性上腹痛 7 天,B 超示胆囊结石。首选的治疗是(B)

A. 胆囊切开取石术　　　　　　　B. 胆囊切除术

C. 口服鹅去氧胆酸　　　　　　　D. 体外冲击波碎石

E. 观察

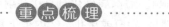

(一)胆囊结石

1. 概述 胆囊结石好发于 40 岁以上人群,女性多于男性,其成因复杂,胆固醇结石的发生与胆汁中胆固醇过饱和、胆固醇成核过程异常,胆囊功能异常等有关。

2. 临床表现　胆囊结石症状取决于结石的大小和部位,以及胆囊管有无梗阻和胆囊有无炎症。

(1) 无症状性胆囊结石:约50%的胆囊结石患者终身无症状。

(2) 典型症状

1) 较大的胆囊结石可引起右上腹或剑突下胀满不适、嗳气和厌食油腻食物等消化不良症状,常按"慢性胃炎"诊治。

2) 较小的结石每于饱餐、进食油腻食物后,结石阻塞胆囊管而引起胆绞痛和急性胆囊炎,表现为右上腹绞痛、恶心、呕吐、发热等不适。

3) 胆囊结石长期嵌顿或阻塞胆囊管,胆囊黏膜可吸收胆汁中胆色素并分泌黏液直至达到和胆囊内压力平衡,形成胆囊积液,胆汁为透明白色,称为"白胆汁"。

4) 胆囊壶腹或胆囊管结石嵌顿,压迫肝总管或胆总管,引起胆管狭窄,反复炎症发作引起胆囊胆管瘘,临床表现为反复发作的胆囊炎、胆管炎及梗阻性黄疸,称为 Mirizzi 综合征。多数 Mirizzi 综合征病例为术中发现证实。

(3) 体征:多数患者体征不明显,可有右上腹深压痛,部分患者可扪及肿大胆囊,如出现急性胆囊炎发作,可有右上腹压痛、反跳痛、墨菲(Murphy)征阳性等表现。如合并 Mirizzi 综合征,引起梗阻性黄疸,可有皮肤及巩膜黄染表现。

3. 影像学检查

(1) 超声:首选或筛查,简便易行,准确率高,是诊断胆囊结石的最为有效的影像学方法。

(2) 腹部 CT:常用,诊断胆总管结石及胆道恶性肿瘤较超声灵敏。

(3) 内镜下逆行胰胆管造影(ERCP):可直接观察十二指肠乳头部情况,可收集十二指肠液、胆汁、胰液进行理化及脱落细胞学检查,可造影了解胆道及胰管情况,可行乳头切开取石、支架减黄等治疗。

(4) 磁共振胰胆管造影(MRCP):为非侵入性胆胰管成像技术,其诊断胆石症及胆道肿瘤的敏感性与特异性与 ERCP 无明显差异,临床广泛应用。

4. 治疗　对于有症状和/或并发症的胆囊结石,首选胆囊切除术治疗。腹腔镜胆囊切除术(LC)已成为治疗胆囊良性疾病的首选术式。

(1) 考虑手术治疗的情况:①结石数量多及结石直径≥2 cm。②胆囊壁钙化或瓷性胆囊。③伴有胆囊息肉≥1 cm。④胆囊壁增厚(>3 mm)即伴有慢性胆囊炎。

(2) LC 的禁忌证:①心肺功能差、无法耐受全身麻醉、凝血功能不全、肝肾等重要脏器功能不全、胆囊癌、中晚期妊娠等为绝对禁忌证。②上腹部手术史、急性胆囊炎、合并急性胆管炎、胰腺炎、肝硬化合并门静脉高压症、Mirizzi 综合征、病态肥胖等为相对禁忌证。

(3) LC 的并发症:①肝外胆管损伤。②胆瘘。③术后出血。④十二指肠穿孔。⑤腹腔穿刺相关并发症。⑥气腹相关并发症。⑦腹壁切口疝。⑧胆总管、胆囊管残余结石。

(4) 胆囊切除时,应同时行胆总管探查术的情况:①术前病史、临床表现或影像学检查提示胆总管有梗阻,包括梗阻性黄疸,胆总管结石,反复发作胆绞痛、胆管炎、胰腺炎。②术中证实胆总管有病变,如术中胆道造影证实或扪及胆总管内有结石、蛔虫、肿块。③胆总管扩张直径超过1 cm,胆囊壁明显增厚,发现胰腺炎或胰头肿物,胆管穿刺抽出脓性、血性胆汁或泥沙样胆色素颗粒。④胆囊结石小,有可能通过胆囊管进入胆总管。

（二）急性胆囊炎

1. **概述**　急性胆囊炎是一种常见急腹症,女性居多。根据胆囊内有无结石,可分为结石性胆囊炎和非结石性胆囊炎。急性结石性胆囊炎是胆囊结石最常见的并发症,多由结石嵌顿及肠道细菌入侵所致。

2. **病理过程**

（1）急性结石性胆囊炎起始阶段,胆囊管梗阻、内压升高、黏膜充血水肿、渗出增多,为急性单纯性胆囊炎。

（2）病因未解除,炎症发展,病变可累及胆囊壁全层,白细胞弥漫浸润,浆膜也有纤维性和脓性渗出物覆盖,为急性化脓性胆囊炎。

（3）胆囊内压继续升高,导致囊壁血液循环障碍,引起胆囊壁组织坏疽,为急性坏疽性胆囊炎。

（4）胆囊壁坏死穿孔,会导致胆汁性腹膜炎,穿孔部位常发生在胆囊底部或颈部;若胆囊坏疽穿孔发生过程较慢,被周围器官(大网膜、十二指肠、横结肠)粘连包裹,形成胆囊周围脓肿。

3. **临床表现**

（1）常在进脂肪餐后或夜间发作,表现为右上腹部的剧烈绞痛或胀痛,疼痛常放射至右肩或右背部,伴恶心、呕吐,合并感染化脓时伴高热。

（2）墨菲(Murphy)征阳性是急性胆囊炎的典型体征。

（3）Mirizzi综合征时表现为反复发作的胆囊炎、胆管炎和梗阻性黄疸。

4. **辅助检查**

（1）实验室检查:血白细胞及中性粒细胞比例明显增高,提示胆囊化脓甚至坏疽。

（2）超声:是急性胆石性胆囊炎的首选影像学诊断方法,可显示胆囊增大、囊壁增厚、胆囊周围有渗出液,并可探及胆囊内结石影像。

（3）腹部CT:可显示胆囊的"双边征",还可排除胆总管下段结石。

5. **注意事项**

（1）出现胆绞痛无缓解趋势或持续加重、腹膜刺激征、高热、白细胞及中性粒细胞明显升高等情况时,考虑急性化脓或坏疽性胆囊炎的可能,警惕胆囊穿孔。

（2）若血清TBil及谷氨酰转移酶明显升高,应结合超声及CT检查,必要时做MRCP排查是否合并胆管内结石或存在Mirizzi综合征。

6. **处理原则**

（1）急性单纯性胆囊炎病情有缓解趋势者,可采取禁食、解痉、应用抗生素、补液等治疗措施,待病情缓解后择期手术治疗。

（2）急性化脓性或坏疽穿孔性胆囊炎,需急诊处理:①若胆囊未穿孔,且可耐受手术,可行胆囊切除术;不能耐受手术者,可行经皮经肝胆囊置管引流术或胆囊造瘘。②若胆囊已穿孔,应切除胆囊,充分清理腹腔并引流。

7. 手术方式

(1)开腹胆囊切除术:是急性胆囊炎、胆囊结石的常规术式。

(2)腹腔镜下胆囊切除术:较开腹创伤小,可探查周围组织及器官情况。

(3)经皮经肝胆囊置管引流术:适用于一般情况差、高龄、合并心肺等重要器官功能障碍,诊断为急性化脓性胆囊炎的患者。

(4)胆囊造瘘术:适用于因医疗条件受限、无法行经皮经肝胆囊置管引流术的患者。

第十六节　胰腺疾病

 例题

(1～2 题共用题干)

男,45 岁。酗酒后 2 小时发生上腹部持续性剧痛,并向左肩、腰背部放射,伴恶心、呕吐,吐后疼痛不缓解,起病 8 小时后就诊。

1. 下列最有助于诊断的检查是(C)

A. 血常规　　　　　　　　　　　　　B. 尿淀粉酶测定

C. 血清淀粉酶测定　　　　　　　　　D. 胸腹部 X 线检查

E. 同位素扫描

2. 如病情进展,出现上腹压痛、反跳痛、肌紧张,移动性浊音(＋),此时最有价值的检查是(B)

A. 白细胞计数和分类　　　　　　　　B. 腹腔穿刺液性状及淀粉酶测定

C. 血清淀粉酶测定　　　　　　　　　D. 尿淀粉酶测定

E. 血红蛋白和红细胞比值测定

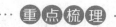
重点梳理

急性胰腺炎

1. 概述　急性胰腺炎(AP)是指胰腺消化酶被异常激活后对胰腺本身及其周围脏器和组织产生消化作用而引起的炎症性疾病,根据严重程度可分为轻症、中度重症和重症急性胰腺炎。

2. 病因

(1)基本原因与 Vater 壶腹部阻塞引起胆汁反流入胰管和各种因素造成胰管内压力过高、胰管破裂、胰液外溢等有关。

(2)胆道疾病是最常见的病因,即胆源性胰腺炎,由胆管结石梗阻或胆管炎、胆囊炎诱发,约占 50%。

(3)可因酗酒引起酒精性胰腺炎。

（4）高血脂，甘油三酯高于 11 mmol/L，易诱发胰腺炎。

（5）其他包括暴饮暴食、医源性创伤、外伤、高钙血症等。

3. 病理分型

（1）急性水肿性胰腺炎：胰腺呈局限性或弥漫性水肿，体积增大，质地变硬，被膜明显充血，部分可见被膜下脂肪散在坏死或有皂化斑。

（2）急性出血坏死性胰腺炎：胰腺除肿胀外，包膜下有淤血，腺体可见大片出血，坏死灶呈深红色或灰黑色。腹腔内可见皂化斑和脂肪坏死灶，腹膜后可出现广泛组织坏死。腹腔内或腹膜后有咖啡色或暗红色血性液体或血性混浊渗液。

4. 临床表现

（1）腹痛：是主要症状，常于饱餐和饮酒后突然发作，腹痛剧烈，多位于左上腹，向左肩及左腰背部放射。

（2）腹胀：与腹痛同时存在，腹腔积液可加重腹胀，腹腔内压增高可导致腹腔间隔室综合征。

（3）恶心、呕吐：剧烈而频繁，呕吐后腹痛不缓解。

（4）腹膜炎体征：重症急性胰腺炎腹部压痛明显，可伴有肌紧张和反跳痛，范围较广，可累及全腹。

（5）其他：①轻症急性胰腺炎可有轻度发热。②胰腺坏死伴感染，有持续性高热，可出现腰部皮肤水肿、发红和压痛。③合并胆道感染常伴寒战高热。④胆道结石嵌顿或肿大胰头压迫胆总管可出现黄疸。⑤重症胰腺炎可有脉搏细速、血压下降，乃至休克。⑥伴急性肺功能衰竭时可有呼吸困难和发绀。⑦少数严重患者胰腺的出血可经腹膜后途径渗入皮下，在腰部、季肋部和下腹部皮肤出现大片青紫色瘀斑，称 Grey-Turner 征；若出现在脐周，称 Cullen 征。⑧胃肠出血时可有呕血和便血。⑨血钙降低时，可出现手足抽搐。⑩严重者可有 DIC 表现及中枢神经系统症状，如感觉迟钝、意识模糊乃至昏迷。

5. 辅助检查

（1）实验室检查

1）血尿淀粉酶：是诊断最常用和最重要的手段。血清淀粉酶在发病的 2 小时内升高，24 小时后达到高峰，4～5 天恢复正常；尿淀粉酶在发病 24 小时后开始上升，下降缓慢，持续 1～2 周。淀粉酶升高的幅度和病变严重程度不呈正相关。

2）血清脂肪酶：明显升高，具有特异性，也是比较客观的诊断指标。

3）其他项目：包括白细胞增高、高血糖、肝功能异常、低血钙、血气分析异常等；诊断性腹腔穿刺若抽出血性渗出液，且淀粉酶值升高对诊断很有帮助。

（2）CT 扫描：是急性胰腺炎的首选影像学检查手段。

（3）超声：可发现胰腺肿大和胰周液体积聚。胰腺水肿时显示为均匀低回声，出现粗大的强回声提示有出血、坏死的可能。

6. 诊断标准
符合以下 3 项特征中的 2 项，即可诊断为急性胰腺炎：①与急性胰腺炎临床表现相符合的腹痛。②血清淀粉酶和/或脂肪酶活性至少高于正常值上限 3 倍。③符合急性胰腺炎的影像学改变。

7. 鉴别诊断　①消化性溃疡急性穿孔。②急性胆囊炎和胆石症。③心肌梗死。④急性肠梗阻。

8. 局部并发症

（1）急性液体积聚：发生于胰腺炎病程的早期，位于胰腺内或胰周。

（2）胰腺及胰周组织坏死：指胰腺实质的弥漫性或局灶性坏死，伴有胰周脂肪坏死。

（3）假性囊肿：指急性胰腺炎后形成的由纤维组织或肉芽囊壁包裹的胰液积聚。

（4）胰腺脓肿：发生于急性胰腺炎胰腺周围的包裹性积脓，含少量或不含胰腺坏死组织。

9. 治疗方案

（1）急性胆源性胰腺炎：关键是明确是否有胆道梗阻。

1）若存在胆道梗阻，首选十二指肠镜下行 Oddi 括约肌切开取石及鼻胆管引流术；内镜治疗失败者，可开腹手术行胆囊切除、胆总管切开引流、胆道镜探查及取石，胰腺受累明显者可加行小网膜囊胰腺区引流。

2）若胆道无梗阻，先行非手术治疗，待胰腺炎病情稳定后，行腹腔镜胆囊切除术。

（2）高血脂性急性胰腺炎：①采用小剂量低分子肝素和胰岛素，增加脂蛋白酶的活性，加速乳糜微粒的降解。②快速降脂技术有血脂吸附和血浆置换。

（3）酒精性急性胰腺炎：减少胰液、胃酸分泌，改善十二指肠酸化状态。

（4）高钙血症性急性胰腺炎：大多与甲状旁腺腺瘤继发甲状旁腺功能亢进有关，需降钙治疗、避免使用钙剂、相应的甲状旁腺切除手术。

（5）对于其他病因，及时针对病因治疗。

10. 非手术治疗　是急性胰腺炎治疗的基础，原则为减少胰腺分泌，防止感染，防止病情进展。措施：①液体复苏、维持水电解质平衡和加强监护。②禁食、胃肠减压。③抑酸治疗和抑制胰液分泌。④诊断明确后可酌情使用镇痛药物。⑤营养支持，早期以全肠外营养治疗为主；肠道功能恢复后，尽早予以肠内营养。⑥预防和治疗感染。

11. 手术治疗

（1）适应证：①急性腹膜炎不能排除其他急腹症时。②伴胆总管下端梗阻或胆道感染者。③合并肠穿孔、大出血或胰腺假性囊肿。④胰腺和胰周坏死组织继发感染。

（2）胰腺坏死感染病灶清除引流术：是重症急性胰腺炎最常用的术式。

第十七节　消化道大出血

📷 **例题**

1. 上消化道出血最常见的原因是（E）

A. 出血性胃炎　　　　　　　　　　　　　B. 门静脉高压症

C. 胃癌   D. 胆道感染出血

E. 胃十二指肠溃疡

(2～4 题共用题干)

女,45 岁。主因上腹部不适、呕血 1 次入院。既往胃溃疡病史 15 年,无肝炎病史。查体:体温 38 ℃,脉搏 110 次/分,呼吸 24 次/分,血压 100/65 mmHg。患者轻度烦躁,皮肤、巩膜苍白,上腹部压痛不明显。

2. 为明确诊断,应检查的项目包括(ABCDEF)

A. 血常规   B. 血生化检查

C. 血清淀粉酶   D. B 超检查

E. 腹部 X 线平片   F. 心电图

3. 提示:血常规白细胞 10.5×10^9 L,中性粒细胞 0.76,血红蛋白 80 g/L;血生化、腹部 X 线平片和 B 超结果正常。立即给予补液、广谱抗生素治疗。下一步的诊疗措施是(C)

A. 急诊 CT 检查   B. 急诊 MRI 检查

C. 急诊胃镜检查   D. 急诊手术探查

E. 急诊血管造影检查   F. 急诊穿刺检查

4. 提示:经积极补液、广谱抗生素治疗后,患者一般情况无明显改善,无多器官功能衰竭表现,体温 38.3 ℃,脉搏 126 次/分,呼吸 28 次/分,血压 80/45 mmHg。急诊胃镜下可见胃小弯侧约 1 cm×0.5 cm 溃疡,隆起于胃黏膜表面,周围黏膜僵硬、中断,底部组织坏死,可见鲜红色血随脉搏波动涌出。应采取的进一步治疗包括(BD)

A. 继续输液治疗,给予血管活性药物,观察病情变化

B. 输血、抗休克治疗

C. 胃镜下冲洗、止血治疗

D. 急诊手术

E. 急诊血管造影

F. 胃镜下活检

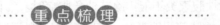

重点梳理

(一) 上消化道大出血的诊断与处理

上消化道包括食管、胃、十二指肠、空肠上段和胆道。上消化道大出血主要表现为呕血和便血,或仅有便血。

1. 常见病因 ①胃、十二指肠溃疡(最常见)。②门静脉高压症。③应激性溃疡。④胃癌。⑤肝内局限性慢性感染、肝肿瘤、肝外伤。

2. 临床特点

(1) 食管或胃底曲张静脉破裂引起出血,一次出血量常达 500～1 000 mL 或以上,可引起休克;临床上主要表现为呕血,单纯便血较少;即使采用积极的非手术疗法止血后,仍可再次发生呕血。

（2）溃疡、糜烂性胃炎、胃癌引起的胃或十二指肠球部的出血，一次出血量一般不超过500 mL，发生休克的较少；临床上可以呕血为主，也可以便血为主；经积极的非手术疗法多可止血，若病因未得到及时治疗，可再次出血。

（3）胆道出血，量一般不多，一次为 $200\sim300$ mL，很少引起休克，临床上以便血为主，采取积极的非手术治疗后，出血可暂时停止，但常呈周期性的复发，间隔期一般为 $1\sim2$ 周。

3. 辅助检查

（1）三腔二囊管：放入胃内后，将胃气囊和食管气囊充气以压迫胃底和食管下段，用等渗盐水经第三管将胃内积血冲洗干净。若没有再出血，则可证明为食管或胃底曲张静脉的破裂出血；若吸出的胃液仍含血液，则门静脉高压性胃病或胃、十二指肠溃疡出血的可能较大。

（2）X线钡餐检查：上消化道急性出血期内进行钡餐检查有促使休克发生，或使原已停止的出血再出血的可能性，故不宜施行。休克改善后，可行钡餐检查。

（3）内镜：有助于明确出血的部位和性质，并可同时进行止血；应早期（出血后 24 小时内）进行，阳性率高达95％左右。

（4）选择性腹腔动脉或肠系膜上动脉造影及超选择性肝动脉造影：对确定出血部位尤有帮助，但每分钟至少要有 0.5 mL 含有显影剂的血液自血管裂口溢出，才能显示出血部位。在明确出血部位后，可将导管插至出血部位，进行栓塞等介入止血治疗。此项检查较安全，在有条件时应作为首选的诊断和急诊止血方法。

（5）^{99m}Tc 标记红细胞的腹部 γ-闪烁扫描：可发现出血（5 mL 出血量）部位的放射性浓集区，多可在扫描后 1 小时内获得阳性结果，特别对间歇性出血的定位，阳性率可达90％以上。

（6）超声、CT 或 MRI：有助于发现肝、胆和胰腺结石、脓肿或肿瘤等病变或鉴别诊断；MRI门静脉、胆道重建成像，可帮助了解门静脉直径、有无血栓或癌栓，以及胆道病变等。

4. 处理

（1）一般处理

1）建立 $1\sim2$ 条静脉通道，如施行颈内静脉或锁骨下静脉穿刺置管输液，以保证能够迅速补充血容量。先滴注平衡盐溶液或乳酸钠等渗盐水，同时进行血型鉴定、交叉配血和血常规、血细胞比容等检查。

2）已有休克的患者，留置导尿管，记录每小时尿量；有条件时，测定中心静脉压。

3）止血药物中可静脉注射维生素 K$_1$、纤维蛋白原、凝血酶等。通过胃管应用冰盐水（内加去甲肾上腺素）或 5％Monsel 溶液反复灌洗。适当应用血管加压素能促使内脏小动脉收缩，减少血流量，达到止血作用；但对高血压和有冠状血管供血不足的患者不适用。

（2）病因处理

1）胃、十二指肠溃疡大出血：①急性溃疡经一般处理后，出血多可自止。②慢性溃疡经一般处理，待血压、脉率有所恢复后，应早期行胃大部切除术。③吻合口溃疡多发生在胃空肠吻合术后，应早期手术，切除吻合口，再次行胃空肠吻合，并同时行迷走神经切断术。

2）门静脉高压症：①肝功能差的患者，首先采用三腔二囊管压迫止血，或在纤维内镜下注射硬化剂或套扎止血，必要时急诊行经颈静脉肝内门体分流术。②肝功能好的患者，积极采取手术止血,还可预防肝性脑病,常用贲门周围血管离断术。

3）应激性溃疡或急性糜烂性胃炎:可应用 H_2 受体拮抗剂雷尼替丁、质子泵抑制剂、人工合成生长抑素;若仍然不能止血,可采用胃大部切除术,或选择性胃迷走神经切断术加行幽门成形术。

4）胃癌:①若肿瘤未发生远处转移,则实行根治性胃大部或全胃切除术。②若为晚期胃癌,为达止血目的,行姑息性胃癌切除术。

5）胆道出血:多可经非手术疗法,包括抗感染和止血药的应用而自止。若反复大量出血,可进行超选择性肝动脉造影,明确病因和部位,同时进行栓塞止血。如仍不能止血,积极手术。

6）诊断不明的上消化道大出血:经一般处理后,血压、脉率仍不稳定,早期剖腹探查,找到病因,进行止血。一般行上腹部正中切口或经右腹直肌切口施行剖腹探查。

（二）下消化道大出血的诊断与处理

下消化道出血是指近段空肠以下的小肠、盲肠、阑尾、结肠与直肠内的病变所引发的出血,通常不包括痔、肛裂等出血。便血是最常见的表现。

1. 常见病因 ①肠道肿瘤。②肠息肉。③炎性肠病。④肠憩室。⑤肠壁血管性疾病。⑥其他如肠套叠、肠扭转等。

2. 诊断

（1）病史:如血便伴发热、腹痛等考虑感染性肠炎、肠伤寒等;排便习惯改变或不规则形血便,腹部隐痛、贫血或消瘦提示肠道恶性肿瘤。

（2）体征:关注腹部是否有胀气,是否扪及肿块,有无压痛、反跳痛,肠鸣音有无异常等;常规进行直肠指检。

（3）实验室检查:血常规、血清肿瘤标志物等。

（4）辅助检查

1）纤维结肠镜:可以直视病灶,了解病灶的部位、数目、范围,并可以钳取病灶组织进行病理学检查,以明确诊断。

2）小肠内镜:若怀疑出血来自小肠,可应用胶囊内镜进行检查,操作方便,可观察病灶形态与范围,且不增加患者痛苦。

3）结肠钡剂灌肠造影:有助于对结肠内肿瘤的形态、部位、数目、大小及其浸润范围进行评估。

4）选择性动脉造影:对于严重的急性出血,尤其怀疑来自小肠时,选择肠系膜上动脉造影是较为可靠的诊断方法,有助于发现 Treitz 韧带以下小肠至结肠脾曲的出血灶;肠系膜下动脉造影可发现结肠脾曲至直肠的出血灶。

5）放射性核素显像:小肠部位多次扫描可发现出血部位有放射性浓集显像。

3. 治疗

（1）非手术治疗:①对于急性大出血者,可监测生命体征变化,纠正水、电解质紊乱与酸碱平衡失调,补充血容量,静脉注射止血药物。②选择性动脉介入治疗。③经纤维结肠镜止血。

（2）手术治疗

1）急诊剖腹探查手术:适用于出血量较大,出血难以控制,需依赖输血维持血液循环稳定,或未能明确出血部位与病变性质者。

2) 择期手术:适用于良性病变,出血部位明确,经非手术治疗效果不满意者。对于肠癌,争取行根治性手术;对于晚期肿瘤所致的大出血,争取姑息性切除原发癌灶而控制出血。

第十八节　外科重症监护室

1. 胸外心脏按压、人工呼吸、胸外电除颤　详见第三篇第六章第一节相应内容。

2. 动脉穿刺置管

(1) 操作目的

1) 在相对表浅的动脉内留置粗针,用于监测动脉血压情况,常用于测量动脉血压、麻醉中的动脉血压监测,监测患者的生命体征动态变化。

2) 通过动脉穿刺置管留置动脉鞘,将导丝导管放入动脉腔,到达动脉狭窄或动脉瘤部位,对动脉疾病进行血管腔内治疗。

(2) 首选部位:为桡动脉,穿刺前一般需做 Allen 试验。

3. 深静脉穿刺　属于介入治疗,主要是通过无菌穿刺术将导管置入深静脉中。穿刺部位通常为锁骨下静脉、颈内静脉与股静脉。在上述位置进行穿刺后,将导管放入深静脉中,进行诊断或治疗。

4. 脊柱损伤患者搬运　详见第二篇第五章第四节相应内容。

第十九节　基本技能操作

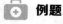 **例题**

通常减张缝线的拆除时间为(E)

A. 术后 7 天

B. 术后 8 天

C. 术后 10 天

D. 术后 12 天

E. 术后 14 天

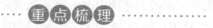 重点梳理

(一) 无菌术

1. 手术人员的术前准备

(1) 一般准备:手术人员进入手术室后,先更换手术室准备的清洁鞋和衣裤,戴好帽子、口罩。帽子要盖住全部头发,口罩要盖住鼻孔。

（2）外科手消毒

1）手臂的消毒包括清洁和消毒，先用皂液或洗手液，彻底清洗手臂，去除表面各种污渍，然后用消毒剂进行皮肤消毒。

2）常用手消毒剂有乙醇、异丙醇、氯己定、聚维酮碘（碘伏）等；消毒方法有刷洗法（最常用）、冲洗法和免冲洗法。

（3）手臂消毒完成后，按无菌术要求穿无菌手术衣和戴无菌手套。

2. 患者手术区的准备

（1）术前沐浴、术区皮肤备皮，用汽油或松节油拭去皮肤上较多油脂或胶布粘贴的残迹。

（2）术区皮肤消毒规范：①由术区中心向四周涂擦消毒剂；如为感染部位手术，或肛门区手术，消毒剂从术区外周涂向感染处或会阴肛门处；接触污染部位的药液纱布，不可返擦清洁处。②消毒范围包括手术切口周围 15 cm 的区域。

（3）术区消毒后，铺设无菌布单。原则是先铺相对不洁区（如下腹部、会阴部），最后铺靠近操作者的一侧，并用布巾钳将交角夹住，以防移动。无菌巾铺设完成，不可随便移动。

3. 换药

（1）一般在术后第 2 天或第 3 天第一次更换敷料。用手移去外层敷料，将污敷料内面向上，放在盛污物的治疗碗或弯盘内。

（2）一把镊子直接用于接触伤口，另一把镊子专用于传递换药碗中清洁物品。

（3）观察伤口处有无渗出物或皮肤红肿。若有问题，考虑伤口出现并发症，做相应处理。70%酒精棉球由内向外消毒伤口及周围皮肤，沿切口方向，范围一般距切口 3～5 cm，擦拭 2～3 遍。

（4）用无菌纱布遮盖伤口，距离切口边缘 3 cm 以上，下层纱布光滑面向下，上层纱布光滑面向上，一般 8～12 层纱布。贴胶布固定敷料，贴胶布方向应与该处躯体运动方向垂直。

（二）外科查体

1. 甲状腺检查

（1）视诊：观察甲状腺的大小和对称性；嘱被检查者做吞咽动作，可见甲状腺随吞咽动作而向上移动。

（2）触诊

1）甲状腺峡部：站于受检者前面用拇指或站于受检者后面用示指从胸骨上切迹向上触摸，判断有无增厚；请受检者吞咽，判断有无肿大或肿块。

2）甲状腺侧叶：①前面触诊，一手拇指施压于一侧甲状软骨，将气管推向对侧；另一手示指、中指在对侧胸锁乳突肌后缘向前推挤甲状腺侧叶，拇指在胸锁乳突肌前缘触诊，配合吞咽动作，重复检查。②后面触诊，一手示指、中指施压于一侧甲状软骨，将气管推向对侧；另一手拇指在对侧胸锁乳突肌后缘向前推挤甲状腺，示指、中指在其前缘触诊甲状腺，配合吞咽动作，重复检查。

（3）听诊：当触到甲状腺肿大时，用钟型听诊器直接放在肿大的甲状腺上。如听到低调的连续性静脉"嗡鸣"音，对诊断甲状腺功能亢进症有帮助。

2. 乳房检查

（1）视诊：包括对称性、皮肤改变、乳头、腋窝和锁骨上窝。

（2）触诊

1）方式：①先健侧，后患侧。②检查者的手指和手掌应平置在乳房上，用指腹轻施压力，以旋转或来回滑动的方式进行触诊。③左侧乳房从外上象限开始按顺时针方向，由浅入深触诊，右侧以同样方式沿逆时针方向进行。

2）内容：包括硬度和弹性、压痛、包块。

3. 淋巴结检查

（1）检查方法

1）视诊：注意局部征象（如皮肤是否隆起、有无皮疹等）和全身状态。

2）触诊（主要方法）：将示指、中指、环指三指并拢，其指腹平放于被检查部位的皮肤上进行滑动触诊。

（2）检查顺序：①头颈部依次检查耳前、耳后、枕部、颌下、颏下、颈前、颈后、锁骨上淋巴结。②上肢依次检查腋窝、滑车上淋巴结。③腋窝依次检查腋尖群、中央群、胸肌群、肩胛下群和外侧群。④下肢依次检查腹股沟（先上群后下群）、腘窝淋巴结。

4. 乳头溢液的检查　观察乳头溢液的颜色、性质、溢液量多少、间隔时间、单侧还是双侧等。

5. 腹股沟斜疝和直疝的鉴别　详见第四篇第八章第五节相应内容。

6. 直肠指诊

（1）检查者右手戴手套涂以润滑液，首先进行肛门周围指诊，肛管有无肿块、压痛，皮肤有无疣状物，有无外痔等。

（2）测试肛管括约肌的松紧度，正常时直肠仅能伸入一指并感到肛门环缩。在肛管后方可触到肛管直肠环。

（3）检查肛管直肠壁有无触痛、波动感、肿块及狭窄，触及肿块时要确定大小、形状、位置、硬度及能否推动。

（4）直肠前壁距肛缘 4～5 cm，男性可扪及直肠壁外的前列腺，女性可扪及子宫颈，不要误诊为病理性肿块。

（5）根据检查的具体要求，必要时行双合诊检查。

（6）抽出手指后，观察指套有无血迹或黏液，若有血迹而未触及病变，应行乙状结肠镜检查。

（三）外科基本技能操作

1. 切开

（1）切口选择的原则：①切口应在病变附近，便于显露和通过最短途径达到病变部位，但不盲目追求过小切口。②切口不应损伤重要的解剖结构，不影响生理功能，考虑到术中必要时延伸切口。

（2）要点：①组织切开应逐层进行，切开皮肤时尽量与皮肤血管、神经径路平行，切开组织时顺着其本身纤维方向。②术者右手执刀，左手拇指和示指分开固定，使切口两侧的皮肤绷紧，执刀与皮肤呈垂直切开，避免多次切割。③避免用力过猛、刺入过深。④电刀切开皮下组织及筋膜,电凝止血出血点,对较大的血管出血以结扎止血为主。

2. 缝合

(1) 单纯缝合法:①单纯间断缝合法,是最常用、最基本的缝合法。②单纯连续缝合法。③"8"字缝合。④连续锁边缝合。⑤减张缝合。

(2) 内翻缝合法:常用于胃肠道吻合。

1) 全层缝合:①单纯间断全层内翻缝合。②单纯连续全层内翻缝合。③连续全层水平褥式内翻缝合。

2) 浆肌层缝合:①间断垂直褥式内翻缝合。②间断水平褥式内翻缝合。③连续水平褥式浆肌层内翻缝合。④荷包缝合。

(3) 外翻缝合:①连续水平褥式外翻缝合。②间断垂直褥式外翻缝合。③间断水平褥式外翻缝合。

3. 打结

(1) 种类:①方结,是术中主要的打结方式,不易滑脱,牢固可靠。②三重结,在方结的基础上重复第一个结,用于较大血管的结扎。③外科结,适用于大血管或有张力缝合后的结扎。

(2) 方法:①单手打结法,是最常用的方法。②双手打结法,主要用于深部或组织张力较大的缝合结扎。③器械打结法,常用于体表小手术或线头短用手打结有困难时。

4. 止血 阻止或减缓血液从创口血管流出,减少手术失血,还可保持手术区域清晰,便于手术操作,保证手术安全进行。止血方法有压迫、结扎、电凝、缝合和填塞等。

5. 拆线 一般的拆线日期:头颈部切口为术后 4~5 天;腋下、下腹部、会阴部切口为术后 6~7 天;上腹部、胸部和臀部切口为术后 7~9 天;位于四肢近关节处的切口,一般于术后 10~12 天拆线,其中跨过关节的,一般在术后 14 天拆线。减张缝线一般应于术后 14 天拆线。生长能力差的情况,包括老年人,有糖尿病、贫血、低蛋白血症、肝功能不全、腹水,以及应用糖皮质激素、免疫抑制药物等,切口一般愈合较慢,不宜过早拆线。

6. 诊断性腹腔穿刺术

(1) 体位:依据病情和需要可取平卧位、半卧位,尽量使患者舒适,以便能够耐受较长时间的操作。

(2) 穿刺点:①左下腹一般选左下腹脐与左髂前上棘连线中、外 1/3 交点。②中下腹选脐与耻骨联合连线中点上方 1.0 cm、偏左或偏右 1.5 cm 处。③侧卧位选脐水平线与腋前线或腋中线交点处,常用于诊断性穿刺。④对少量或包裹性腹水,常须 B 超定位。

(3) 操作:①选择合适体位,确定穿刺点。②常规消毒铺巾,局部浸润麻醉。③术者左手固定穿刺处皮肤,右手持腹腔穿刺针经麻醉点垂直刺入腹壁,待针锋抵抗感突然消失时,提示针尖已穿过壁腹膜,即可抽取腹水,并留样送检。术后嘱患者平卧休息 1~2 小时,避免朝穿刺侧卧位。

(4) 注意事项:①术中如发现患者头晕、恶心、心悸、气促、脉搏增快、面色苍白应立即停止操作,并适当处理,卧床休息,给予补充血容量等。②腹腔放液不宜过快过多,治疗性放液,一般初次不宜超过 1 000 mL,以后一般每次放液在 3 000~6 000 mL 或以下。肝硬化患者一次放腹腔积液一般不超过3 000 mL。

（四）体表肿物切除

1. 体表肿物切除　详见第三篇第七章第二节相应内容。

2. 体表肿物活检

（1）适应证：①体表皮下、肌肉等浅表软组织内肿块，如血肿、积液、乳腺积乳囊肿，诊断不明者。②各种肿瘤需穿刺抽吸组织进行细胞学检查者。③对于颈部、腋窝、腹股沟等处肿大、质地较硬的淋巴结进行细胞学检查也通过穿刺来实现。

（2）禁忌证：①凝血功能障碍者。②非炎性肿块局部有感染者。③穿刺有可能损伤重要结构者。

（3）操作方法：①粗针穿刺。②细针穿刺。

3. 脓肿切开引流

（1）适应证：①浅表感染局部有波动感、穿刺抽出脓液，考虑脓肿形成者。②深部感染药物治疗效果不佳，伴有脓肿形成者。③化脓性脓肿已自行破溃但引流不畅者。④口底蜂窝织炎，尤其是腐败坏死性口底蜂窝织炎者。⑤结核性脓肿，穿刺后存在液化物，注射抗结核药物无效者。⑥外伤或手术后继发感染、放射性骨坏死继发感染后形成脓肿者。

（2）禁忌证：①急性化脓性蜂窝织炎，没有形成脓肿者。②伴有全身脓毒血症处于休克期，需先抗休克治疗，待患者循环改善后尽早行脓肿切开。③严重血液病、凝血功能障碍未纠正及服用抗凝剂的患者。④唇面部疖痈有脓栓形成不适合广泛切开引流者。

| 第九章 |

泌尿外科部分

第一节　肿瘤

 例题

（1～2题共用题干）

女，43岁。无痛性肉眼血尿伴血块2年，尿中找到癌细胞。

1. 首先考虑的肿瘤是（C）

A. 肾癌　　　　　　　　　　　　B. 肾盂癌

C. 膀胱癌　　　　　　　　　　　D. 尿道癌

E. 肾母细胞瘤

2. 下列最有价值的检查是（E）

A. 腹部X线平片　　　　　　　　B. 肾动脉造影

C. 排泄性尿路造影　　　　　　　D. 放射性核素肾扫描

E. 膀胱镜检＋活检

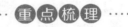 重点梳理

（一）肾细胞癌

1. **概述**　肾细胞癌是起源于肾实质泌尿小管上皮系统的恶性肿瘤，简称肾癌，其发病与吸烟、肥胖、高血压、饮食、职业接触、遗传因素等有关。

2. **病理**　肾癌起源于肾小管上皮细胞，病理类型包括透明细胞癌、乳头状细胞癌、嫌色细胞癌、未分类肾细胞癌、集合管癌、肾髓质癌和基因相关性肾癌，透明细胞癌占70%～80%。

3. **临床表现**　早期常无明显临床症状，其中60%的肾癌在健康体检或其他疾病检查时被发现。

（1）肉眼血尿、腰痛和腹部肿块：被称为肾癌的"三联征"。

1）间歇无痛肉眼血尿为常见症状，表明肿瘤已侵入肾盏、肾盂。

2）疼痛常为腰部钝痛或隐痛，多由于肿瘤生长牵张肾包膜或侵犯腰大肌、邻近器官所致；出血形成的血块通过输尿管引起梗阻可发生肾绞痛。

3）肿瘤较大时在腹部或腰部可被触及。

（2）副瘤综合征：见于10%～20%的肾癌患者，常有发热、高血压、红细胞沉降率增快等。

其他表现有高钙血症、高血糖、红细胞增多症、肝功能异常、贫血、体重减轻、消瘦及恶病质等。

(3) 转移性肿瘤症状:约30％的患者因转移性肿瘤症状,如骨等转移部位出现的疼痛、持续性咳嗽、咯血、神经麻痹等而初次就诊。男性患者发现同侧阴囊内精索静脉曲张且平卧位不消失,提示肾静脉或下腔静脉内癌栓形成可能。

4. 辅助检查

(1) 超声:无创伤,可作为肾癌的常规筛查,典型肾癌常表现为不均质的中低回声实性肿块。部分囊性肾癌可表现为无回声的囊性肿块,合并钙化时可伴局部强回声。

(2) X线检查:尿路平片可见肾外形增大,偶见肿瘤散在钙化。静脉尿路造影可见肾盏、肾盂因肿瘤挤压或侵犯出现不规则变形、拉长、移位、狭窄或充盈缺损,甚至患肾不显影。

(3) CT:对肾癌的确诊率高,可发现0.5 cm以上的病变,同时显示肿瘤的部位、大小、有无累及邻近器官等,是目前诊断肾癌最可靠的影像学方法。肾癌的CT表现为肾实质内不均质肿块。

(4) MRI:对肾癌诊断的准确性与CT相仿。绝大多数肾癌在T_1加权像上呈低信号或等信号;T_2加权像上为高信号;少数肾癌的信号强度恰好相反。

5. 临床分期 Ⅰ期:$T_1N_0M_0$。Ⅱ期:$T_2N_0M_0$。Ⅲ期:$T_3N_0M_0$、$T_3N_1M_0$、$T_1N_1M_0$、$T_2N_1M_0$。Ⅳ期:T_4任何NM_0;任何T任何NM_1。

6. 治疗

(1) 根治性肾切除术:是公认的治愈肾癌的方法。

1) 适应证:不适合行保留肾单位手术的T_1期肾癌,以及T_2~T_4期肾癌。

2) 经典的根治性肾切除术范围:患侧肾周筋膜、肾周脂肪、患肾、同侧肾上腺、从膈肌脚到腹主动脉分叉处腹主动脉或下腔静脉旁淋巴结及髂血管分叉处以上输尿管,如合并肾静脉或下腔静脉内癌栓应同时取出。

(2) 保留肾单位手术

1) 适应证:T_1期肾癌、肾癌发生于解剖性或功能性的孤立肾,根治性肾切除术将会导致肾功能不全或尿毒症的患者。

2) 保留肾单位手术范围:完整切除肿瘤及肿瘤周围肾周脂肪组织。

(3) 转移性肾癌(临床Ⅳ期)的治疗

1) 手术治疗:可切除肾脏原发病灶(减瘤手术),孤立的转移灶也可选择外科手术切除。

2) 其他治疗:①细胞因子治疗。②靶向治疗。③化疗。④放疗。

(二) 膀胱癌

1. 概述 膀胱癌为原发于膀胱尿路上皮的恶性肿瘤,多见于中老年人,肿瘤分布在膀胱侧壁及后壁多见,三角区和顶部次之。

2. 危险因素 ①吸烟(最重要)。②长期接触工业化学产品。③膀胱慢性感染与异物长期刺激。④其他,如长期大量服用含非那西丁的镇痛药等。

3. 临床表现 首发症状多是无痛性全程肉眼血尿,多为间歇性出现,常能自行停止或减轻,易造成"治愈"或"好转"的错觉。如肿瘤位于三角区或其附近,血尿常为终末加重。严重者因血块阻塞尿道内口可引起尿潴留。血尿程度与肿瘤的大小、数目、恶性程度可不完全一致。肿瘤坏死、溃疡、合并炎症及形成感染时,可出现尿频、尿急、尿痛等膀胱刺激症状。

4. 辅助检查

(1) 尿液检查:尿常规检查时反复尿沉渣中红细胞计数>5/高倍镜视野,应警惕膀胱癌可能。新鲜尿液中易发现脱落的肿瘤细胞,故尿细胞学检查是膀胱癌诊断和术后随诊的主要方法之一。

(2) 超声:能发现直径>0.5 cm的肿瘤,可作为初筛。

(3) 尿路X线平片(KUB):可了解有无结石。

(4) 静脉尿路造影(IVU):较大的膀胱肿瘤可见膀胱内的充盈缺损。

(5) CT和MRI:可判断肿瘤浸润膀胱壁深度、淋巴结及内脏转移的情况。

(6) 膀胱镜检查:可直接观察到肿瘤的部位、大小、数目、形态,初步估计浸润程度等,并可对肿瘤和可疑病变进行活检。

(7) 膀胱双合诊:常用于术前对于肿瘤浸润范围和深度的评估。

5. 治疗

(1) 非肌层浸润性膀胱癌(Tis、T_a、T_1)

1) 经尿道膀胱肿瘤电切术(TURBT)既是重要的诊断方法,也是主要的治疗手段。

2) 术后应辅助膀胱灌注化疗药物或免疫制剂,常用药物有丝裂霉素、表柔比星和吉西他滨等,卡介苗是最有效的膀胱内免疫治疗制剂。

3) 膀胱原位癌TURBT术后联合卡介苗膀胱灌注发生肿瘤复发、进展,应行根治性膀胱切除术。

(2) 肌层浸润性膀胱癌($T_2 \sim T_4$)

1) 根治性膀胱切除术联合盆腔淋巴结清扫术:是标准治疗方式;手术范围包括膀胱及周围脂肪组织、输尿管远端,男性包括前列腺、精囊(必要时全尿道),女性应包括子宫、附件及阴道前壁,以及盆腔淋巴结。术后需行尿流改道和重建术,包括原位新膀胱术、回肠通道术、输尿管皮肤造口术和利用肛门控尿术式等。

2) 化疗:是重要的辅助治疗手段,包括术前新辅助化疗和术后辅助化疗,药物有顺铂、吉西他滨、紫杉醇和阿霉素等。

3) 综合治疗:身体条件不耐受或不接受根治性膀胱切除术的患者,可考虑行保留膀胱的综合治疗。在接受合适的保留膀胱手术后,辅以化疗和放疗,密切随访,必要时行挽救性膀胱切除术。

4) 其他:无法手术治愈的转移性膀胱癌的首选治疗是全身化疗,因其常伴严重血尿、排尿困难和泌尿系统梗阻等,也常用姑息性膀胱切除及尿流改道。

(3) 膀胱鳞癌和腺癌:根治性膀胱切除术联合盆腔淋巴结清扫术是主要的治疗方式。

(三) 前列腺癌

1. 概述 前列腺癌主要发生在50岁以上的男性,偶发于年轻人或儿童;大多数发生于腺体外周带或后叶的腺泡腺管上皮,病理类型以腺癌为主,其次为移行细胞癌,极少数为鳞状细胞癌。

2. 临床表现

(1) 早期多无明显症状,有些患者出现排尿困难,尿路刺激症状,多为伴发的前列腺增生症状。

（2）随病情发展，局部肿瘤进展堵塞尿道，可出现明显的排尿困难及血尿。

（3）若肿瘤累及膀胱三角区和输尿管开口，可出现双肾输尿管扩张积水。

（4）最常见的转移部位是淋巴结和骨骼，其他部位包括肺、肝、脑和肾上腺等。前列腺癌出现骨骼转移时，可引起骨痛、脊髓压迫症状及病理性骨折等。

（5）其他晚期前列腺癌的症状包括贫血、衰弱、下肢水肿、排便困难等。

3. 辅助检查　通过体格检查、实验室检查、影像学检查筛选可疑患者，并通过前列腺穿刺病理活检确诊。

（1）体格检查：直肠指检可发现前列腺癌结节，质地多较正常腺体坚硬，但当肿瘤处于早期，或者原发于前列腺移行带等区域时，直肠指检常无异常发现。

（2）实验室检查：前列腺特异性抗原（PSA）是前列腺癌最具特异性的肿瘤标志物，正常参考值为 $0 \sim 4$ ng/mL。

（3）影像学检查：多参数 MRI 在诊断前列腺癌方面有着较高的敏感性和特异性，并可对肿瘤局部侵犯程度及有无盆腔淋巴结转移做出初步评估。前列腺癌发生骨转移时，多数为成骨性转移病灶，可通过 X 线平片或全身放射性核素扫描而发现。

（4）前列腺穿刺活检：是病理确诊前列腺癌的主要方法，多在经直肠超声引导下进行。

4. 治疗　早期（器官局限性，即肿瘤仅位于前列腺内部）前列腺癌可通过根治性手术或根治性放疗等方式达到良好的治疗效果，甚至得以治愈。局部进展期（肿瘤突破前列腺包膜但未发生转移）和转移性前列腺癌一般选择以雄激素去除治疗为主的姑息性治疗。

（1）手术治疗：根治性前列腺切除术是治疗前列腺癌最有效的方法，手术要点是切除前列腺和精囊，而后进行排尿通路重建，并根据患者危险分层和淋巴结转移情况决定是否行淋巴结清扫。

（2）放射治疗：①对于器官局限性肿瘤，根治性放疗能达到近似治愈的效果，其 $5 \sim 10$ 年的无瘤存活率可与根治性前列腺切除术相似。②姑息性放疗主要用于前列腺癌骨转移病灶的治疗，达到缓解疼痛症状。

（3）雄激素去除治疗（ATD）：去势治疗是主要的 ATD 方法。外科去势，即双侧睾丸切除。药物去势，指通过药物干扰下丘脑-垂体-睾丸内分泌轴，抑制睾丸分泌睾酮。

（4）其他治疗：冷冻治疗、高聚能超声等新兴物理能量治疗等。

第二节　结石

 例题

（1~3题共用题干）

男，42岁。B超发现左肾结石 1 cm 大小，平时无明显症状，偶有腰部酸胀不适感，既往体健，无排石史。

1. 上尿路结石最常见的症状是(B)

A. 血尿 + 尿痛   B. 腰痛 + 血尿

C. 腰痛 + 脓尿   D. 尿频 + 血尿

E. 腰痛 + 尿痛

2. 为明确诊断,还应做的检查是(D)

A. 尿培养   B. 膀胱镜检查

C. MRI   D. KUB + IVU

E. 尿流率检查

3. 首选的治疗是(D)

A. 肾盂切开取石

B. 经皮肾镜取石

C. 口服排石药物

D. 体外冲击波碎石

E. 溶石治疗

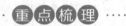

肾、输尿管结石

1. 概述 肾和输尿管结石为上尿路结石,主要症状是疼痛和血尿;肾结石是泌尿外科的常见病之一,多数输尿管结石来自肾内,身体的代谢异常、尿路的梗阻、感染、异物和药物的使用是结石形成的常见病因。

2. 临床表现

(1) 疼痛:①肾结石可引起肾区疼痛伴肋脊角叩击痛;肾盂内大结石及肾盏结石可无明显症状,或活动后出现上腹部或腰部钝痛。②输尿管结石可引起肾绞痛或输尿管绞痛,阵发性发作,位于腰部或上腹部,可放射至同侧腹股沟、同侧睾丸或阴唇。③输尿管膀胱壁段结石可伴有尿道和阴茎头部放射痛。

(2) 血尿:常为镜下血尿,少数患者可见肉眼血尿。

(3) 恶心、呕吐:常与肾绞痛伴发。

(4) 膀胱刺激症状:结石伴感染或输尿管膀胱壁段结石时,可有尿频、尿急、尿痛。

3. 并发症及表现

(1) 结石并发急性肾盂肾炎或肾积脓时,可有畏寒、发热、寒战等全身症状。

(2) 结石所致肾积水,可在上腹部扪及增大的肾。

(3) 双侧上尿路结石引起双侧尿路完全性梗阻或孤立肾上尿路完全性梗阻时,可导致无尿,出现尿毒症。

(4) 小儿上尿路结石以尿路感染为重要表现。

4. 辅助检查

(1) 实验室检查:血液分析、尿液分析、结石成分分析。

（2）影像学检查：①超声可作为泌尿系结石的常规检查。②尿路 X 线平片（KUB）可发现 90％左右 X 线阳性结石。③静脉尿路造影（IVU）可评估结石所致的肾结构和功能改变，以及发现 KUB 不能显示的 X 线阴性结石。④CT 可发现 1 mm 的结石。⑤CT 增强 + 三维重建。⑥逆行或经皮肾穿刺造影。⑦磁共振水成像（MRU）。⑧放射性核素肾显像。⑨内镜检查包括经皮肾镜、输尿管硬、软镜和膀胱镜检查。

5. 治疗

（1）病因治疗：如甲状旁腺功能亢进症，切除腺瘤防止尿路结石复发。

（2）药物治疗：适用于结石＜0.6 cm、表面光滑、结石以下尿路无梗阻时。合并感染需控制感染。肾绞痛的治疗以解痉止痛为主，常用的止痛药物包括非甾体抗炎药及阿片类镇痛药；解痉药如 M 型胆碱受体拮抗剂、钙通道阻滞剂、黄体酮等。

（3）体外冲击波碎石（ESWL）

1）适应证：适用于直径≤2 cm 的肾结石及输尿管上段结石。

2）禁忌证：①结石远端尿路梗阻、妊娠、出血性疾病、严重心脑血管病、主动脉或肾动脉瘤、尚未控制的泌尿系感染等。②过于肥胖、肾位置过高、骨关节严重畸形、结石定位不清等，由于技术性原因而不适用此法。

（4）经皮肾镜碎石取石术（PCNL）

1）适应证：适用于所有需手术干预的肾结石，包括完全性和不完全性鹿角结石、≥2 cm 的肾结石、有症状的肾盏或憩室内结石、体外冲击波难以粉碎及治疗失败的结石，以及部分 L4 以上较大的输尿管上段结石。

2）禁忌证：凝血功能障碍、过于肥胖穿刺针不能达到肾或脊柱畸形者。

（5）输尿管镜碎石取石术（URL）

1）适应证：适用于中、下段输尿管结石，体外冲击波碎石失败的输尿管上段结石，X 线阴性的输尿管结石，停留时间长的嵌顿性结石，也用于体外冲击波碎石治疗所致的"石街"。

2）禁忌证：输尿管严重狭窄或扭曲、合并全身出血性疾病、未控制的尿路感染等。

（6）腹腔镜输尿管切开取石：适用于＞2 cm 输尿管结石，或经体外冲击波碎石、输尿管镜手术治疗失败者；一般不作为首选。

（7）开放手术

1）主要术式：①肾盂切开取石术，主要适用于肾盂输尿管处梗阻合并肾盂结石，可在取石的同时解除梗阻。②肾实质切开取石术，根据结石所在部位，沿肾前后段段间线切开或于肾后侧行放射状切口取石。③肾部分切除术，适用于结石在肾一极或结石所在肾盏有明显扩张、实质萎缩和有明显复发因素者。④肾切除术，因结石导致肾结构严重破坏，功能丧失，或合并肾积脓，而对侧肾功能良好，可将患肾切除。⑤输尿管切开取石术，适用于嵌顿较久或其他的方法治疗失败的结石。

2）手术治疗原则：①双侧输尿管结石，应尽可能同时解除梗阻，可采用双侧输尿管镜碎石取石术，如不能成功，可行输尿管逆行插管或行经皮肾穿刺造瘘术，条件允许也可行经皮肾镜碎石取石术。②一侧肾结石，另一侧输尿管结石时，先处理输尿管结石。③双侧肾结石时，在尽可能保留肾的前提下,先处理容易取出且安全的一侧。若肾功能极差,梗阻严重,全身情况不良,宜先行经皮肾造瘘。患者情况改善后再处理结石。④孤立肾上尿路结石或双侧上尿路结石引起急性完全性梗阻无尿时,若患者全身情况许可,应及时施行手术。若病情严重不能耐受手术,应试行输尿管插管,通过结石后留置导管引流;不能通过结石,则改行经皮肾造瘘。

6. 预防

(1) 大量饮水:日间多饮水,每夜加饮水 1 次,保持夜间尿液呈稀释状态,可减少晶体形成。

(2) 调节饮食:草酸盐结石患者应限制浓茶、菠菜、番茄、芦笋、花生等摄入。高尿酸患者应避免高嘌呤食物如动物内脏。预防尿酸和胱氨酸结石时尿 pH 保持在 6.5 以上。限制钠盐、蛋白质的过量摄入,增加水果、蔬菜、粗粮及纤维素摄入。

(3) 特殊性预防:①草酸盐结石患者可口服维生素 B_6,以减少草酸盐排出;口服氧化镁可增加尿中草酸溶解度。②尿酸结石患者可口服别嘌醇和碳酸氢钠,以抑制结石形成。

第三节　前列腺及排尿功能障碍

例题

(1~2 题共用题干)

男,65 岁。反复夜间尿频半年余,排尿困难 2 个月,B 超检查:双肾未见占位性病变,膀胱充盈良好,前列腺 4.5 cm×4 cm×3 cm 大小,残余尿量 120 mL。

1. 患者最可能的诊断是(C)

A. 神经源性膀胱 　　　　　　　　 B. 膀胱过度活动症

C. 良性前列腺增生 　　　　　　　　 D. 膀胱肿瘤

E. 尿道狭窄

2. 如果最大尿流率<10 mL/s,膀胱顺应性尚好,下一步应采取的较佳治疗方法是(C)

A. 药物治疗 　　　　　　　　　　　 B. 开放手术

C. 经尿道前列腺电切术 　　　　　　 D. 局部放疗

E. 局部理疗

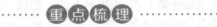
·········· 重点梳理 ··········

（一）良性前列腺增生

1. **概述**　良性前列腺增生(BPH)又称前列腺增生症,是引起中老年男性排尿障碍最为常见的一种良性疾病,主要表现为组织学上的前列腺间质和腺体成分的增生、解剖学上的前列腺增大、尿动力学上的膀胱出口梗阻,临床症状上以下尿路症状为主要表现。

2. **临床表现**

(1) 尿频是前列腺增生最常见的早期症状,夜间更为明显。随着病情发展,梗阻加重,残余尿量增多,膀胱有效容量减少,尿频逐渐加重。梗阻诱发逼尿肌功能改变,膀胱顺应性降低或逼尿肌不稳定,尿频更为明显,并出现急迫性尿失禁等症状。

（2）排尿困难是前列腺增生最重要的症状,病情发展缓慢。典型表现是排尿迟缓、断续、尿流细而无力、射程短、终末滴沥、排尿时间延长。梗阻严重,残余尿量较多时,常需用力并增加腹压以帮助排尿,排尿终末常有尿不尽感。

（3）患者可因气候变化、劳累、饮酒、便秘、久坐等因素,前列腺突然充血、水肿导致急性尿潴留,不能排尿,膀胱胀满,下腹疼痛难忍。梗阻加重达一定程度时,残余尿逐渐增加,发生慢性尿潴留及充溢性尿失禁。

（4）前列腺增生合并感染或结石,可出现明显尿频、尿急、尿痛症状。增生腺体表面黏膜较大的血管破裂,可发生无痛性肉眼血尿。梗阻引起严重肾积水、肾功能损害,可出现慢性肾功能不全。长期排尿困难导致腹压增高,可引起腹股沟疝、内痔与脱肛等。

3. 国际前列腺症状评分（IPSS） 是量化 BPH 下尿路症状的方法,是目前国际公认的判断 BPH 患者症状严重程度的最佳手段。总分 0～35 分,轻度症状 0～7 分,中度症状 8～19 分,重度症状 20～35 分。

4. 辅助检查

（1）直肠指检:前列腺增生症患者均需做此项检查。多数患者可触到增大的前列腺,表面光滑,质韧、有弹性,边缘清楚,中间沟变浅或消失。

（2）超声:经腹壁超声检查时膀胱需要充盈,可清晰显示前列腺体积大小,增生腺体是否突入膀胱,了解有无膀胱结石及上尿路继发积水等病变。经直肠超声检查对前列腺内部结构显示更为清晰。

（3）尿流率检查:排尿量在 150～400 mL 时,如最大尿流率＜15 mL/s 表明排尿不畅;如＜10 mL/s 则表明梗阻较为严重。如需进一步了解逼尿肌功能,明确排尿困难是否由于膀胱神经源性病变所致,应行尿流动力学检查。

（4）血清前列腺特异性抗原(PSA)测定:对排除前列腺癌,尤其前列腺有结节时十分必要。但年龄、前列腺增生、炎症、前列腺按摩及经尿道的操作等因素均可使 PSA 增高。

5. 鉴别诊断

（1）前列腺癌:若前列腺有结节,质地硬,或血清 PSA 升高,应行 MRI 和前列腺穿刺活检等检查。

（2）膀胱颈挛缩:又称膀胱颈纤维化。它多为慢性炎症、结核或手术后瘢痕形成所致,多在 40～50 岁出现排尿不畅症状,但前列腺体积不增大,膀胱镜检查可以确诊。

（3）尿道狭窄:多有尿道损伤及感染病史,行尿道膀胱造影与尿道镜检查可确诊。

（4）神经源性膀胱功能障碍:可有排尿困难、残余尿量较多、肾积水和肾功能不全,但前列腺不增大,为动力性梗阻。它常有中枢或周围神经系统损害的病史和体征,如下肢感觉和运动障碍,会阴皮肤感觉减退、肛门括约肌松弛或反射消失等。静脉尿路造影常显示上尿路有扩张积水,膀胱常呈"圣诞树"形。尿流动力学检查可明确诊断。

6. 治疗

（1）等待观察：包括患者教育、生活方式指导、定期监测等；适用于轻度下尿路症状或中度以上症状但生活质量尚未受到明显影响的患者。

（2）药物治疗

1）指征：患者有中、重度下尿路症状并对其生活质量造成影响时。

2）种类：①5α还原酶抑制剂，如非那雄胺、度他雄胺，与α受体阻滞剂联合治疗效果更佳。②α受体阻滞剂。③植物制剂及中药治疗。

（3）急性尿潴留的处理：及时引流尿液，首选置入导尿管，置入失败者可行耻骨上膀胱造瘘。

（4）手术治疗

1）指征：①伴中、重度下尿路症状，药物治疗效果不佳或不愿长期用药者。②反复尿潴留。③反复肉眼血尿，5α还原酶抑制剂治疗无效。④反复泌尿系感染。⑤膀胱结石。⑥继发性上尿路积水（伴或不伴肾功能损害）。⑦合并膀胱大憩室、腹股沟疝、严重的痔或脱肛，临床判断不解除下尿路梗阻难以达到治疗效果者。

2）术式：手术治疗的金标准是经尿道前列腺电切术，主要适用于治疗前列腺体积在 80 mL 以下的患者。

3）相关并发症：①近期并发症包括术中失血、穿孔、经尿道电切综合征（水中毒）。②远期并发症包括术后尿失禁、膀胱颈挛缩、尿道狭窄、逆行射精、勃起功能障碍等。

（二）女性压力性尿失禁

1. 病因

（1）明确危险因素：年龄、产次及分娩方式、盆腔脏器脱垂、肥胖、种族遗传因素。

（2）可能相关的危险因素：雌激素低下、子宫切除等盆底手术、吸烟、糖尿病、慢性咳嗽、长期便秘和抑郁症等。

2. 临床表现 主要症状是咳嗽、打喷嚏、大笑、跳跃、行走等各种腹压增加时尿液不自主漏出，停止加压动作后漏尿停止。一般不伴膀胱刺激症状、血尿和排尿困难等。

3. 诊断

（1）病史：典型症状是增加腹压出现尿液自尿道外口不自主漏出。同时应注意：①有无服用引起尿失禁药物，如可乐定、酚苄明、特拉唑嗪等；②有无引起膀胱和括约肌功能障碍疾病，如多发性硬化、脊髓损伤、糖尿病、脊髓发育不良、脑卒中及帕金森病；③有无妇科手术史、放疗史等。

（2）查体

1）观察阴道有无萎缩、盆底肌自主收缩力、是否存在盆底器官脱垂、有无膀胱阴道瘘和尿道阴道瘘等。

2）压力诱发试验：仰卧或站立位，咳嗽时可见尿道口尿液漏出，停止咳嗽时消失则为阳性。

3）直肠指诊了解括约肌张力、盆底肌收缩力。

4）膀胱抬举试验、棉签试验目前临床上应用较少。

（3）排尿日记:连续记录 72 小时排尿情况。

（4）其他检查:①尿常规,可排除尿路感染引起的急迫性尿失禁。②超声残余尿量测定,可排除充盈性尿失禁。③尿动力学检查或影像尿动力学检查,可了解膀胱和括约肌功能。

4. 鉴别诊断

（1）真性尿失禁:主要是尿道括约肌损伤引起尿液持续从尿道流出,膀胱常呈空虚状态,常见于外伤、手术或先天性疾病引起的尿道括约肌功能障碍。

（2）急迫性尿失禁:由突发的、不可抑制的逼尿肌收缩导致强烈的排尿欲望并发生漏尿,常见于急性膀胱炎。

（3）充溢性尿失禁:指膀胱功能完全失代偿,膀胱过度充盈而造成尿液溢出,常见于各种原因所致的慢性尿潴留。

5. 治疗

（1）非手术治疗:①减少刺激性食物,控制体重。②盆底肌训练、盆底肌生物反馈电刺激治疗。③药物治疗,包括胆碱受体拮抗剂、肾上腺素受体激动剂和雌激素等。

（2）手术治疗:目前最常见且有效的方法有无张力尿道中段悬吊术(首选)和腹腔镜下Burch 术。其中无张力尿道中段悬吊术包括经耻骨后路径阴道无张力尿道中段悬吊术和经闭孔路径阴道无张力尿道中段悬吊术。

第四节　泌尿系感染

例题

女,25 岁。尿频、尿急、尿痛、小腹痛伴终末血尿 2 天,尿常规示高倍镜视野有许多红细胞、白细胞。下列诊断正确的是(E)

A. 泌尿系结石　　　　　　　　　　B. 泌尿系结核

C. 膀胱肿瘤　　　　　　　　　　　D. 急性肾盂肾炎

E. 急性膀胱炎

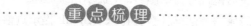
重点梳理

（一）急性肾盂肾炎

1. 概述　急性肾盂肾炎是肾盂和肾实质的急性细菌性炎症。致病菌主要为大肠埃希菌、变形杆菌、粪链球菌、葡萄球菌等。它多由尿道进入膀胱,上行感染经输尿管达肾,或由血行感染播散到肾。女性发病率高于男性。

2. 诊断

（1）临床表现:①突发寒战、高热,体温上升至 39 ℃以上,伴有头痛、全身痛,以及恶心、呕吐等。②单侧或双侧腰痛,有明显的肾区压痛、肋脊角叩痛。③膀胱刺激症状。

（2）尿液检查：有白细胞、红细胞、蛋白质、管型和细菌，尿细菌培养每毫升尿有菌落 10^5 以上。

（3）血常规：可出现以中性粒细胞增多为主的白细胞升高。

3. 治疗

（1）全身治疗：卧床休息，输液、退热、多饮水，维持每天尿量达 1.5 L 以上。注意饮食易消化、富含热量和维生素。

（2）抗生素治疗：在培养和敏感性试验结果出来以前，以广谱抗生素治疗为主。治疗宜个体化，疗程 7～14 天，静脉用药者可在体温正常，临床症状改善，尿细菌培养转阴后改口服维持。

（3）对症治疗：碱性药物如碳酸氢钠，降低酸性尿液对膀胱的刺激。钙通道阻滞剂维拉帕米或盐酸黄酮哌酯可解除膀胱痉挛和缓解刺激症状。

（二）膀胱炎

1. 概述　膀胱炎是泌尿系统最常见的疾病，主要由特异性和非特异性细菌感染引起；一般膀胱炎多指非特异性膀胱炎，常由大肠埃希菌、金黄色葡萄球菌等感染所致，分为急性和慢性；急性膀胱炎得不到彻底治疗可迁延成慢性，慢性膀胱炎在机体抵抗力降低或局部病变因素加重时可急性发作。

2. 尿路感染的诱发因素　①梗阻。②机体抗病能力减弱。③医源性因素。④解剖因素。

3. 泌尿系感染途径　①上行感染。②血源性感染。③淋巴管途径。④直接感染。

4. 临床表现

（1）急性膀胱炎可表现出多种局部症状，通常包括膀胱刺激征和耻骨上区疼痛等，也可出现血尿或尿中带有臭味。

（2）慢性膀胱炎表现为反复发作或持续存在膀胱刺激征及耻骨上膀胱区不适，膀胱镜表现为膀胱黏膜苍白、变薄或肥厚，有时呈颗粒或小囊状，偶见溃疡。

5. 鉴别诊断　急性膀胱炎忌行膀胱镜检查，但需与其他类型的膀胱炎鉴别，包括结核性膀胱炎、间质性膀胱炎、嗜酸性膀胱炎、腺性膀胱炎、化学性及放射性膀胱炎。

6. 辅助检查

（1）尿液镜检：每高倍镜视野白细胞≥5 个提示白细胞尿。

（2）细菌培养：中段尿培养菌落计数≥10^5 CFU/mL 提示真性菌尿。

（3）其他：泌尿系彩超、腹部 X 线平片、排泄性尿路造影或 CT 等。

7. 治疗

（1）单纯性膀胱炎：3 日短程疗法与对症支持治疗（如饮水、碱化尿液、减轻膀胱刺激症状等）。

（2）复发性膀胱炎或复杂性膀胱炎：根据尿细菌培养及药物敏感试验选择抗生素，治疗上需去除诱因，并适当延长抗生素治疗时间（多为 7～14 天）。

第五节　泌尿系损伤

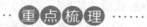 例题

尿道球部损伤常出现的症状是（A）

A．尿道口滴血 B．尿频
C．全程血尿 D．尿痛
E．终末血尿

················ 重 点 梳 理 ················

（一）肾损伤

1．病理

（1）肾挫伤：外伤仅局限于部分肾实质，形成肾瘀斑和/或包膜下血肿，肾包膜及肾盏、肾盂黏膜完整。外伤涉及肾集合系统可有少量血尿。

（2）肾部分裂伤：肾近包膜部位裂伤伴有肾包膜破裂，可致肾周血肿。若肾近集合系统部位裂伤伴有肾盏、肾盂黏膜破裂，可有明显血尿。

（3）肾全层裂伤：肾实质深度裂伤，外及肾包膜，内达肾盏、肾盂黏膜，常引起广泛的肾周血肿、血尿和尿外渗。肾横断或碎裂时，可导致部分肾组织缺血。

（4）肾蒂血管外伤：比较少见。肾蒂或肾段血管的部分或全部撕裂，可引起大出血、休克。此类外伤引起肾急剧移位，肾动脉突然被牵拉，致血管内膜断裂，形成血栓，易造成肾功能丧失。

2．临床表现

（1）休克：严重肾裂伤、肾蒂血管破裂或合并其他脏器外伤时，因外伤和失血常发生休克，可危及生命。

（2）血尿：大多有血尿，肾挫伤涉及肾集合系统时可出现镜下血尿或轻度肉眼血尿。若肾近集合系统部位裂伤伴有肾盏、肾盂黏膜破裂，可有明显血尿。肾全层裂伤则呈大量全程肉眼血尿。血块阻塞尿路或肾蒂断裂、肾动脉血栓形成、肾盂输尿管断裂等情况只有轻微血尿或无血尿。

（3）疼痛：肾包膜下血肿、肾周围软组织外伤、出血或尿外渗可引起患侧腰部、腹部疼痛。血液、尿液进入腹腔或合并腹内脏器损伤时，可出现全腹疼痛和腹膜刺激症状。血块通过输尿管时可发生肾绞痛。

（4）腰腹部肿块：血液、尿液进入肾周围组织可使局部肿胀，形成肿块，有明显触痛和肌强直。开放性肾外伤时应注意伤口的位置及深度。

（5）发热：血肿吸收可致发热。肾外伤所致肾周血肿、尿外渗易继发感染，甚至造成肾周脓肿或化脓性腹膜炎，伴全身中毒症状。

3. 处理

(1) 急诊处理:有大出血、休克者迅速抢救,进行输血、补液等抗休克治疗,明确有无合并其他器官外伤,做好手术探查准备。

(2) 保守治疗:①绝对卧床休息 2～4 周,病情稳定、血尿消失后可允许患者离床活动。②密切观察生命体征等。③补充血容量和能量,维持水、电解质平衡,保持足够尿量,必要时输血。④应用抗生素。⑤合理使用止痛、镇静剂和止血药物。

(3) 手术治疗:几乎所有开放性肾外伤患者都要施行手术探查,需经腹部切口进行手术,包括清创、缝合及引流,并探查腹部脏器有无外伤。闭合性肾外伤,确定为严重肾部分裂伤、肾全层裂伤及肾蒂血管外伤,需尽早进行手术。

(4) 并发症处理:腹膜后尿囊肿或肾周脓肿需穿刺引流或切开引流;输尿管狭窄、肾积水需施行成形术或肾切除术;恶性高血压要行血管狭窄处扩张或肾切除术;持久性血尿且较严重者可施行选择性肾动脉分支栓塞术。

(二) 膀胱破裂

1. 临床表现

(1) 骨盆骨折所致剧痛、大出血常发生休克。

(2) 腹膜外破裂时,尿外渗及血肿可引起下腹部疼痛,压痛及肌紧张,直肠指检可触及直肠前壁饱满并有触痛。腹膜内破裂时,尿液流入腹腔常引起急性腹膜炎症状;腹腔内尿液较多时,可有移动性浊音。

(3) 膀胱破裂后,尿液流入腹腔和膀胱周围时,患者有尿意,但不能排出尿液或仅排出少量血尿。

(4) 开放性外伤可有体表伤口漏尿;如与直肠、阴道相通,则经肛门、阴道漏尿。闭合性外伤在尿外渗感染后破溃,可形成尿瘘。

(5) 闭合性外伤时,常有体表皮肤肿胀、血肿和瘀斑。

2. 处理原则 ①闭合膀胱壁伤口。②保持通畅的尿液引流,或完全的尿流改道。③充分引流膀胱周围及其他部位的尿外渗。

(三) 尿道损伤

1. 前尿道外伤 多发生于尿道球部。

(1) 临床表现:①尿道出血(最常见),外伤后即有鲜血自尿道外口滴出或溢出。②局部常有疼痛及压痛,常见排尿痛,并向阴茎头部及会阴部放射。③尿道骑跨伤可引起会阴部、阴囊处肿胀、瘀斑及蝶形血肿。④排尿困难。⑤尿外渗。

(2) 处理

1) 紧急处理:尿道球部海绵体严重出血可致休克,立即压迫会阴部止血,抗休克治疗,尽早手术。

2) 尿道挫伤:不需特殊治疗,可止血、止痛,应用抗生素预防感染,必要时插入导尿管引流尿液 1 周。

3) 尿道裂伤:如导尿管插入顺利,留置导尿管引流 2 周左右。如插入失败,可能有尿道部分裂伤,立即行经会阴尿道修补术,留置导尿管 2～3 周。

4）尿道断裂:球部远端和阴茎部的尿道完全性断裂,会阴、阴茎、阴囊内会形成大血肿,应及时经会阴切口予以清除,行尿道端端吻合术,留置导尿管 3 周;条件不允许也可仅做耻骨上膀胱造瘘术。

5）并发症的处理:①尿外渗,在外渗部位进行多处皮肤切开,置多孔引流管引流,同时做耻骨上膀胱造瘘,3 个月后修补尿道。②尿道狭窄,狭窄轻者定期尿道扩张;外口狭窄行尿道外口切开术;狭窄严重引起排尿困难、尿流变细,行内镜下尿道内冷刀切开,对瘢痕严重者辅以电切、激光等手术治疗;狭窄引起尿道闭锁,经会阴切除狭窄段行尿道端端吻合术。③尿瘘,在解除狭窄的同时切除或清理瘘管。

2. 后尿道外伤 多发生于尿道膜部。

（1）临床表现:①常因骨盆骨折合并大出血,引起休克。②下腹部痛,局部肌紧张,并有压痛,可出现腹胀及肠鸣音减弱。③排尿困难。④尿道外口无流血或仅有少量血液流出。⑤尿外渗及血肿。

（2）处理

1）紧急处理:骨盆骨折患者须平卧,勿随意搬动,抗休克治疗。

2）早期处理:①插导尿管。②膀胱造瘘。③尿道会师复位术。

3）尿道狭窄的处理:①为预防尿道狭窄,去除导尿管后定期尿道扩张。②膀胱造瘘患者,3 个月后若发生尿道狭窄或闭锁,应行二期手术治疗。

第六节 泌尿外科基本技能

（一）泌尿外科检查

1. 常见症状体征

（1）发热:急性发热最常见于急性肾盂肾炎、急性前列腺炎和急性附睾睾丸炎。慢性反复低热可见于慢性尿路感染、泌尿生殖道特异性感染、泌尿系肿瘤等。

（2）血尿:常见于泌尿生殖系统疾病,如炎症、损伤、结石、出血或肿瘤等;出血性疾病等。

（3）脓尿:多见于尿路感染。

（4）乳糜尿:常见于丝虫病及肾周围淋巴管梗阻;脂肪挤压损伤、骨折和肾病综合征等。

（5）尿量异常:①多尿,常见于急性肾后性肾功能不全的多尿期。②少尿,突发性少尿是急性肾衰竭的重要标志。③无尿,持续性无尿见于器质性肾衰竭。

（6）排尿异常:尿频主要见于膀胱炎症、结石、异物、肿瘤或周围器官病变引起的膀胱激惹等。尿急见于下尿路炎症(如急性膀胱炎)、膀胱过度活动症等。排尿初痛见于尿道炎;排尿中或排尿后痛见于膀胱炎。男性排尿困难多见于前列腺增生症和尿道狭窄。

（7）疼痛:肾区绞痛多见于结石、血块、肿瘤等引起的上尿路急性梗阻。输尿管绞痛多由结石或血块堵塞输尿管所致;钝痛多由慢性尿路梗阻引起。膀胱颈口或后尿道结石引起急性梗阻时可出现耻骨上、阴茎头及会阴部放射性剧烈疼痛。

2. 体格检查

(1) 肾脏:观察两侧肾区是否对称,有无隆起,脊柱是否侧弯等。正常肾脏常不能触及,偶可触及右肾下极;当肾脏肿大、下垂或异位时,可被触及。了解有无肾区叩击痛。肾动脉狭窄者可在腹部或背部听到血管杂音。

(2) 输尿管:由于位置深,于体表不能触及,很少阳性发现。上输尿管压痛点位于腹直肌外缘平脐水平;中输尿管点位于髂前上棘与脐连线中外 1/3 交界内下 1.5 cm 处;下输尿管点,直肠指诊时位于直肠前壁、前列腺外上方处。

(3) 膀胱:患者取仰卧位,下腹正中看到明显隆起时,膀胱容量通常已超过 500 mL。双合诊了解膀胱肿瘤或盆腔肿瘤大小、浸润范围、膀胱活动度,以及判断手术切除病灶的可能性。膀胱叩诊应从紧邻耻骨联合上缘开始,逐渐向上,直到叩诊音由浊音变为鼓音为止,此时为膀胱的上缘。

(二) 泌尿外科操作

1. **直肠指诊** 详见第四篇第八章第十九节相应内容。

2. **导尿**

(1) 适应证:①尿潴留导尿减压。②留尿行细菌培养。③泌尿系统手术后及急性肾衰竭记录尿量。④不明原因的少尿、无尿并可疑尿路梗阻者。⑤膀胱病变,如神经源性膀胱、膀胱颈狭窄时用于测定残余尿量及膀胱容量和膀胱压力。⑥膀胱病变诊断不明时,注入造影剂、膀胱冲洗、探测尿道有无狭窄。⑦盆腔器官术前准备等。

(2) 禁忌证:①急性下尿路感染。②尿道狭窄或先天性畸形无法留置尿管者。③相对禁忌为女性月经期,严重的全身出血性疾病。

(3) 操作方法

1) 清洁外阴:患者仰卧,两腿屈膝外展,臀下垫油布或塑料布。先用肥皂液清洗外阴,男性翻开包皮清洗。

2) 消毒尿道口:女性由内向外、自上而下消毒外阴,每个棉球只用一次,然后外阴部盖无菌孔巾。男性则用消毒液自尿道口向外消毒阴茎前部,然后用无菌巾裹住阴茎,露出尿道口。

3) 插入导尿管:术者戴无菌手套站于患者右侧,以左手拇指、示指二指扶持阴茎,用黏膜消毒剂,自尿道口向外旋转擦拭消毒数次。将男性阴茎提起使其与腹壁成钝角,右手将涂有无菌润滑油的导尿管慢慢插入尿道,进入 15~20 cm,导尿管外端用止血钳夹闭,将其开口置于消毒弯盘中。女性则分开小阴唇露出尿道口,再次用新洁尔灭棉球,自上而下消毒尿道口与小阴唇,分开小阴唇后,从尿道口插入 6~8 cm,松开止血钳,尿液即可流出。需做细菌培养或尿液镜检者,留取中段尿于无菌试管中送检。

4) 拔出导尿管:将导尿管夹闭后再徐徐拔出。如需留置导尿,则以胶布固定尿管,以防脱出;外端以止血钳夹闭,管口以无菌纱布包好,或接上留尿无菌塑料袋,挂于床侧。

3. 包皮环切术

（1）适应证：①包茎，或嵌顿包茎经整复术后，炎症水肿已消退，感染得到控制者。②包皮过长，包皮口较小，虽能反转，但易造成嵌顿包茎者。③包皮过长，反复发生包皮龟头炎，急性感染控制以后。④包皮局部良性肿瘤。⑤包皮过长，反复或多发性尖锐湿疣。

（2）禁忌证：①急性包皮龟头感染。②尿道下裂患者。③严重出血倾向。

（3）操作要点

1）成人采用阴茎根部注射阻滞麻醉，小儿可用在局部涂抹 5％利多卡因乳膏行表面浸润麻醉。

2）先检查包皮粘连情况，如有包皮内板粘连可用手法将包皮向后翻转，直到完全暴露龟头和冠状沟，如手法翻转困难可用血管钳辅助剥离包皮内外板之间的粘连，包茎患者可先用血管钳将包皮口扩开，必要时可先行包皮背侧切开。

3）纵行切开背侧的包皮，环切包皮。充分止血，切口缝合。

4）将凡士林纱布剪成长条状，环绕切口边缘，用灭菌纱布沿冠状沟环形稍加压包扎，如阴茎回缩明显可用胶布固定于下腹部或大腿内侧。

4. 腹腔镜囊肿去顶术

（1）适应证：影像学检查肾囊肿直径＞5 cm；对肾实质及集合系统有相关压迫症状，或影响肾功能者；合并有高血压、血尿及伴有发热、腰痛者；肾盂旁囊肿压迫肾盂、肾盏或向外突出引起肾盂输尿管梗阻者；多囊肾直径＞3 cm，伴有腰痛或腹痛者。

（2）禁忌证：心、肺有严重疾病不能耐受手术者；有未经纠正的全身出血性疾病者；肾囊肿合并有严重感染者；怀疑囊肿恶性变或囊肿与肾盂相通者；多囊肾肾功能严重受损者。

（3）操作要点

1）常规采用健侧90°卧位，腰部垫枕，升高腰桥。头部和健侧肩下腋窝区气垫或软枕，防止臂丛受压。健侧下肢屈曲 90°，患侧下肢伸直，中间垫以软枕。肘、踝关节部位垫软垫。用约束带在骨盆和膝关节处固定体位。

2）在腋后线第 12 肋缘下纵行切开皮肤约 2 cm，长弯血管钳钝性分离肌层及腰背筋膜，用示指尖分出一腔隙，手指扩张腹膜后腔，将腹膜向腹侧推开。将自制扩张球囊放入后腹腔，充气 600～800 mL，3～5 分钟后排气拔除，在示指引导下，在腋前线肋缘下和腋中线髂嵴上 2 cm 处分别放置 5 mm 和 10 mm 套管针，在腋后线肋缘下放置 10 mm 套管针，并缝合防止漏气。注入 CO_2，气腹压力 12～15 mmHg。

3）显露肾囊肿，距离肾实质边界约 0.5 cm 处环形切除囊肿壁。观察术野无活动性出血后，取出切除囊肿壁，经腋中线处切口留置腹膜后引流管一根，退出套管针，关闭皮肤切口。

5. 腹腔镜精索静脉高位结扎术

（1）适应证：①双侧精索静脉曲张。②经腹股沟精索静脉曲张高位结扎或经皮静脉栓塞治疗失败者。③肥胖患者。④有过内环部位手术史的患者。

（2）禁忌证：①腹膜后途径开放手术后复发者。②有过腹部手术史的患者是相对禁忌证。

（3）操作要点

1) 采用气管插管全身麻醉,也可用连续硬膜外麻醉。取平卧位,患者两手臂最好紧贴其体侧并固定好。

2) 制备气腹和放置套管。

3) 于腹股沟内环处找到精索内血管,多数清晰可辨呈蓝色。距内环口约3 cm在精索血管外侧将后腹膜切开一长1.5~2.0 cm的小切口,显露曲张的精索内静脉。

4) 将精索内动、静脉分开,并游离所有扩张的静脉,避免损伤动脉。经动脉与血管束之间的间隙将线尾的一端拉过,使得丝线仅包绕静脉束,结扎丝线。剪除尾线后,再用一段丝线结扎游离血管束的近侧。一般两道结扎后,可完全阻断血流,血管束不需要剪断。

5) 将气腹压下降至5 mmHg,检查有无出血,一般后腹膜切口不需处理。腹腔内无需放置引流管。

6) 如为双侧病变则同法处理对侧。结束手术时先在直视下拔除2个套管,排出腹腔内气体,拔除脐部套管,检查无肠内容物带至切口后,缝合切口筋膜皮肤。

6. 睾丸鞘膜翻转术

(1) 取平卧位,采用阴囊切口。用手握紧睾丸拉紧阴囊皮肤,在阴囊前方选择无血管的位置做一小切口,切开各层组织达鞘膜壁层之外用血管钳沿平行的方向撑大切口。

(2) 用弯钳沿鞘膜壁层表面游离,并将其挤出切口之外并行广泛游离,在精索部位游离一小段精索。

(3) 用血管钳切开鞘膜壁层,放出积液,纵行切开鞘膜敞开囊腔。注意有无未闭的鞘突,如鞘突与腹腔相通,应另做腹股沟切口,行鞘突高位结扎。距睾丸1~2 cm剪去多余的鞘膜,彻底止血,将修剪的鞘膜壁层向后转,在睾丸后方缝合。

(4) 将睾丸下方的残余鞘膜缝一针丝线,固定在后方的筋膜处防止精索扭转。当鞘膜壁层明显增厚时,不宜翻转,应靠近睾丸及附睾将鞘膜切除,用丝线将鞘膜创面扣锁缝合确保止血。

(5) 仔细创面止血,还纳睾丸于阴囊内。在切口下端或阴囊底部做小切口放置橡皮引流条。逐层缝合提睾肌膜、肉膜及皮肤。

7. 睾丸切除术

(1) 手术指征:①睾丸、附睾、精索的恶性肿瘤。②睾丸扭转所致的睾丸坏死。③严重的睾丸外伤。④成人高位隐睾。⑤前列腺癌患者要求行双侧睾丸切除。⑥严重的睾丸结核睾丸广泛受累,附睾结核累及精索。

(2) 经腹股沟切口睾丸切除术

1) 沿腹股沟韧带上方1~2 cm处做皮肤切口,长度从耻骨结节外上方至腹股沟内环外侧,切开腹外斜肌腱膜。睾丸体积较大者切口可向同侧阴囊延长。

2) 游离精索,于腹股沟内环处钳夹精索,精索近端结扎和缝扎各一道,输精管及其动脉分别切断结扎。提起远端精索和输精管将睾丸拉出,勿损伤鞘膜,钳夹并离断睾丸引带,睾丸完全游离切除,创面彻底止血。

3) 阴囊内放置引流条,腹内斜肌和联合腱间断缝合在腹股沟韧带上,间断缝合腹外斜肌肌腱使外环完全封闭,缝合切口。

（3）经阴囊切口睾丸切除术

1）阴囊横切口（双侧睾丸切除可取阴囊正中切口），切开睾丸肉膜，将睾丸、附睾连同鞘膜一起挤出切口，直接游离精索。

2）将精索分成2～3束用止血钳钳夹离断，精索近侧断端结扎和缝扎各一道，切断睾丸引带并结扎取出睾丸。创面彻底止血。

3）阴囊内放置橡皮引流条，缝合切口。

8. 膀胱造瘘

（1）适应证

1）暂时性膀胱造瘘：①梗阻性膀胱排空障碍所致的尿潴留，如良性前列腺增生、尿道狭窄、尿道结石等，且导尿管不能插入者。②阴茎和尿道损伤。③泌尿道手术后确保尿路的愈合。④急性化脓性前列腺炎、尿道炎、尿道周围脓肿等。

2）永久性膀胱造瘘：①神经源性膀胱功能障碍，不能长期留置导尿管或留置导尿管后反复出现睾丸或附睾炎症者。②下尿路梗阻伴尿潴留，因年老体弱及重要脏器有严重疾病不能耐受手术者。③尿道肿瘤行全尿道切除者。

（2）手术步骤

1）取平卧位，会阴部常规消毒铺巾。

2）膀胱充盈后，在膀胱膨胀最明显处（一般为耻骨联合上2～3横指）的正中线上行局部麻醉。

3）在正中线上，用注射器边回抽，边垂直刺入膀胱，抽出尿液记录刺入深度。

4）铺洞巾，在刺入处做0.5～1 cm皮肤切口，钝性分离皮下脂肪组织，暴露腹直肌腱膜；将医用套针在切开部位垂直竖起，前端放在腹直肌腱膜上。

5）以抽出尿液的深度为标准，边用双手固定医用套针，边垂直进行穿刺；贯穿腹直肌腱膜时有一定的抵抗（若膀胱充盈，可无抵抗），进入膀胱后，抵抗感消失；将医用套针向深插入1.0～2.0 cm。

6）拔出医用套针时，外鞘再向深进一些，确认大量尿液流出后，造瘘管留置于膀胱内，气囊注水10 mL，接集尿袋。

7）缝合固定。

（3）并发症：①穿刺后出血。②低血压和膀胱内出血。③术后膀胱痉挛和膀胱刺激症状。④尿液引流不畅或外漏。⑤腹内脏器损伤。⑥感染。⑦结石。

9. 体外冲击波碎石术

（1）主要设备：包括冲击波波源和定位系统。

（2）术前用药：对泌尿系感染者，术前有必要给予足量有效抗生素。一般无需镇痛。对个别疼痛敏感者常用哌替啶和曲马多。儿童常用氯胺酮进行基础麻醉。碎石过程中静脉输入生理盐水及呋塞米。

（3）定位技术

1）X线定位技术判断结石粉碎程度：①结石分裂成小的碎块。②结石的X线密度不断降低。③结石几何形状的改变或结石体积增大。④结石击碎后有的在原位不动,或一部分碎块分布到其他部位。同时有以上四种改变或前三种改变时,碎石效果良好。仅有结石密度改变时碎石效果一般,无结石密度改变则碎石效果不理想。

2)B超定位技术判断结石粉碎程度:①良好,可见结石被震动,结石分裂,形态完全改变。②一般,可见震动,但形态改变不明显。③差,震动不明显也无形态改变。

10. 腔镜基本操作

(1)腹腔镜设备、器械与基本技术

1)图像显示与存储系统:由腹腔镜镜头、微型摄像头、数模转换器、显示器、全自动冷光源、录像机与图像存储系统等组成。

2)CO_2 气腹系统:可为手术提供足够的空间和视野,是避免意外损伤其他脏器的必要条件。

3)设备与器械:①手术设备主要有高频电凝装置、激光器、超声刀、腹腔镜超声、冲洗吸引器等。②手术器械主要有电钩、分离钳、抓钳、持钳、肠钳、吸引管、穿刺针、扇形牵拉钳、持针钳、术中胆道造影钳、打结器、施夹器、各类腔内切割缝合与吻合器等。

4)基本技术:①建立气腹,包括闭合法和开放法。②腹腔镜下止血,电凝止血是腹腔镜手术中的主要止血方式。③腹腔镜下组织分离与切开。④腹腔镜下缝合。⑤标本取出。

(2)适应证及常用的手术

1)主要适应证:包括炎性疾病(如胆囊炎、阑尾炎)、先天性发育异常(如小儿巨结肠)、外伤及良性肿瘤等。

2)常用手术:包括腹腔镜胆囊切除术、结肠切除术、阑尾切除术、疝修补术、胃部分切除术、小肠切除术等。

(3)并发症

1)CO_2 气腹相关的并发症与不良反应:包括皮下气肿、气胸、心包积气、气体栓塞、高碳酸血症与酸中毒等。

2)与腹腔镜手术相关的并发症:①血管损伤。②内脏损伤。③腹壁并发症。

第十章

胸心外科部分

第一节　胸部损伤

女,35岁。胸部外伤致左侧第4～6肋骨骨折,出现呼吸极度困难、发绀。查体:血压68/45 mmHg,心率100次/分,左侧呼吸音消失,叩诊鼓音,颈部有广泛的皮下气肿。此时应首选的处理是(D)

A. 胸壁胶带固定　　　　　　　B. 呼吸机辅助呼吸

C. 剖胸探查　　　　　　　　　D. 胸腔穿刺抽气

E. 镇静、补液及支持治疗

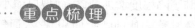

（一）肋骨骨折

1. **概述**　第1～3肋骨粗短,且有锁骨、肩胛骨保护,不易发生骨折。但致伤暴力巨大时,也可能发生骨折,常同时合并锁骨、肩胛骨骨折和颈部、腋部血管神经损伤。第4～7肋骨较长而纤薄,易发生骨折。第8～10肋前端肋软骨形成肋弓与胸骨相连,第11～12肋前端游离,弹性都较大,不易骨折;若发生骨折,应警惕合并腹内脏器和膈肌损伤。

2. **临床表现**

(1) 局部疼痛是最为常见的临床症状,疼痛可于深呼吸、体位变动时加重。

(2) 患者可因疼痛而致呼吸表浅,咳痰无力,导致呼吸道分泌物潴留,引起肺不张、肺部感染,出现不同程度的呼吸困难。

(3) 肋骨骨折可能损伤肋间血管,断端尖锐,可能刺破胸膜,损伤邻近肺组织,造成咯血和严重的胸闷、憋气等症状。应注意患者双侧呼吸音变化,有无皮下气肿、气管移位等体征。

(4) 一手扶住患者背部,另一手从前方挤压胸骨,然后双手从两侧向中心挤压患者胸廓两侧,若患者出现疼痛加剧甚至骨擦音,则为胸廓挤压试验阳性。

(5) 多根多处肋骨骨折时,骨折处胸壁肋骨两端及上下均缺乏有效肋骨支撑,而导致胸壁软化,出现吸气时软化胸壁向内陷而呼气时向外突出的现象,称为反常呼吸运动,又称连枷胸,造成呼吸困难。

3. **胸部X线检查**　可见骨折线及骨折断端,裂缝骨折及肋软骨处骨折较难发现;还可提示有无血、气胸等并发症。

4. 处理

(1) 基本原则:镇痛、清除呼吸道分泌物、固定胸廓、预防和处理并发症。

(2) 单纯肋骨骨折:①若疼痛较轻,且骨折断端无明显移位,多无需特殊处理;或给予非甾体抗炎药,胸带固定,以缓解疼痛,利于咳嗽咳痰,预防肺部并发症。②若疼痛剧烈,可给予相应镇痛药物或行肋间神经阻滞或硬膜外置管。

(3) 开放性肋骨骨折:①患者均需行彻底的清创术,切除锐利的骨折断端,并予以妥善内固定。②若肋间血管出血,则应确切结扎止血。③胸膜破裂者需行闭式胸腔引流术。

(4) 多根多处肋骨骨折:①给予有效镇痛的同时,若软化胸壁范围较小,可在软化胸壁处垫以厚敷料后胸带加压固定。②若存在较大范围胸壁反常运动时,需采用牵引固定术。③需手术探查时,可行手术内固定。

(二) 气胸

胸膜腔内积气,称为气胸,在胸部损伤中,发生率仅次于肋骨骨折,气胸的形成多由于肺组织、支气管破裂,空气逸入胸膜腔,或因胸壁伤口穿破胸膜,胸膜腔与外界沟通,外界空气进入所致。一般分为闭合性气胸、开放性气胸和张力性气胸。

闭合性气胸

1. 病理生理 闭合性气胸的胸内压仍低于大气压。胸膜腔积气量决定伤侧肺萎陷的程度。随着胸腔内积气与肺萎陷程度增加,肺表面裂口缩小,直至吸气时也不开放,气胸则趋于稳定并可缓慢吸收。伤侧肺萎陷使肺呼吸面积减少,通气血流比失衡,影响肺通气和换气功能。伤侧胸内压增加引起纵隔向健侧移位。

2. 临床表现

(1) 根据胸膜腔内积气的量与速度,轻者可无症状,重者有明显呼吸困难。

(2) 体检可发现伤侧胸廓饱满,呼吸活动度降低,气管向健侧移位,伤侧胸部叩诊呈鼓音,呼吸音降低。

(3) 胸部 X 线检查可显示不同程度的肺萎陷和胸膜腔积气,有时可伴有少量胸腔积液。

3. 治疗

(1) 小量气胸,肺萎陷小于 30%,影响呼吸循环功能较小,多无明显症状,可不予以处理,1~2 周自行吸收。

(2) 大量气胸,患者出现胸闷、胸痛、气促症状,气管向健侧移位,应进行胸膜腔穿刺或胸腔闭式引流术,促使肺及早膨胀。

开放性气胸

1. 病理生理 开放性气胸是指外界空气经胸壁伤口或软组织缺损处,随呼吸自由进出胸膜腔。

(1) 空气出入量与胸壁伤口大小有密切关系,伤口大于气管口径时,空气出入量多,胸内压几乎等于大气压,伤侧肺将完全萎陷,丧失呼吸功能。伤侧胸内压显著高于健侧,纵隔向健侧移位,进一步使健侧肺扩张受限。

（2）呼、吸气时，出现两侧胸膜腔压力不均衡的周期性变化，使纵隔在吸气时移向健侧，呼气时移向伤侧，称为纵隔扑动。

（3）纵隔扑动和移位影响腔静脉回心血流，可引起严重循环功能障碍。

2. 临床表现

（1）伤员出现明显呼吸困难、鼻翼扇动、口唇发绀、颈静脉怒张。

（2）伤侧胸壁可见伴有气体进出胸腔发出吸吮样声音的伤口，称为胸部吸吮性伤口。

（3）气管向健侧移位，伤侧胸部叩诊鼓音，呼吸音消失，严重者可发生休克。

（4）胸部 X 线检查可见伤侧胸腔大量积气，肺萎陷，纵隔移向健侧。

3. 处理

（1）急救处理：使用无菌敷料如凡士林纱布、纱布、棉垫或清洁器材如塑料袋、衣物、碗、杯等制作不透气敷料和压迫物，在伤员用力呼气末封盖吸吮性伤口，并加压包扎。转运途中如伤员呼吸困难加重或有张力性气胸表现，应在伤员呼气时开放密闭敷料，排出高压气体。

（2）进一步处理：①给氧，补充血容量，纠正休克。②清创、缝合胸壁伤口，并行闭式胸腔引流。③给予抗生素，鼓励患者咳嗽排痰，预防感染。④如疑有胸腔内脏器损伤或进行性出血，则需行开胸探查手术。

张力性气胸

1. 病理生理

（1）张力性气胸常见于较大肺大疱的破裂或较大较深的肺裂伤或支气管破裂，其裂口与胸膜腔相通，且形成活瓣。

（2）吸气时空气可从裂口进入胸膜腔内，而呼气时活瓣关闭，不让腔内空气回入气道排出。

（3）胸膜腔内积气不断增多，压力不断升高，压迫伤侧肺使之逐渐萎陷，并将纵隔推向健侧，挤压健侧肺，产生呼吸和循环功能的严重障碍。

（4）有时胸膜腔内的高压积气被挤入纵隔，扩散至皮下组织，形成颈部、面部、胸部等处皮下气肿。

2. 临床表现

（1）患者呼吸极度困难，端坐呼吸；缺氧严重者，大汗淋漓，发绀、烦躁不安、昏迷，甚至窒息。

（2）体格检查可见气管明显移向健侧，颈静脉怒张，多有皮下气肿。

（3）伤侧胸部饱胀，肋间隙增宽，呼吸幅度减低，叩诊呈高度鼓音，听诊呼吸音消失。

（4）患者可有脉搏细快、血压降低等循环障碍表现。

3. 处理

（1）紧急处理：张力性气胸是可迅速致死的危急重症。入院前或院内急救需迅速使用粗针头穿刺胸膜腔减压并外接单向活瓣装置；紧急时可在针柄部外接剪有小口的外科手套、柔软塑料袋或气球等，使胸内高压气体易于排出，而外界空气不能进入胸腔。

（2）进一步处理：应安置闭式胸腔引流，使用抗生素预防感染。闭式引流装置可连接负压引流瓶，以利于加快气体排除，促使肺膨胀。待漏气停止 24 小时后，X 线检查证实肺已膨胀，方可拔除引流管。持续漏气而肺难以膨胀时需考虑开胸或电视胸腔镜探查手术。

（三）血胸

1. 概述　胸膜腔积血称为血胸。胸腔积血主要来源于心脏、胸内大血管及其分支、胸壁、肺组织、膈肌和心包血管出血。

（1）胸腔内迅速积聚大量血液，超过肺、心包和膈肌运动所起的去纤维蛋白作用时，胸腔内积血发生凝固，形成凝固性血胸。

（2）经伤口或肺破裂口侵入的细菌，会在积血中迅速繁殖，引起感染性血胸，最终导致脓血胸。

（3）持续大量出血所致胸膜腔积血称为进行性血胸。

（4）少数伤员因肋骨断端活动刺破肋间血管或血管破裂处血凝块脱落，发生延迟出现的胸腔内积血，称为迟发性血胸。

2. 临床表现

（1）血胸的临床表现与出血量、速度和个人体质有关。在成人伤员，血胸量≤500 mL 为少量血胸，500～1 000 mL 为中量血胸，＞1 000 mL 为大量血胸。

（2）少量血胸多无明显症状。

（3）中、大量血胸和/或出血速度快者，可出现面色苍白、脉搏快而弱、呼吸急促、血压下降等低血容量休克症状，胸膜腔大量积血压迫肺和纵隔引起呼吸困难和缺氧等。

（4）胸部 X 线平片表现：少量血胸可见肋膈角变浅，在膈肌顶平面以下。中量血胸可见积血上缘达肩胛角平面或膈顶上 5 cm。大量血胸可见胸腔积液超过肺门平面甚至全血胸。中大量血胸还可见肋间隙增宽、气管纵隔向健侧移位等；合并气胸可出现气液平。

（5）提示存在进行性血胸的征象：①持续脉搏加快、血压降低，或虽经补充血容量血压仍不稳定。②闭式胸腔引流量每小时超过 200 mL，持续 3 小时。③血红蛋白量、红细胞计数和血细胞比容进行性降低，引流胸腔积血的血红蛋白量和红细胞计数与周围血相接近，且迅速凝固。

（6）考虑感染性血胸的情况：①有畏寒、高热等感染的全身表现。②抽出胸腔积血 1 mL，加入 5 mL 蒸馏水，无感染呈淡红透明状，出现混浊或絮状物提示感染。③感染时白细胞计数明显增加，红白细胞比例达 100∶1 可确定为感染性血胸。④积血涂片和细菌培养发现致病菌有助于诊断，并可依此选择有效的抗生素。

3. 治疗

（1）非进行性血胸，胸腔积血量少，可采用胸腔穿刺及时排出积血。

（2）中等量以上血胸、血胸持续存在会增加发生凝固性或感染性血胸的可能者，应该积极安置闭式胸腔引流，促使肺膨胀，改善呼吸功能，并使用抗生素预防感染。

（3）进行性血胸应及时开胸探查手术。

（4）凝固性血胸应待伤员情况稳定后尽早手术，清除血块，并剥除胸膜表面血凝块和机化形成的纤维包膜；开胸手术可提早到伤后 2～3 天，更为积极地开胸引流则无益，但明显推迟手术时间可能使清除肺表面纤维蛋白膜变得困难。

（5）感染性血胸应及时改善胸腔引流，排尽感染性积血积脓；若效果不佳或肺复张不良，应尽早手术清除感染性积血,剥离脓性纤维膜。

(6)电视胸腔镜用于凝固性血胸、感染性血胸的处理,具有创伤小、疗效好、住院时间短、费用低等优点。

第二节　肺部疾病

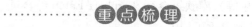
例题

目前肺癌患者的标准手术方式是(E)

A. 肺楔形切除术　　　　　　　B. 肺段切除术

C. 肺叶切除术　　　　　　　　D. 全肺切除术

E. 肺叶切除术 + 淋巴结清扫术

·············· 重点梳理 ··············

(一)肺癌

1. **概述**　肺癌又称原发性支气管肺癌,指的是源于支气管黏膜上皮或肺泡上皮的恶性肿瘤,发病年龄多在 40 岁以上,男性居多。

2. **病因**　不完全明确,危险因素包括吸烟、大气污染、烹饪油烟、职业接触(包括砷、镉、石棉、煤炼焦过程、氡、电离辐射等)、饮食因素、遗传易感性、基因变异等。长期大量吸烟是肺癌的最重要风险因素。

3. **病理类型**　肺癌通常分为小细胞肺癌和非小细胞肺癌(包括鳞状细胞癌、腺癌和大细胞癌等)。

(1)鳞状细胞癌:与吸烟关系密切,男性占多数。它多起源于较大的支气管,常为中心型肺癌。分化程度不一,生长速度较缓慢,病程较长,肿块较大时可发生中心坏死,形成厚壁空洞。通常先经淋巴转移,血行转移发生相对较晚。

(2)腺癌:是最常见的肺癌。发病年龄普遍低于鳞癌和小细胞肺癌,多为周围型,一般生长较慢,有时早期即发生血行转移,淋巴转移相对较晚。

(3)小细胞癌:与吸烟关系密切。老年男性、中心型多见。小细胞癌为神经内分泌起源,恶性程度高,生长快,很早可出现淋巴和血行转移。对放射和化学治疗较敏感,但可迅速耐药,预后差。

4. **转移途径**　①直接扩散。②淋巴转移,是常见的扩散途径,小细胞癌和鳞癌较多见。③血行转移,小细胞癌和腺癌的血行转移,较鳞癌常见。肺癌最常见的远处转移部位是肺、骨、脑、肝、肾上腺。

5. **临床表现**

(1)一般表现:早期肺癌特别是周围型肺癌往往无任何症状。随着肿瘤的进展,常见咳嗽、血痰、胸痛、发热、气促。咳嗽是最常见的症状，常出现刺激性咳嗽。血痰常见于中心型肺癌，通常为痰中带血点、血丝或断续地少量咯血。

（2）局部晚期肺癌压迫或侵犯邻近器官的表现：①压迫或侵犯膈神经，引起同侧膈肌麻痹。②压迫或侵犯喉返神经，引起声带麻痹，声音嘶哑。③压迫上腔静脉，引起上腔静脉梗阻综合征，表现为面部、颈部、上肢和上胸部静脉怒张，皮下组织水肿。④胸膜腔种植，可引起胸膜腔积液，常为血性积液，导致气促；癌肿侵犯胸膜及胸壁，可引起持续性剧烈胸痛。⑤癌肿侵入纵隔，压迫食管，可引起吞咽困难。⑥肺上沟瘤，又称 Pancoast 瘤，侵入纵隔和压迫位于胸廓入口的器官或组织，产生剧烈胸肩痛、上肢静脉怒张、水肿、臂痛和上肢运动障碍，也可引起同侧上眼睑下垂、瞳孔缩小、眼球内陷、面部无汗等颈交感神经综合征（Horner 综合征）。

（3）远处转移表现：①脑转移可引起头痛、恶心或其他的神经系统症状和体征。②骨转移可引起骨痛、血液碱性磷酸酶或血钙升高。③肝转移可导致肝大、碱性磷酸酶、谷草转氨酶、乳酸脱氢酶或胆红素升高等。④皮下转移时可在皮下触及结节。

（4）副瘤综合征：由于肿瘤产生内分泌物质，呈现非转移性的全身症状，如骨关节病综合征（杵状指、骨关节痛、骨膜增生等）、库欣综合征、Lambert-Eaton 综合征、男性乳腺增大、多发性肌肉神经痛等。症状在切除肺癌后可消失。

6. 辅助检查

（1）胸部正侧位 X 线片：是临床常用的检查手段，可发现较典型的肺内病灶。中心型肺癌早期 X 线片可无异常征象。癌肿阻塞支气管，受累肺段或肺叶出现肺炎征象。支气管管腔被癌肿完全阻塞，可产生相应肺叶或一侧全肺不张。癌肿转移到肺门及纵隔淋巴结可出现肺门阴影或纵隔阴影增宽，不张的上叶肺与肺门肿块联合可形成"反 S 征"影像。

（2）CT：不但可显示病灶的局部影像特征，还可评估肿瘤范围、肿瘤与邻近器官关系、淋巴结转移状况，为制定肺癌的治疗方案提供重要依据。低剂量胸部 CT 是目前肺癌筛查最有效的手段，可发现肺内的早期病变。

（3）痰细胞学检查：肺癌脱落的癌细胞可随痰液咳出，痰细胞学检查找到癌细胞，可明确诊断。临床可疑肺癌者，应连续送检痰液 3 次或 3 次以上做细胞学检查。

（4）支气管镜检查：临床怀疑的肺癌病例应常规进行支气管镜检查。

（5）支气管内超声引导针吸活检术：用于肺癌病理获取和淋巴结分期。

（6）纵隔镜检查：直视下对气管周围、隆突下区域淋巴结做组织活检，明确有无淋巴结转移。

7. 治疗

（1）手术治疗

1）适应证：Ⅰ、Ⅱ期和部分经过选择的ⅢA期（如 $T_3N_1M_0$）的非小细胞肺癌。已明确纵隔淋巴结转移（N_2）者，手术可考虑在（新辅助）化疗/放化疗后进行。ⅢB、Ⅳ期肺癌，除个别情况外，手术不应列为主要治疗手段。

2）手术方式：首选解剖性肺叶切除和淋巴结清扫。包括扩大切除和局部切除。扩大切除指需切除范围不仅局限于一个肺叶的术式，如双肺叶切除、支气管袖状肺叶切除术、肺动脉袖状肺叶切除术、一侧肺切除（全肺切除）、心包内处理肺血管和/或合并部分左心房切除的全肺切除等。局部切除术指切除范围小于一个肺叶的术式,包括肺段切除术和楔形切除术,主要用于非常早期的肺癌和耐受不良的老年患者。

(2) 放射治疗:①对有纵隔淋巴结转移的肺癌,全剂量放射治疗联合化疗是主要治疗模式。②对有远处转移的肺癌,放射治疗一般用于对症治疗,是姑息性治疗方法。③早期肺癌,因高龄或心肺等重要器官不能耐受手术者,放射治疗可作为局部治疗手段。④手术后放射治疗用于处理术后的切缘残留或局部晚期的病例。

(3) 化学治疗:肺癌的标准化疗方案是包含铂类药(顺铂或卡铂)的两药联合方案。辅助化疗疗程一般是 4 个周期。

(4) 靶向治疗:是针对肿瘤特有的和依赖的驱动基因异常进行的治疗,针对性强、对该肿瘤具有较好的疗效,且副作用轻。

(5) 免疫治疗:可使少数晚期患者获得远期生存。

（二）支气管扩张症

1. 概述 支气管扩张症是由于支气管壁及其周围肺组织的炎症性破坏所造成,青壮年发病主要继发于感染,儿童发病主要继发于先天畸形。

2. 临床表现 主要为咳痰、咯血,反复发作呼吸道和肺部感染。患者排痰量较多,呈黄绿色脓性黏液,甚至有恶臭。体位改变,尤其是清晨起床时可能诱发剧烈咳嗽、咳痰。部分患者痰中带血或大量咯血。病程久者可有贫血、营养不良或杵状指(趾)。

3. 辅助检查

(1) X 线平片:轻度支气管扩张可无明显异常,随病情发展可出现肺纹理增多、紊乱或呈网格、蜂窝状改变。

(2) CT:表现为局限性炎症浸润,肺容积减小,支气管远端呈现柱状或囊状扩张。高分辨率 CT 薄层扫描对支气管扩张症诊断的敏感性与特异性均很高,是目前支气管扩张症最重要的检查手段。

4. 手术治疗

(1) 适应证:①一般情况较好,心、肝、肾等重要器官功能可耐受手术。②经内科治疗症状无明显减轻,存在大量脓痰、反复或大量咯血等症状。③病变相对局限。

(2) 禁忌证:①一般情况差,心、肺、肝、肾功能不全,合并肺气肿、哮喘或肺源性心脏病等不能耐受手术者。②双肺弥漫性病变。

(3) 手术方法

1) 一侧病变,病变局限于一叶肺、一段或多段者,可行肺叶或肺段切除术;病变累及多叶甚至全肺,而对侧肺的功能良好者,可行多叶甚至一侧全肺切除术。

2) 双侧病变,若一侧肺的肺段或肺叶病变显著,估计痰或血主要来自病重的一侧,可行病重一侧的肺段或肺叶切除术,也可根据情况同期或分期行双侧手术。

3) 双侧病变,范围广泛,一般不宜行手术治疗;若反复大咯血不止,积极内科治疗无效,能明确出血部位,可考虑切除出血的病肺以抢救生命;弥散性病变和多肺段切除患者,可考虑肺移植手术。

（三）食管癌

1. **概述** 食管癌是一种常见的上消化道恶性肿瘤,40 岁以上好发,男性多于女性。

2. **病因** ①吸烟和重度饮酒。②亚硝胺和某些霉菌及其毒素。③缺乏某些微量元素及维生素。④不良饮食习惯,食物过硬、过热、进食过快。⑤食管癌遗传易感因素。

3. **食管的分段** 食管癌发生在胸中段较多,下段次之,上段较少。

（1）颈段:自食管入口(环状软骨水平)至胸骨切迹,距门齿约 20 cm。

（2）胸段:从胸骨切迹至食管裂孔上缘,长度约 25 cm。

1）胸上段:从胸骨切迹至奇静脉弓下缘,距门齿约 25 cm。

2）胸中段:从奇静脉弓下缘至下肺静脉下缘,距门齿约 30 cm。

3）胸下段:从下肺静脉下缘至食管裂孔上缘,距门齿约 40 cm。

（3）腹段:为食管裂孔上缘至胃食管交界处,距门齿约 42 cm。

4. **病理分型** ①髓质型。②蕈伞型。③溃疡型。④缩窄型。

5. **临床表现**

（1）早期症状不明显,可有胸骨后不适、吞咽时一过性轻度哽噎感、异物感、闷胀感、烧灼感,可间断或反复,也可长达数年。

（2）进展期可表现为进行性吞咽困难,先是进食固体食物困难,渐至不能下咽半流质及流质饮食;局部水肿及神经肌肉反应可使吞咽困难加重,症状可重于狭窄。

（3）特殊表现:①穿透食管壁侵犯后纵隔引起持续性的胸背痛。②压迫气管引起刺激性咳嗽和呼吸困难,食管气管瘘产生的肺炎、肺脓肿。③侵犯喉返神经引起声音嘶哑。④侵犯膈神经导致膈神经麻痹,表现为呼吸困难和膈肌反常运动。⑤肿瘤溃破或侵犯大血管可引起纵隔感染和致命性的大呕血。⑥锁骨上淋巴结转移表现为局部肿块等。

6. **辅助检查**

（1）胃镜:是首选检查,对于定性定位和手术方案的选择起重要作用。病变活检可以确诊。

（2）食管内镜超声:是评估食管癌临床分期最重要的手段。

（3）钡餐:是诊断食管癌最常用、最简单和无创的检查方法,可确定病灶的部位和长度。

（4）胸部增强 CT:对食管癌临床分期、可切除性评估、手术径路的选择和术后随访均有较高的价值。

（5）超声:用于检查双锁骨上、腹部重要器官及腹腔淋巴结有无转移,必要时可结合穿刺获取细胞或组织诊断。

7. **治疗**

（1）内镜下治疗:适用于早期食管癌及癌前病变,包括射频消融、冷冻治疗、内镜黏膜切除术(EMR)或内镜黏膜下剥离术(ESD)治疗,应严格掌握手术适应证。

（2）手术治疗:是可切除食管癌的首选治疗方法。术前应进行准确的 TNM 分期。手术方式是肿瘤完全性切除(切除的长度应在距癌瘤上、下缘5～8 cm 或以上)、消化道重建和胸、腹两野或颈、胸、腹三野淋巴结清扫。

1）适应证:①Ⅰ、Ⅱ期和部分Ⅲ期食管癌($T_3N_1M_0$ 和部分 $T_4N_1M_0$)。②放疗后复发,无远处转移,一般情况能耐受手术者。③全身情况良好,有较好的心肺功能储备。④对较长的鳞癌估计切除可能性不大而患者全身情况良好者,可先采用术前放化疗,待瘤体缩小后再做手术。

2)禁忌证:①Ⅳ期及部分Ⅲ期食管癌(侵及主动脉及气管的T_4病变)。②心肺功能差或合并其他重要器官系统严重疾病,不能耐受手术者。

3)术后并发症:吻合口瘘是较严重的术后并发症之一,其他并发症包括吻合口狭窄、乳糜胸、喉返神经损伤等。

4)姑息性减状手术:适用于晚期食管癌无法手术者,如食管腔内置管术、胃造瘘术等。

(3)放射疗法

1)术前放疗:可增加手术切除率,提高远期生存率。一般放疗结束2～3周后再手术。

2)术后放疗:对术中切除不完全的残留癌组织在术后3～6周开始术后放疗。

3)根治性放疗:多用于颈段或胸上段食管癌;也可用于有手术禁忌证且患者尚可耐受放疗者。

第三节　纵隔及膈肌疾病

原发性纵隔肿瘤

(1)纵隔实际上是一间隙,前为胸骨,后为胸椎(包括两侧脊柱旁肋脊区),两侧为纵隔胸膜,上连颈部,下止于膈肌。纵隔内有心脏、大血管、食管、气管、神经、胸腺、胸导管、丰富的淋巴组织和结缔脂肪组织。临床上常以胸骨角与第4胸椎下缘的水平连线为界,把纵隔分成上、下两部。下纵隔再以心包前后界分为前、中、后三部分。

(2)常见的纵隔肿瘤有神经源性肿瘤、畸胎瘤与皮样囊肿、胸腺瘤、纵隔囊肿等。其症状与肿瘤大小、部位、生长方向和速度、质地、性质等有关。常见胸痛、胸闷、刺激或压迫呼吸系统、神经系统、大血管、食管的症状。

(3)胸部影像学检查是诊断纵隔肿瘤的重要手段。

(4)除恶性淋巴源性肿瘤适用放射治疗外,绝大多数原发性纵隔肿瘤只要无禁忌证,均应外科治疗。

第四节　先天性心脏病

 例题

动脉导管未闭患者的常见体征不包括(C)

A. 水冲脉　　　　　　　　　　　　　　B. 胸骨左缘连续性杂音

C. 开瓣音　　　　　　　　　　　D. 肺动脉瓣听诊区第二心音亢进

E. 收缩期震颤

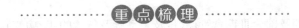

（一）房间隔缺损

1. 概述　房间隔缺损(ASD)指由于胚胎期心房间隔发育不良,造成左右心房间血流异常交通的一种先天性心脏畸形,可分为原发孔型和继发孔型,是先天性心脏病中最常见的类型,仅次于室间隔缺损。

2. 临床表现

(1) 症状:①单纯房间隔缺损除在婴儿期易患感冒外,多无明显症状,仅在查体时发现心脏杂音。②极少数在婴幼儿期会出现呼吸急促、多汗、活动受限,充血性心力衰竭罕见。

(2) 体征:①房间隔缺损大者可见心前区隆起,心脏搏动增强。②听诊发现胸骨左缘第2～3肋间柔和的收缩期杂音,其响度一般不超过3/6级,以及肺动脉瓣区第二心音固定分裂为房间隔缺损的典型杂音。③肺动脉压力增高者可有肺动脉瓣区第二心音亢进,缺损较大者可有相对性三尖瓣狭窄所致的舒张期隆隆样杂音。

3. 辅助检查

(1) 心电图:①继发孔型电轴右偏,不完全性或完全性右束支传导阻滞,右心室肥大。②原发孔型电轴左偏,PR间期延长,左心室肥大。③晚期常出现心房颤动、心房扑动。

(2) X线检查:①右心房、右心室增大,肺动脉段突出,主动脉结小,呈典型"梨形心"。②肺血增多,透视下可见"肺门舞蹈征"。③原发孔型显示左心室扩大。

(3) 超声心动图:准确显示缺损位置、大小和房间隔水平分流信号,以及缺损与上腔静脉、下腔静脉及二尖瓣、三尖瓣的位置关系;原发孔型可有右心、左心扩大和二尖瓣裂缺、反流。

(4) 右心导管:主要用于测定肺动脉压力并计算肺血管阻力,当右心房血氧含量超过上腔静脉、下腔静脉血氧含量1.9 vol%,或者右心导管进入左心房,提示存在房间隔缺损。

4. 手术治疗

(1) 手术指征:无症状但存在右心房、右心室扩大的患者应手术治疗。合并肺动脉高压时应尽早手术,50岁以上成人、合并心房颤动或内科治疗能控制的心力衰竭患者也应考虑手术。手术禁忌证是艾森曼格综合征。

(2) 手术方法

1) 建立体外循环,切开右心房,根据缺损大小选择直接缝合或使用补片材料修补。如合并部分性肺静脉异位连接,使用补片将异位肺静脉开口隔入左心房。原发孔型应先修复二尖瓣裂缺,再用补片修补房间隔缺损。

2) 介入封堵和经胸封堵在X线或食管超声引导下植入封堵器封闭房间隔缺损,无需体外循环,适用于继发孔型且房间隔缺损大小、位置适宜的患者。卵圆孔未闭患者,如合并不明原因脑卒中、短暂性脑缺血发作或Valsalva试验阳性,也适合介入封堵治疗。

（二）室间隔缺损

1. 概述 室间隔缺损(VSD)指在室间隔上存在开口,造成左右心室间血流异常交通的一种先天性心脏畸形。单纯性室间隔缺损是最常见的先天性心脏病。根据缺损位置不同,分为膜部缺损、漏斗部缺损和肌部缺损,以膜部缺损最为常见。

2. 病理生理 室间隔缺损血流动力学改变主要取决于缺损大小、左心室与右心室压力阶差和肺血管阻力高低。

(1) 小缺损分流量少,对心功能影响小,但感染性心内膜炎发病率明显增加。

(2) 大缺损分流量多,肺循环血流增加,左心室容量负荷加重,左心房、左心室扩大。

(3) 肺循环血流增加早期引起肺小动脉痉挛和肺动脉压力升高,右心室后负荷增加,右心室肥厚,随病程进展终至阻力性肺动脉高压,出现右向左分流,即艾森曼格综合征。

3. 临床表现

(1) 症状:①缺损小、分流量少者,一般无明显症状。②分流量大者出生后即反复呼吸道感染、充血性心力衰竭、喂养困难和发育迟缓。③度过婴幼儿期的较大缺损者,表现为活动耐量差、劳累后心悸、气促,逐渐出现发绀和右心衰竭。④患者易并发感染性心内膜炎。

(2) 体征:①听诊可在胸骨左缘第2～4肋间闻及Ⅲ级以上粗糙、响亮的全收缩期杂音,常伴收缩期震颤。②分流量大者因二尖瓣相对性狭窄在心尖部可闻及柔和的舒张期杂音。③肺动脉高压时心前区杂音柔和、短促且强度降低,肺动脉瓣第二心音亢进,可伴有肺动脉瓣关闭不全的舒张期杂音。

4. 辅助检查

(1) 心电图:①缺损小者多正常。②缺损大者常有左心室高电压。③肺动脉高压时表现为双心室肥大、右心室肥大伴劳损。

(2) X线检查:①缺损小者肺充血及心影改变轻。②缺损较大者左心室增大,肺动脉段突出,肺血增多。③阻力性肺动脉高压时,左、右心室扩张程度反而减轻,伴肺血管影"残根征"。

(3) 超声心动图:①可显示缺损大小、位置和分流方向、合并畸形,初步了解肺动脉压力。②室间隔缺损时左心房、左心室扩大或双室扩大。

5. 手术治疗

(1) 适应证

1) 大室间隔缺损(缺损直径大于主动脉瓣环直径的2/3):①新生儿或婴幼儿出现喂养困难、反复肺部感染、充血性心力衰竭时,尽早手术。②大龄儿童和成人出现肺/体循环血流量＞2、心脏杂音明显、X线检查显示肺充血、超声显示左向右分流为主时,积极手术。

2) 中等室间隔缺损(缺损直径为主动脉瓣环直径的1/3～2/3):出现反复肺部感染、发育迟缓等症状,且伴心脏扩大、肺充血、肺动脉高压时,尽早手术。

3) 小室间隔缺损(缺损直径小于主动脉瓣环直径的1/3):超声心动图、X线检查或心电图显示心脏扩大、肺充血,尤其合并感染性心内膜炎时,积极手术。

4) 特殊情况:肺动脉瓣下(干下型)缺损易并发主动脉瓣脱垂导致主动脉瓣关闭不全,应尽早手术。

（2）禁忌证：艾森曼格综合征。

（3）手术方法

1）心内直视手术是治疗室间隔缺损的主要方法。经胸骨正中切口，建立体外循环，根据缺损位置选择右心房、右心室或肺动脉切口显露室间隔缺损。缺损小者可直接缝合，缺损大者用自体心包片或人工补片材料修补。术中避免损伤主动脉瓣和房室传导束。

2）介入封堵和经胸封堵是在 X 线或食管超声引导下治疗室间隔缺损的方法，仅适用于室间隔缺损大小、位置适宜患者。

（三）动脉导管未闭

1. 概述 多数婴儿在出生 2 个月内动脉导管完成闭合，如未能如期闭合，即称为动脉导管未闭。动脉导管未闭是先天性心脏病中最常见的类型，也是外科治疗最早、治疗效果最好的一种先天性心脏病。

2. 临床表现

（1）症状：①导管直径细、分流量小者常无明显症状。②直径粗、分流量大者常并发充血性心力衰竭，表现为易激惹、气促、乏力、多汗，以及喂养困难、发育不良等。③病情发展为严重肺动脉高压且出现右向左分流时，表现为下半身发绀和杵状指（趾），称为"差异性发绀"。

（2）体征：①听诊可在胸骨左缘第 2 肋间闻及粗糙的连续性机器样杂音，以收缩末期最为响亮，向颈背部传导，常扪及连续性震颤。②肺动脉高压时，表现为收缩期杂音或杂音消失，肺动脉瓣第二心音亢进。③左向右分流量大者，可因相对性二尖瓣狭窄而闻及心尖部舒张中期隆隆样杂音。④有甲床毛细血管搏动、水冲脉、股动脉枪击音等周围血管征。

3. 辅助检查

（1）心电图：正常或左心室肥大，肺动脉高压时则左、右心室肥大。

（2）X 线检查：心影增大，主动脉结突出，左心室扩大，肺血增多，透视下可见肺门区动脉搏动增强，称为"肺门舞蹈征"。严重肺动脉高压时，心影较原来缩小，肺门血管增粗，肺野外带血管变细，即"残根征"。

（3）超声：左心房、左心室增大。超声可显示未闭动脉导管及血流信号异常。

4. 鉴别诊断 ①主动脉-肺动脉间隔缺损。②主动脉窦动脉瘤破裂。③冠状动脉静脉漏。④室间隔缺损并主动脉瓣关闭不全。

5. 手术治疗

（1）适应证：①早产儿、婴幼儿反复发生肺炎、呼吸窘迫、心力衰竭、喂养困难或发育不良者。②无明显症状者若伴有肺充血、心影增大，宜择期手术。

（2）禁忌证：①艾森曼格综合征。②某些复杂先天性心脏病中，动脉导管未闭是患者赖以生存的代偿通道，如主动脉弓离断、完全性大动脉转位、肺动脉闭锁等，此情况下，不可单独结扎动脉导管，需同期进行心脏畸形矫治。

（3）手术方法

1）结扎/钳闭、切断缝合术：经左后外侧第 4 肋间切口或电视胸腔镜技术进入左侧胸腔，解剖动脉导管三角区纵隔胸膜，保护迷走神经、喉返神经，游离动脉导管，控制性降压后粗丝线双重结扎或钽钉钳闭动脉导管,此法最常用。如导管粗大、术中损伤出血,可用两把导管钳或 Pott-Smith 钳钳闭导管,在两钳之间边切边用 Prolene 线缝合,此法不常用。

2)导管封堵术:介入封堵适用于年龄稍大的病例,外科经胸封堵适用于全部年龄段病例。外科经胸封堵术可避免 X 线辐射,若封堵失败,外科补救措施更加及时、有效。

3)体外循环下结扎导管或内口缝闭术:适用于合并其他心脏畸形需同期手术,导管粗短、钙化、瘤样变伴有严重肺动脉高压、感染性心内膜炎或结扎术后再通的病例。

(四)法洛四联症

1. 概述 法洛四联症(TOF)是一组以对位异常的室间隔缺损和包括漏斗部狭窄在内的右心室流出道阻塞为主要的病理基础,同时合并主动脉骑跨及继发性右心室肥厚等 4 种心血管畸形的先天性心脏病。它是最常见的发绀型先天性心脏病。

2. 临床表现

(1)症状:①大多数患者出生即有呼吸困难,生后 3～6 个月出现发绀,并随年龄增长逐渐加重。②由于组织缺氧,体力和活动耐量均较同龄人差,伴喂养困难、发育迟缓。③蹲踞是特征性姿态,多见于儿童期,蹲踞时发绀和呼吸困难有所减轻。④缺氧发作多见于单纯漏斗部狭窄的婴幼儿,常发生在清晨和活动后,表现为骤然呼吸困难,发绀加重,甚至晕厥、抽搐死亡。

(2)体征:①生长发育迟缓,口唇、眼结膜和肢端发绀,杵状指(趾)。②胸骨左缘第 2～4 肋间可闻及 II～III 级喷射性收缩期杂音,肺动脉瓣区第二心音减弱或消失。③严重肺动脉狭窄者,杂音很轻或无杂音。

3. 辅助检查

(1)实验室检查:血红细胞计数、血细胞比容与血红蛋白含量升高,与发绀程度成正比。动脉血氧饱和度降低。重度发绀者血小板计数和全血纤维蛋白原含量明显减少,血小板功能差,凝血时间和凝血酶原时间延长。

(2)心电图:特征性表现是有电轴右偏和右心室肥厚,往往伴有右心房肥大,可出现不完全右束支传导阻滞。

(3)X 线检查:典型特征是胸部后前位显示"靴形心"和肺部血管纹理细小。心腰凹陷是肺动脉窄小的结果。心影近乎正常和左心肺动脉段突出者多为单纯漏斗部狭窄,且右心室流出道较大和肺动脉发育良好。两侧肺门和肺部血管纹理不对称,提示伴有一侧肺动脉缺如或一侧肺动脉起源于主动脉或其分支。

(4)超声心动图:①右心室流出道、肺动脉瓣或肺动脉主干狭窄。②右心室增大,右心室壁肥厚。③室间隔连续性中断。④升主动脉内径增宽,骑跨于室间隔上方。⑤室间隔水平右向左分流信号。

4. 鉴别诊断 ①室间隔缺损合并单纯肺动脉狭窄。②室间隔完整的肺动脉闭锁。③三尖瓣闭锁。④右心室双出口。⑤室间隔缺损合并艾森曼格综合征。⑥完全性大动脉转位等。

5. 手术治疗

(1)适应证

1)根治手术的必备条件:①左心室发育正常,左心室舒张末期容量指数≥30 mL/m²。

②肺动脉发育良好,McGoon 比值≥1.2 或 Nakata 指数≥150 mm²/m²。

2) 不具备根治手术条件或冠状动脉畸形影响右心室流出道疏通的患者,应先行姑息性手术。

3) 有症状的新生儿和婴儿应早期手术,符合根治手术条件者应实施一期根治。

4) 对无症状或症状轻者,倾向于 1 岁左右行择期根治术,以减少继发性心肌损害。

(2) 禁忌证:①有顽固性心力衰竭和/或呼吸衰竭的老年人,经洋地黄、利尿药等治疗无效。②有广泛的肺动脉及其分支严重狭窄,无法进行体-肺动脉分流术。③有严重肝肾功能损害者。

(3) 姑息性手术:目的是增加肺血流量,改善动脉血氧饱和度,促进左心室和肺血管发育,为根治手术创造条件。最常用的有体循环-肺循环分流术,右心室流出道疏通术。术后需密切随访,一旦条件具备,应考虑实施根治手术。

(4) 根治手术:常见并发症为低心排血量综合征、灌注肺、残余室间隔缺损和三度房室传导阻滞。

第五节　获得性瓣膜疾病

 例题

女,48 岁。劳累后心悸、气促 5 年,渐加重。3 个月前曾有突发咯血性泡沫痰及端坐呼吸史。既往有四肢关节酸痛史。体格检查:心尖区舒张期隆隆样杂音,肺动脉瓣区第二心音增强。最可能的诊断是(B)

A. 二尖瓣关闭不全　　　　　　　B. 二尖瓣狭窄

C. 法洛四联症　　　　　　　　　D. 主动脉瓣关闭不全

E. 主动脉瓣狭窄

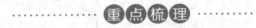
重点梳理

(一)二尖瓣狭窄

1. **概述**　在风湿性心脏瓣膜病中,最常累及二尖瓣,风湿性二尖瓣狭窄发病率女性较高,在儿童和青年期发作风湿热,常在 20～30 岁以后才出现二尖瓣狭窄的临床症状。

2. **临床表现**

(1) 症状:瓣口面积缩小至 2.5 cm² 左右,心脏听诊虽有二尖瓣狭窄的杂音,静息时可无症状。瓣口面积小于 1.5 cm² 时,左心房排血困难,肺部慢性阻塞性淤血,肺顺应性减低,可出现气促、咳嗽、咯血、发绀等症状。

1) 气促常在活动时出现。剧烈体力活动、情绪激动、呼吸道感染、妊娠、心房颤动等情况下,可诱发端坐呼吸或急性肺水肿。

2）咳嗽多在活动后和夜间入睡后,肺淤血加重时出现。肺淤血引起的咯血,为痰中带血;急性肺水肿引起的咯血,为血性泡沫痰液。部分患者由于支气管黏膜下曲张静脉破裂,可引起大量咯血。

3）常有心悸、心前区闷痛、乏力等症状。

（2）体征

1）肺部慢性淤血者,常有面颊与口唇轻度发绀,即二尖瓣面容。并发心房颤动者,脉律不齐。

2）右心室肥大者心前区可扪及收缩期抬举性搏动。多数病例在心尖区能扪及舒张期震颤。

3）典型杂音为心尖区闻及第一心音亢进和舒张中期隆隆样杂音。胸骨左缘第3、4肋间,常可听到二尖瓣开瓣音。瓣叶高度硬化,尤其并有关闭不全者,心尖区第一音则不脆,二尖瓣开瓣音常消失,肺动脉瓣区第二心音常增强,有时轻度分裂。

4）重度肺动脉高压伴肺动脉瓣功能性关闭不全者,胸骨左缘第2、3或4肋间,可听到舒张早期高音调吹风样杂音,吸气末增强,呼气末减弱。

5）右心衰竭患者可呈现肝大、腹水、颈静脉怒张、踝部水肿等。

3. 辅助检查

（1）超声心动图:是确诊二尖瓣狭窄的首选手段,典型的变化包括二尖瓣前后瓣叶呈同向运动和城墙样改变。

（2）心电图:①轻度二尖瓣狭窄时心电图可正常。②左心房肥大时可出现二尖瓣P波,即P波幅度增大有切迹。③有肺动脉高压者呈电轴右偏及右心室肥厚。

（3）X线检查:轻度狭窄病例,X线平片可无明显异常。中度或重度狭窄,常见到左心房扩大;食管吞钡检查可发现左心房向后压迫食管,心影右缘呈现左、右心房重叠的双心房阴影。主动脉结缩小、肺动脉段隆出、左心房隆起、肺门区血管影纹增粗。肺间质性水肿的病例,肺野下部可见横向线条状阴影,称为 Kerley B 线。长期肺淤血者,由于肺组织含铁血黄素沉着,可呈现致密的粟粒形或网形阴影。

4. 鉴别诊断　①左心房黏液瘤。②二尖瓣关闭不全。③左向右分流的先心病。④主动脉反流。⑤扩张型心肌病。

5. 手术治疗

（1）适应证:无症状或心脏功能属于Ⅰ级者,不主张施行手术。有症状且心功能Ⅱ级以上者均应手术治疗。

1）隔膜型二尖瓣狭窄,特别是瓣叶活动好,没有钙化,听诊心尖部第一心音较脆,有开瓣音的患者,同时没有心房颤动、左心房内无血栓时,可行经皮穿刺球囊导管二尖瓣交界扩张分离术,或在全身麻醉下开胸闭式二尖瓣交界分离术。

2）二尖瓣狭窄有关闭不全或明显的主动脉瓣病变,或有心房颤动、漏斗型狭窄、瓣叶病变严重,有钙化或左心房内有血栓的患者,不宜行球囊扩张术和闭式二尖瓣交界分离术。应在体外循环直视下行人工瓣膜二尖瓣替换术。如合并心房颤动,可在瓣膜手术同时加行心房颤动迷宫手术。

（2）术前准备：重度二尖瓣狭窄伴有心力衰竭或心房颤动者，术前给予适量洋地黄、利尿剂和少量β受体阻滞剂，待全身情况和心脏功能改善后进行手术。术前可给予镇静剂，防止情绪紧张诱发急性肺水肿。

（3）术式：①经皮球囊导管二尖瓣交界扩张分离术。②闭式二尖瓣交界分离术。③二尖瓣直视成形手术。④二尖瓣置换术。⑤微创二尖瓣置换术。

（二）二尖瓣关闭不全

1. 病因

（1）急性：①二尖瓣脱垂。②腱索断裂，如心内膜炎、外伤、黏液瘤变性。③乳头肌功能失调或破裂，如心肌缺血、钝性胸外伤。④人工瓣膜急性机械障碍。

（2）慢性：①瓣叶穿孔，如心内膜炎。②风湿性心脏病。③瓣环扩张（心肌病）。④结缔组织病，如马方综合征、弹性假黄瘤等。⑤先天性心脏病，如降落伞样二尖瓣、心内膜垫缺损、二尖瓣裂口。⑥肥厚型心肌病。⑦二尖瓣瓣环钙化。

2. 临床表现

（1）症状：病变轻、心功能代偿良好者可无明显症状。病变较重或历时较久者可出现乏力、心悸、劳累后气促等症状。急性肺水肿和咯血出现后，病情可在较短时间内迅速恶化。

（2）体征：①主要体征是心尖搏动增强并向左向下移位。②心尖区可听到全收缩期杂音，常向左侧腋中线传导。③肺动脉瓣区第二心音亢进，第一心音减弱或消失。④晚期可呈现右心衰竭，以及肝大、腹水等体征。

3. 辅助检查

（1）超声心动图：M型检查显示二尖瓣大瓣曲线呈双峰或单峰型，上升及下降速率均增快。左心室和左心房前后径明显增大。左心房后壁出现明显凹陷波。合并狭窄的病例仍可显示城墙垛样长方波。

（2）心电图：①轻度二尖瓣关闭不全者可正常。②严重二尖瓣关闭不全者可有左心室肥大和劳损；肺动脉高压时可出现左、右心室肥大。③慢性二尖瓣关闭不全伴左心房增大者多有心房颤动。④窦性心律者P波增宽且呈双峰形，提示左心房增大。

（3）X线检查：①轻度者可无明显异常。②严重者左心房和左心室明显增大，增大的左心房可推移和压迫食管。③肺动脉高压或右心衰竭时，右心室增大。④可见肺静脉淤血，肺间质水肿和Kerley B线。⑤常有二尖瓣叶和瓣环的钙化。⑥左心室造影可对二尖瓣反流进行定量。

（4）冠状动脉造影：可明确有无冠状动脉病变，排除因心肌缺血致乳头肌断裂，造成二尖瓣关闭不全。

（5）放射性核素检查：放射性核素血池显像示左心房和左心室扩大，左心室舒张末期容积增加，用于判断左心室收缩功能。肺动脉高压时，可见肺动脉主干和右心室扩大。

（6）右心导管检查：为定量分析二尖瓣反流的金指标。

4. 鉴别诊断 ①二尖瓣狭窄。②相对性二尖瓣关闭不全。③功能性心尖区收缩期杂音。

④室间隔缺损。⑤三尖瓣关闭不全。⑥主动脉瓣狭窄。

5. 手术治疗

(1) 适应证:①急性二尖瓣关闭不全。②重度二尖瓣关闭不全伴心功能 NYHA Ⅲ 级/Ⅳ级,经内科积极治疗后。③无明显临床症状或心功能 NYHA Ⅱ 级/Ⅱ级以下,LVESVI＞30 mL/m²。④重度二尖瓣关闭不全,LVEF 减低,左心室收缩期末内径达 50 mm 或舒张期末内径达 70 mm,射血分数≤50%时。

(2) 禁忌证:①患者出现不可逆的肺动脉高压。②脑梗塞急性期。③其他不宜行外科手术治疗的并发疾病等。

(3) 术式:①二尖瓣修复术,适用于二尖瓣松弛所致的脱垂、腱索过长或断裂的患者。②二尖瓣置换术。

（三）主动脉瓣狭窄

1. 概述　主动脉瓣狭窄有先天性病变、炎症后瘢痕形成和退行性改变三种病因,引起相应左心室后负荷明显增加、心肌肥厚和心排血量降低等临床症状。风湿热是主动脉瓣狭窄常见病因。

2. 病理生理　正常主动脉瓣瓣口面积为 3 cm²。当瓣口面积减小到 1 cm² 以下时,左心室排血就遇到阻碍,左心室收缩压升高,左心室排血时间延长,主动脉瓣闭合时间延迟。静息时排血量尚可接近正常水平,但运动时不能相应地增加。左心室与主动脉出现收缩压力阶差。左心室壁逐渐高度肥厚,最终导致左心衰竭。

3. 临床表现

(1) 症状:①轻度狭窄者无明显症状。②中度和重度狭窄者可有乏力、眩晕或昏厥、心绞痛、劳累后气促、端坐呼吸、急性肺水肿等,并可并发细菌性心内膜炎或猝死。

(2) 体征:①胸骨右缘第 2 肋间能扪到收缩期震颤。②主动脉瓣区有粗糙喷射性收缩期杂音,向颈部传导,主动脉瓣区第二心音延迟并减弱。③重度狭窄者常呈现脉搏细小、血压偏低和脉压小。

4. 辅助检查

(1) 心电图:①主要表现为电轴左偏及左心室肥厚伴有 ST 段及 T 波改变。②部分有左心房增大表现。③可并发心房颤动或房室传导阻滞。

(2) X 线检查:可表现为左心室扩大,肺间质水肿,瓣膜钙化。

(3) 超声心动图:①M 型及二维超声可见瓣膜增厚,开放幅度下降。②多普勒超声可准确地测定跨瓣压差。③部分患者可见升主动脉扩张。

(4) 心导管检查:左心室导管检查可测定左心室和主动脉之间的压差,了解主动脉瓣狭窄程度及升主动脉增宽的程度,同时明确冠状动脉血管有无狭窄病变。

5. 鉴别诊断　与梗阻性肥厚型心肌病、肺动脉瓣狭窄、二尖瓣关闭不全等疾病鉴别。

6. 手术治疗

(1) 适应证:①有症状者跨瓣压差大于 50 mmHg,有效开口面积在 1.0 cm² 以下。②无明显症状或症状较轻者,瓣口狭窄明显,跨瓣压差超过 75 mmHg 以上者。③跨瓣压差在 40～

50 mmHg,瓣口面积≤0.75 cm²,心电图示左心室进行性肥厚或劳损,主动脉瓣严重钙化者。④左心室严重肥厚劳损,并伴有肺静脉高压或左心衰竭者。⑤晕厥或心绞痛明显并频繁发作者,有发生猝死的可能,应尽早手术。⑥主动脉瓣口中度狭窄合并严重冠心病者,同时行主动脉瓣替换术和冠状动脉旁路移植术。

(2)禁忌证:①主动脉瓣狭窄晚期,伴有冠心病引起的严重左心室收缩功能低下,合并中度右心衰竭,内科药物治疗无效,心功能Ⅳ级者。②年龄较大,75岁以上,合并有冠心病,全心衰竭者,行主动脉瓣置换手术应慎重考虑。

(3)术式:①主动脉瓣置换术。②主动脉瓣成形或交界切开术。③经皮或经升主动脉/心尖介入行瓣膜置换术。

(四)主动脉瓣关闭不全

1. 概述　主动脉瓣关闭不全是主动脉瓣叶结构异常,导致瓣叶不能严密对合;病因包括风湿性心脏病、老年退行性病变、细菌性心内膜炎、马方综合征、先天性主动脉瓣畸形、主动脉夹层等。

2. 临床表现

(1)症状:①轻度关闭不全者,心脏代偿功能较好,无明显症状。②早期症状为心悸、心前区不适、头部强烈搏动感。③重度关闭不全者常有心绞痛发作、气促,并可出现阵发性呼吸困难、端坐呼吸或急性肺水肿。

(2)体征:①心界向左下方增大,心尖部可见抬举性搏动。②在胸骨左缘第3、4肋间和主动脉瓣区有叹息样舒张早、中期或全舒张期杂音,向心尖区传导。③重度关闭不全者呈现水冲脉、动脉枪击音、毛细血管搏动等征象。

3. 辅助检查

(1)心电图:①轻度关闭不全无明显改变。②早期 V_5～V_6 导联 QRS 波群高电压和 ST 段改变,电轴正常或稍左偏。③重症者出现左心室肥厚劳损图形,可有心肌缺血改变。

(2)X线检查:①可见左心缘延长,左心室扩大,呈"靴形心"改变。②可见主动脉根部或升主动脉扩张。③部分可见主动脉瓣叶钙化。

(3)超声心动图:可明确诊断,是最常用的非创伤性诊断手段。

4. 鉴别诊断　与主动脉窦瘤破裂、冠状动静脉瘘等疾病鉴别。

5. 手术治疗　临床上出现症状,如呈现心绞痛或左心室衰竭症状,可在数年内病情恶化或发生猝死,应争取尽早施行人工瓣膜替换或者瓣膜修复术。

第六节　冠状动脉粥样硬化性心脏病及并发症的外科治疗

1. 冠状动脉粥样硬化性心脏病的外科治疗

(1)概述:冠状动脉粥样硬化性心脏病的外科治疗主要是应用冠状动脉旁路移植术(简称"搭桥")为缺血心肌重建血运通道,改善心肌的供血和供氧。

（2）冠状动脉旁路移植术

1）主要适应证：心绞痛经内科治疗不能缓解，影响工作和生活，经冠状动脉造影发现冠状动脉主干或主要分支明显狭窄，其狭窄的远端血流通畅的病例。左冠状动脉主干狭窄和前降支狭窄应及早手术。冠状动脉如前降支近端狭窄，同时合并有回旋支和右冠状动脉有两支以上明显狭窄者，功能性检查显示有心肌缺血征象，或者左心功能不全、合并有糖尿病等都是手术治疗首选适应证。

2）重建血运方式：较多采用胸廓内动脉与狭窄段远端的冠状动脉分支行端侧吻合；或采取一段自体的大隐静脉，将静脉的近心端和远心端分别与狭窄段远端的冠状动脉分支和升主动脉行端侧吻合；可用单根大隐静脉或桡动脉等与邻近的数处狭窄血管行序贯或蛇形端侧与侧侧吻合。

2. 心肌梗死并发症的外科处理

（1）心脏破裂

1）心脏游离壁破裂：怀疑亚急性心脏游离壁破裂、心脏压塞时可行心包穿刺引流术，有助于诊断和缓解症状。若近期未行冠状动脉造影，在病情允许时尽早完成冠状动脉造影，以决定进一步的血运重建和外科修补手术。

2）室间隔破裂穿孔：手术修补室间隔破裂口是目前最有效的治疗手段，可改善室间隔穿孔预后，明显提高存活率。

3）乳头肌功能失调或断裂：血流动力学稳定者可先行内科治疗，择期手术；病情不稳定或恶化者尽快行外科手术，包括瓣膜置换（成形）术和冠状动脉旁路移植术。

（2）心室膨胀瘤（室壁瘤）：ST 段抬高型心肌梗死患者出现室壁瘤，若伴有顽固性室性心动过速和/或对药物治疗和导管治疗无反应的泵衰竭，可考虑行左心室室壁瘤切除和冠状动脉旁路移植术。

第七节　胸主动脉疾病

 例题

女，56 岁。既往健康，否认冠心病病史。患者在 3 小时前因劳累后突然出现剧烈胸痛，向背部放射，伴左侧肢体偏瘫，急诊测血压为 200/100 mmHg。最可能的诊断为（A）

A．主动脉夹层　　　　　　　　B．急性心肌梗死

C．肺动脉栓塞　　　　　　　　D．输尿管结石

E．肠系膜动脉栓塞

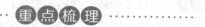 重点梳理

主动脉夹层

1. 概述　　主动脉夹层指主动脉内血流将其内膜撕裂，并进入动脉壁中层形成血肿，进一步

撕裂动脉壁向远端延伸,从而造成主动脉真假两腔分离的病理改变,其起病急骤,病情严重,死亡率高。

2. 临床表现

(1) 突发胸背部持续性剧烈疼痛,呈撕裂样或刀割样,向肩胛区、前胸、腹部及下肢放射,可伴有面色苍白、出冷汗、四肢发凉、神志淡漠等休克样表现。

(2) 高血压,但若发生心包填塞、夹层破裂、冠状动脉血流供应障碍导致的急性心肌梗死,可表现为低血压。

(3) 可有急性肝/肾衰竭、急性下肢缺血、急性脑供血障碍等急性缺血症状。

(4) 可破入心包导致心脏压塞,破入胸膜腔导致胸腔积血、呼吸困难,破入食管、气管等导致咯血、呕血等症状,夹层破裂可导致失血性休克,死亡。

(5) 其他,包括压迫冠状动脉导致患者急性猝死,急性主动脉关闭不全导致急性肺水肿等。

3. 分型

(1) DeBakey 分型:①Ⅰ型,夹层起于升主动脉,并累及主动脉弓,延伸至胸降主动脉或腹主动脉(或两者均被累及)。②Ⅱ型,夹层起于并局限于升主动脉。③Ⅲa型,夹层起于并局限于胸降主动脉。④Ⅲb型,夹层累及胸降主动脉和不同程度的腹主动脉。

(2) Stanford 分型:①A型,夹层起于升主动脉,包括 DeBakey Ⅰ型和Ⅱ型。②B型,夹层起于左锁骨下以远的降主动脉,包括 DeBakey Ⅲa型和Ⅲb型。

4. 分期 ①急性期:发病2周以内。②亚急性期:发病2周至2个月。③慢性期:超过2个月。

5. 治疗

(1) 药物:无论何种类型的主动脉夹层均应首先以药物控制血压、心率和疼痛,防止夹层进一步扩展或破裂及其他严重并发症的发生。

(2) 手术:①主动脉覆膜支架腔内修复手术是 Stanford B型主动脉夹层的首选治疗。②急性 Stanford B型主动脉夹层应在药物控制血压、心率稳定后,限期行血管腔内修复术。③Stanford A型主动脉夹层原则上应按急诊手术治疗,开胸,在体外循环支持下行病损段血管的置换。

6. Stanford B型主动脉夹层的手术指征

(1) 急性期:①主动脉夹层破裂出血。②并发进行性血胸。③严重内脏和/或肢体缺血。④无法控制的疼痛和高血压。⑤药物治疗后主动脉夹层进行性扩展。

(2) 慢性期:①主动脉夹层进展。②脏器缺血。③主动脉夹层破裂。④主动脉直径>5 cm或每6个月增大>1 cm。

7. 术后的治疗和随访 患者术后应严格控制血压(约100/70 mmHg)和心室速率(60~70次/分),3~6个月定期门诊复查,避免体力活动,以预防夹层继续发展和远期并发症,如腹主动脉夹层动脉瘤等的发生。

第八节　心脏肿瘤

例题

心脏黏液瘤最好发生于(A)

A. 左心房
B. 左心室
C. 右心室
D. 三尖瓣
E. 右心房

················· 重点梳理 ·················

心脏黏液瘤

1. **概述**　心脏黏液瘤多见于30~50岁,心脏各房室均可发生,以左心房最常见,其次为右心房,心室较少见。

2. **临床表现**　①血流阻塞现象。②发热、消瘦、贫血等全身反应。③动脉栓塞。

3. **辅助检查**

(1) 心电图:左心房黏液瘤表现与二尖瓣病变相似,但很少出现心房颤动。

(2) 胸部X线片:左心房黏液瘤常显示左心房、右心室增大、肺部淤血等与二尖瓣病变类似的征象。

(3) 超声:诊断准确率极高,可看到黏液瘤呈现的能移动的云雾状光团回声波,左心房黏液瘤在左心室收缩期时光团位于心房腔内,舒张期时移位到二尖瓣瓣口。

4. **治疗**　明确诊断后尽早施行手术摘除肿瘤,恢复心脏功能,避免肿瘤发生恶变及突然堵塞房室瓣瓣口引起猝死,或肿瘤碎屑脱落并发栓塞。

第九节　心血管手术后常见并发症的防治

1. **出血与心脏压塞**

(1) 原因:主要为外科因素和凝血功能异常;易患因素有术前抗凝和抗血小板治疗、肝肾功能不全、长时间体外循环、高血压和低温等。

(2) 常见出血部位:包括冠状动脉血管吻合口、乳内动脉蒂及血管床、大隐静脉分支、胸骨骨膜或穿钢丝肋间等。

(3) 治疗:心脏压塞是严重急性并发症,一旦发现,及时再次开胸止血,必要时床旁开胸减压,然后再回手术室处理出血部位。

2. **心律失常**　以心房颤动最常见,其次是室性心律失常。

（1）术后心房颤动的原因：包括手术创伤、术后交感神经兴奋、电解质和体液平衡失调、体外循环时间过长和术前停 β 受体阻滞剂等。

（2）治疗：常为快速心房颤动，对血流动力学有一定影响，尤其对左心功能差者，应用胺碘酮可控制。

第十节　胸心外科基本技能

例题

怀疑患者存在血胸，首选的检查是(B)

A. 血气分析　　　　　　　　　　B. 胸腔穿刺
C. 腹腔穿刺　　　　　　　　　　D. 监测中心静脉压
E. 放置导尿管检查

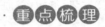重点梳理

（一）胸腔穿刺术

1. 适应证

（1）诊断性：主要用于采取胸腔积液。

（2）治疗性：①抽出胸膜腔内的积液、积气，减轻液体和气体对肺组织的压迫，使肺组织复张。②抽吸胸膜腔的脓液，进行胸腔冲洗，治疗脓胸。③胸膜腔给药，可向胸腔注入抗生素、促进胸膜粘连药物及抗癌药物等。

2. 禁忌证　①体质衰弱、病情危重难以耐受穿刺术者。②对麻醉药物过敏。③凝血功能障碍，严重出血倾向者，在未纠正前不宜穿刺。④有精神疾病或不合作者。⑤疑为胸腔棘球蚴病患者，穿刺可引起感染扩散，不宜穿刺。⑥穿刺部位或附近有感染。

3. 操作要点

（1）体位：嘱患者取坐位面向椅背，两前臂置于椅背上，前额伏于前臂上；不能起床者可取半卧位，患侧前臂上举抱于枕部。

（2）穿刺点：应选择胸部叩诊实音最明显部位，穿刺前结合 X 线或超声检查定位。胸液多时一般选择肩胛线或腋后线第 7～8 肋间。

（3）消毒麻醉：常规消毒铺巾，用 2％利多卡因在下一肋骨上缘的穿刺点自皮至胸膜壁层进行局部浸润麻醉。

（4）穿刺、抽液：①术者以左手示指与中指固定穿刺部位皮肤，右手将穿刺针后的胶皮管用血管钳夹住，然后进行穿刺。②穿刺时先将穿刺针沿局部麻醉处缓缓刺入，当针锋抵抗感突然消失时，再接上注射器，松开止血钳，抽吸胸腔内积液，抽满后再次用血管钳夹闭胶管，取下注射器，将液体注入容器中，以便计量、送检。③助手用止血钳协助固定穿刺针，以防针刺入过深

损伤肺组织。

（5）术后操作：抽液完毕拔出穿刺针，覆盖无菌纱布，稍用力压迫穿刺部位片刻，胶布固定后嘱患者静卧。

（6）注意事项：①操作中应密切观察患者的反应，如有头晕、面色苍白、出汗、心悸、胸部压迫感或剧痛、昏厥等胸膜过敏反应；或出现连续性咳嗽、气短、咳泡沫痰等现象时，立即停止抽液，并皮下注射 0.1％肾上腺素 0.3～0.5 mL，或进行其他对症处理。②一次抽液不宜过多、过快，诊断性抽液 50～100 mL 即可；减压抽液，首次不超过 600 mL，以后每次不超过 1 000 mL；如为脓胸，每次尽量抽尽。疑为化脓性感染时，助手用无菌试管留取标本行涂片革兰染色镜检、细菌培养及药敏试验。

4. 并发症及处理

（1）气胸：若为气体从外界进入所致，一般不需处理，预后良好。若为穿刺过程中误伤脏层胸膜和肺脏所致，无症状者应严密观察，摄片随访；如有症状，需行胸腔闭式引流术。

（2）出血：少量出血一般无需处理。如形成胸膜腔积血（血胸），需立即止血，抽出胸腔内积血。

（3）膈肌及腹腔脏器损伤。

（4）胸膜反应：患者穿刺过程中出现头昏、面色苍白、出汗、心悸、胸部压迫感或剧痛、昏厥等症状，应停止穿刺，嘱患者平卧、吸氧，必要时皮下注射肾上腺素。

（5）胸腔内感染：应全身使用抗菌药物，并进行胸腔局部处理，形成脓胸者应行胸腔闭式引流术，必要时外科处理。

（6）复张性肺水肿：处理措施包括纠正低氧血症，稳定血流动力学，必要时给予机械通气。

（二）胸腔闭式引流术

1. 适应证　①中等量以上气胸或张力性气胸。②外伤性中等量血胸。③持续渗出的胸腔积液。④脓胸，支气管胸膜瘘或食管瘘。⑤开胸手术后。

2. 禁忌证　①凝血功能障碍有出血倾向者。②肝性胸腔积液。③结核性脓胸。

3. 分类　①肋间细管插管法，一般用于排出胸内积液，积气或抢救时。②肋间粗管插管法。③经肋床插管法，适用于脓液较黏稠的具有感染分隔病例，并可长时间带管。

4. 操作方法

（1）局部浸润麻醉，麻醉至壁层胸膜后，再稍进针试验性抽吸，待抽出液体或气体后即可确诊。

（2）取半卧位，气胸引流位置选第 2 肋间锁骨中线，引流液体选第 7～8 肋间腋中线附近，局限性积液根据 B 超等定位。

（3）沿肋间做 2～3 cm 切口，交替钝性分离胸壁肌层，于肋骨上缘穿破壁层胸膜进入胸腔。此时有明显的突破感，同时切口中有液体溢出或气体喷出。

（4）止血钳撑开扩大创口，用另一把血管钳沿长轴夹住引流管前端，顺着撑开的血管钳将引流管送入胸腔，其侧孔应在胸内 3 cm 左右，引流管伸入胸腔深度合理。

（5）缝合胸壁切口，结扎固定引流管，覆盖无菌纱布，长胶布环绕引流管后粘贴于胸壁；引流管远端接水封瓶或闭式引流袋,观察水柱波动是否良好,必要时调整引流管位置;检查各接口是否牢固,避免漏气。

(6) 可选择套管针穿刺置管。

(7) 如需经肋床置管引流,切口应定在脓腔底部。2~3周后如脓腔仍未闭合,可将引流管剪断改为开放引流。

(8) 确保患者的胸闭引流瓶平面低于胸腔引流口平面至少60 cm。引流管不要过长,以防折叠。

5. 拔管指征 术后48~72小时,观察引流液少于50 mL/24 h,无气体溢出,胸部X线片呈肺膨胀或无漏气,患者无呼吸困难或气促时,可考虑拔管。拔管时指导患者深吸一口气,吸气末迅速拔管,用凡士林纱布封住伤口,包扎固定。

(三) 心脏外科治疗操作与常见手术操作

1. 心包穿刺术

(1) 目的:①解除心脏压塞。②减少心包积液量,缓解症状。③获取心包积液,用于诊断。

(2) 适应证:①心脏压塞。②需心包内注入药物治疗。③心包积液经特殊治疗后仍进行性增长或持续不缓解。④化脓性心包炎。⑤原因不明的心包积液,需获取积液进行诊断。

(3) 禁忌证

1) 绝对禁忌证:主动脉夹层。

2) 相对禁忌证:①患者不能配合,不能保证安全操作。②未纠正的凝血功能障碍、正在接受抗凝治疗、血小板计数<50 000/mm³。③积液量少,位于心脏后部,已被分隔的心包积液。④无心胸外科后备支持。

(4) 常用心包穿刺途径

1) 心尖途径:胸骨左缘第5肋间,心浊音界内1~2 cm,针尖指向后内侧脊柱方向。注意避开肋骨下缘,以免损伤肋间动脉。

2) 剑突下途径:胸骨剑突下与左肋缘夹角处,肋缘下1~1.5 cm,穿刺针与皮肤呈30°~40°角,进针方向指向左肩。

(5) 操作程序及要点

1) 在心电监测血压下,严格无菌操作,消毒穿刺部位,铺无菌巾单。

2) 逐层浸润麻醉至心包后,于穿刺点做2 mm小切口,钝性分离皮下组织。

3) 沿预定途径和方向缓慢负压进穿刺针;如进针时有落空感并抽出液体,表示针头已进入心包腔,停止进针,固定;缓慢抽取心包积液时流出不畅,可能因针头斜面未完全进入心包腔,严密观察心律下缓慢进针1~2 mm,如完全进入可顺利抽出积液。

4) 进针过程中穿刺深度达到操作前超声预测的深度而无落空感或未抽到液体时,将针头退出,冲洗后重复操作。

5) 操作时持续观察患者状况和心电图变化,严防患者肢体活动、大幅度呼吸动作,平稳进针,避免横向摆动,穿刺成功后及时固定针头。

(6) 并发症:①心包积血或压塞加重。②血管迷走反射。③心律失常。④气胸或血气胸、腹腔脏器损伤。⑤急性肺水肿。⑥气体栓塞。

2. 体外循环（CPB）　是利用特殊装置将回心静脉血引出体外,进行气体交换、调节温度和过滤后,输回体内动脉的生命支持技术。由于特殊人工装置替代了人体心肺功能,体外循环又称为心肺转流术。

（1）目的:体外循环暂时取代心肺功能,维持全身组织器官的血液供应和气体交换,为施行心内直视手术提供无血或少血的手术野。

（2）基本装置:主要由人工心肺机和配件组成,包括血泵(人工心)、氧合器(人工肺)、变温器、变温水箱、回收血贮血器、滤器、管道和动静脉插管等。

（3）准备:连接好静脉引流管、氧合器、血泵和动脉管道,转流前先充满液体,并充分排尽动脉管道内空气的过程,称为预充。预充液应根据患者情况选择晶体溶液、胶体溶液、血浆、白蛋白或血液等,维持水、电解质和酸碱平衡,并适当进行血液稀释。转流后预充液对血液有稀释作用,现多采取中度稀释,血细胞比容为 $22\% \sim 25\%$。如果用晶体溶液预充,需加肝素 10 mg/L;用血制品预充,应加肝素 40 mg/L。

（4）实施

1）建立体外循环:由中心静脉注射肝素 $300 \sim 350$ U/kg,维持全血活化凝血时间(ACT) $480 \sim 600$ 秒或以上。顺序插入升主动脉导管、上-下腔静脉引流管(或腔静脉-右心房引流管),并与预充好的人工心肺机管道连接。

2）体外循环与低温:根据手术需要实施低温技术,一般以浅中低温常用,深低温多用于需暂时停循环手术患者。

3）体外循环转流:成人常温灌注流量一般为 $2.2 \sim 2.8$ L/($m^2 \cdot$ min)。心肺转流开始,心内直视术常需束紧腔静脉阻断带,钳闭升主动脉并在心脏停搏下进行。

4）体外循环撤除:停止转流的指标包括心电图基本恢复正常,心脏充盈适度,心肌收缩有力,平均动脉压 $60 \sim 80$ mmHg,鼻咽温度 $36 \sim 37$ ℃,血红蛋白浓度成人≥80 g/L,儿童≥90 g/L,婴幼儿≥110 g/L,血气、电解质结果正常。转流结束后,静脉注射适量鱼精蛋白中和肝素的抗凝作用,鱼精蛋白与肝素用量为 1.5∶1,按顺序拔除上腔、下腔静脉和主动脉插管。

5）体外循环中监测。

3. 先天性心脏病的外科治疗　详见第四篇第十章第四节相应内容。

第十一章

神经外科部分

第一节　脑病理生理学

 例题

治疗颅内压增高的关键因素是(D)

A. 应用脱水药物　　　　　　B. 脑室穿刺、脑脊液引流

C. 开颅减压　　　　　　　　D. 迅速去除病因

E. 限制水、钠摄取量

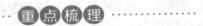

（一）颅内高压

1. **概述**　成人正常颅内压为 $70\sim200\,mmH_2O$，儿童为 $50\sim100\,mmH_2O$。颅内压增高是神经外科常见的临床综合征，根据颅内压增高范围，可分为弥漫性和局灶性；根据病变进展速度可分为急性、亚急性和慢性。

2. **引起颅内压增高的常见疾病**　①颅脑损伤。②颅内肿瘤。③颅内感染。④脑血管疾病。⑤脑寄生虫病。⑥颅脑先天性疾病。⑦良性颅内压增高。⑧脑缺氧。

3. **临床表现**　头痛、呕吐和视神经乳头水肿是颅内压增高的典型表现，称为颅内压增高"三主征"。

(1) 头痛是最常见症状，以早晨或夜间较重，部位多在额部及颞部。用力、咳嗽、弯腰或低头活动时常使头痛加重。

(2) 头痛剧烈时可伴有恶心和呕吐，呕吐可呈喷射性。

(3) 视神经乳头水肿是重要客观体征之一，表现为视神经乳头充血，边缘模糊不清，中央凹陷消失，视盘隆起，静脉怒张。视神经乳头水肿长期存在，可见视盘颜色苍白，视力减退，视野向心性缩小，称为视神经继发性萎缩。

(4) 疾病初期可出现嗜睡，反应迟钝。严重者可出现昏睡、昏迷，伴有瞳孔散大、对光反射消失、发生脑疝，去脑强直。生命体征变化包括血压升高、脉搏徐缓、呼吸减缓、体温升高等，脑疝晚期因呼吸循环衰竭而死亡。

(5) 小儿患者可有头颅增大、头皮和额眶部浅静脉扩张、颅缝增宽或分离、前囟饱满隆起。头颅叩诊时呈破罐音(Macewen 征)。

4. 辅助检查

(1) CT:是诊断颅内病变的首选检查。

(2) MRI:是无创伤性检查,检查所需时间较长,对颅骨骨质显现差。

(3) 数字减影血管造影(DSA):用于诊断脑血管性疾病和血供丰富的颅脑肿瘤。

(4) X线平片:颅内压增高时可见颅骨骨缝分离、指状压迹增多、鞍背骨质稀疏及蝶鞍扩大等。

(5) 腰椎穿刺:对颅内压增高的患者有一定危险,可诱发脑疝,故应慎重。

(6) 颅内压监测:指导药物治疗和手术时机。

5. 治疗

(1) 一般处理:①留院观察。②观察神志、瞳孔、血压等生命体征变化。③颅内压监测。④频繁呕吐者暂禁食。⑤补液应量出为入。⑥轻泻剂疏通大便,禁忌高位灌肠。⑦对昏迷的患者及咳痰困难者考虑行气管切开术。

(2) 病因治疗:①无手术禁忌的颅内占位性病变,首先考虑病变切除术。②有脑积水者,可行脑脊液分流术。③引起急性脑疝者,紧急抢救或手术处理。

(3) 药物治疗:适用于颅内压增高但暂时尚未查明原因,或虽已查明原因,但仍需非手术治疗的患者。

1) 患者意识清楚,颅内压增高较轻,首选口服药物,常用氢氯噻嗪、乙酰唑胺、氨苯蝶啶、呋塞米(速尿)、50%甘油盐溶液。

2) 有意识障碍或颅内压增高症状较重者,选用静脉或肌内注射药物。常用注射制剂有20%甘露醇、呋塞米、20%人血清白蛋白。

(4) 激素:地塞米松、氢化可的松、泼尼松口服或静脉使用,可减轻脑水肿,有助于缓解颅内压增高,但对颅脑创伤所致的脑水肿无明确疗效。

(5) 脑脊液体外引流:可有效缓解颅内压增高。

(6) 巴比妥治疗:大剂量异戊巴比妥钠或硫喷妥钠注射可降低脑的代谢、减少脑血流,减少氧耗及增加脑对缺氧的耐受力,使颅内压降低。

(7) 过度换气:动脉血 CO_2 分压每下降 1 mmHg,可使脑血流量递减 2%,使颅内压相应下降。

(8) 对症治疗:①头痛者可给予镇痛剂,忌用吗啡和哌替啶等类药物。②抽搐发作者给予抗癫痫药物。③排除颅内高压进展、气道梗阻、排便困难等前提的烦躁患者,给予镇静剂。

(二)脑疝

1. 概述 脑疝是指占位性病变或颅内高压压迫脑组织、血管等重要结构使之移位,嵌入颅内坚韧裂隙或孔道,致使脑中枢、循环和呼吸等多系统功能衰竭所产生的一系列危急症状。

2. 临床表现

(1) 小脑幕切迹疝

1) 颅内压增高症状:表现为剧烈头痛,与进食无关的频繁呕吐。头痛程度进行性加重伴烦躁不安。视神经乳头水肿可无。

2）瞳孔改变：病初由于患侧动眼神经受刺激导致患侧瞳孔变小，对光反射迟钝，随病情进展患侧动眼神经麻痹，患侧瞳孔逐渐散大，直接和间接对光反射均消失，并有患侧上睑下垂、眼球外斜。如果脑疝进行性恶化，影响脑干血供，由于脑干内动眼神经核功能丧失可致双侧瞳孔散大，对光反射消失，此时患者多已处于濒死状态。

3）运动障碍：表现为病变对侧肢体的肌力减弱或麻痹，病理征阳性。严重时可出现去大脑强直发作，提示脑干严重受损。

4）意识改变：由于脑干内网状上行激动系统受累，患者随脑疝进展可出现嗜睡、浅昏迷至深昏迷。

5）生命体征紊乱：表现为心率减慢或不规则，血压忽高忽低，呼吸不规则、大汗淋漓或汗闭，面色潮红或苍白。体温可高达41℃以上或体温不升。最终因呼吸循环衰竭而致呼吸停止，血压下降，心脏停搏。

（2）枕骨大孔疝：由于脑脊液循环通路被堵塞，颅内压增高，患者剧烈头痛。频繁呕吐，颈项强直，强迫头位。生命体征紊乱出现较早，意识障碍出现较晚。因脑干缺氧，瞳孔可忽大忽小。由于位于延髓的呼吸中枢受损严重，早期可突发呼吸骤停而死亡。

3. 治疗　在作出脑疝诊断的同时，按颅内压增高的处理原则快速静脉输注高渗降颅内压药物，以缓解病情，争取时间。确诊后，根据病情迅速完成开颅术前准备，着重去除病因，如梗阻性脑积水，立即行脑室穿刺外引流术等。如难以确诊或虽确诊而病因无法去除时，可选用侧脑室体外引流术、脑脊液分流术及减压术等姑息性手术。

第二节　颅脑及脊髓损伤

（一）颅脑损伤

1. 损伤方式

（1）直接损伤

1）加速性损伤：是相对静止的头部突然受到外力打击，头部沿外力的作用方向呈加速运动而造成的损伤，如钝器击伤。损伤部位主要发生在头部着力点，即着力伤。

2）减速性损伤：是运动着的头部，突然撞在静止的物体后引起的损伤，如坠落或跌倒时头部被物体阻挡停止运动。发生于着力部位，以及着力部位对侧的脑组织及血管，即对冲伤。

3）挤压性损伤：是两个或两个以上不同方向的外力同时作用于头部，颅骨变形造成的损伤，如车轮压轧和新生儿头颅产伤等。

（2）间接损伤

1）患者坠落时双下肢或臀部着地，外力经脊柱传导至颅底引起颅底骨折和脑损伤。

2）外力作用于躯干，引起躯干突然加速运动，由于惯性作用，头颅的运动落后于躯干，运动的躯干再快速带动相对静止的头颅，在颅颈之间发生强烈的过伸或过屈，头颅运动有如挥动鞭子末端的运动,造成颅颈交界处延髓与脊髓连接部的损伤,即挥鞭伤。

3)胸部突然遭受挤压时,胸腔压力突然升高,血液经上腔静脉逆行,使上胸、肩颈、头面部的皮肤、黏膜及脑组织出现弥散点状出血灶,称为创伤性窒息。

2. 急诊救治原则

(1)危重昏迷患者需及时就地抢救并迅速转运至有救治条件的创伤或脑外科中心。合并复合伤特别是大出血造成休克者,应抗休克治疗。若有头皮外伤出血,需先止血包扎再转送。保持呼吸道通畅,必要时行气管插管。

(2)接诊后,询问病情并查体,确定 GCS 评分并分级。监测生命体征,评估意识状态。全身系统检查,确定有无多发伤、复合伤。及时行头颅 CT 检查。

(3)抢救生命,解除脑疝,重视复合伤的治疗。

(二)脊髓损伤

详见第二篇第五章第四节相应内容。

第三节　脑和脊髓血管性疾病

 例题

高血压脑出血的最好发部位是(D)

A. 皮质下　　　　　　　　　　B. 脑叶

C. 脑桥　　　　　　　　　　　D. 基底核区

E. 小脑

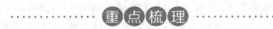 重点梳理

(一)高血压脑出血

1. 临床表现

(1)高血压脑出血多见于长期高血压或血压控制不佳的中老年人。情绪激动或用力多为诱因。起病急骤,病情轻重与出血部位和出血量密切相关。基底核区为脑出血的最好发部位。

(2)出血量少者意识可保持清醒,表现为突然剧烈头痛、头晕、呕吐、语言含糊不清,一侧肢体无力,半身麻木感,优势半球侧出血出现失语。

(3)出血量多者可很快出现意识障碍、偏瘫、失语,以及大小便失禁,有的患者出现癫痫发作。

(4)患者呼吸深而有鼾声,脉搏慢而有力,血压升高。

(5)出血破入脑室者有体温升高。

(6)如出血量大而迅速,可短时间内发生脑疝而死亡。

2. 诊断　CT 是目前脑出血的首选检查方法,可直观地反映出血的部位、范围、周围脑组

织受压的程度、继发脑水肿的程度和脑积水的程度。

3. 手术治疗

(1) 适应证:①患者存在意识障碍。②幕上出血量大于 30 mL,中线移位超过 5 mm。③幕下出血量大于 10 mL。④单侧瞳孔散大,脑疝形成。⑤全身情况允许。

(2) 手术时机:主张早期进行手术,最好在出血后 6 小时内行血肿清除术。

(3) 手术方式:①神经内镜辅助血肿清除术。②开颅血肿清除术。③锥孔或钻孔血肿引流术。④立体定向血肿碎吸术。

(二) 颅内动脉瘤

1. 临床表现

(1) 未破裂出血的中、小型动脉瘤患者多无症状,一旦破裂表现为蛛网膜下腔出血,患者突发剧烈头痛,伴有恶心、呕吐、面色苍白、全身冷汗、眩晕、项背痛或下肢疼痛,可出现一过性意识障碍。

(2) 动眼神经麻痹常见于颈内动脉-后交通动脉瘤和大脑后动脉瘤,患侧眼睑下垂、瞳孔散大,内收、上视、下视不能,直接、间接光反应消失。

(3) 大脑中动脉瘤出血形成血肿,可出现偏瘫和/或失语。

(4) 巨型动脉瘤压迫视路时,可有视力视野障碍。

2. 诊断　①CT。②CT 血管造影(首选无创检查)。③MRI。④数字减影血管造影。⑤腰椎穿刺。

3. 治疗

(1) 时机:尽快对破裂动脉瘤进行夹闭或栓塞,以避免再出血。

(2) 围术期治疗:①ICU 监护。②维持正常血压。③便秘者应给予缓泻剂。④合并脑血管痉挛时经颅多普勒超声监测脑血流变化,观察病情进展。

(3) 手术方法:①动脉瘤颈夹闭术。②动脉瘤孤立术。③动脉瘤包裹术。④椎-基底动脉瘤可选血管内治疗。⑤复杂性动脉瘤可在多功能手术室实施一站式手术。

(三) 脑动静脉畸形 (AVM)

1. 临床表现　①脑出血(最常见)。②癫痫。③头痛。④局灶性神经功能缺损。⑤婴幼儿可伴有心力衰竭。

2. 诊断

(1) CT:增强扫描表现为混杂密度区,大脑半球中线结构无移位;出血急性期可确定出血量、部位及脑积水。

(2) MRI:表现为流空现象,可显示畸形血管团与脑的解剖关系。

(3) 全脑血管造影:可了解畸形血管团大小、范围、供血动脉、引流静脉及血流速度。

(4) 脑电图:大脑半球 AVM 可见慢波或棘波。

3. 治疗

(1) 手术切除是根治 AVM 的最佳方法,可去除病灶出血危险,恢复正常脑的血液供应;在多功能手术室实施一站式手术,清除血肿并切除 AVM 是急诊治疗的最佳选择。

（2）位于脑深部重要功能区如脑干、间脑等部位的 AVM，不适宜手术切除。

（3）手术后残存或尺寸＜3 cm 的 AVM 可考虑血管内治疗或立体放射治疗。

第四节　颅脑外伤

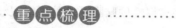

关于急性硬脑膜外血肿的叙述，不正确的是(C)

A．多数合并有颅骨骨折　　　　　B．CT 检查有助于诊断

C．均出现中间清醒期　　　　　　D．幕上急性硬膜外血肿以颞部多见

E．在中间清醒期常有头痛、恶心

重点梳理

（一）硬脑膜外血肿

1. 概述　硬脑膜外血肿约占外伤性颅内血肿的 30%，大多属于急性型，主要源于脑膜中动脉和静脉窦破裂，以及颅骨骨折出血。

2. 临床表现

（1）意识障碍：进行性意识障碍为硬脑膜外血肿的主要症状。常见情况：①原发性脑损伤轻，伤后无原发性昏迷，待血肿形成后出现意识障碍(清醒→昏迷)。②原发脑损伤略重，伤后一度昏迷，随后完全清醒或好转，但不久又陷入昏迷(昏迷→中间清醒或好转→昏迷)。③原发性脑损伤较重，伤后昏迷进行性加重或持续昏迷。

（2）颅内压增高：患者在昏迷前或中间清醒(好转)期常有头痛、恶心、呕吐等症状，伴有血压升高、呼吸和脉搏变慢等。

（3）瞳孔改变：小脑幕上血肿大多先形成小脑幕切迹疝，早期因动眼神经受到刺激，患侧瞳孔缩小；随即由于动眼神经受压，患侧瞳孔散大；脑疝继续发展，脑干严重受压，中脑动眼神经核受损，则双侧瞳孔散大。

（4）神经系统体征：①伤后立即出现局灶神经功能障碍的症状和体征，为原发性脑损伤的表现。②当血肿增大引起小脑幕切迹疝时，可出现对侧锥体束征。③脑疝进一步发展，脑干受压可导致去大脑强直。

3. CT 检查　可直接显示硬脑膜外血肿，表现为颅骨内板与硬脑膜之间的双凸镜形或弓形高密度影。还可了解脑室受压和中线结构移位的程度及并存的脑挫裂伤、脑水肿等情况。

4. 手术治疗

（1）适应证：①有明显颅内压增高症状和体征。②CT 扫描提示明显脑受压的硬脑膜外血肿。③小脑幕上血肿量＞30 mL、颞区血肿量＞20 mL、幕下血肿量＞10 mL 及压迫大静脉窦而引起颅内压增高的血肿。

（2）手术方法：①根据 CT 所见采用骨瓣或骨窗开颅，清除血肿，妥善止血。②血肿清除后，如硬脑膜张力高或疑有硬脑膜下血肿时，应切开硬脑膜探查。③病情危急，未行 CT 者，直接手术钻孔探查，再扩大成骨窗清除血肿。

5. 非手术治疗　凡伤后无明显意识障碍，病情稳定，CT 扫描所示幕上血肿量 $<30\ mL$，小脑幕下血肿量 $<10\ mL$，中线结构移位 $<1.0\ cm$ 者，可在密切观察病情下，采用非手术治疗。

（二）慢性硬脑膜下血肿

1. 概述　慢性硬脑膜下血肿多发于老年人，大多数有轻微头部外伤史。极少数患者可能与长期服用抗凝药物、营养不良、维生素 C 缺乏、硬脑膜出血性或血管性疾病等相关。

2. 临床表现　进展缓慢，病程较长，多为 1 个月左右，可为数月。临床表现差异很大，大致分为三种类型：①以颅内压增高症状为主，缺乏定位症状。②以病灶症状为主，如偏瘫、失语、局限性癫痫等。③以智力和精神症状为主，表现为头昏、耳鸣、记忆力减退、精神迟钝或失常。

3. 诊断　凡老年人出现慢性颅内压增高症状、智力和精神异常，或病灶症状，特别近期有过轻度头部受伤史者，应考虑慢性硬脑膜下血肿可能，及时行 CT 或 MRI 检查可确诊。CT 显示脑表面新月形或半月形低密度或等密度影；MRI 则为新月形或半月形的短 T_1、长 T_2 信号影。

4. 治疗　凡有明显症状者，应手术治疗，首选钻孔置管引流术。

（三）凹陷骨折

1. 临床表现　①多有头部外伤病史。②在受力点有头皮血肿或挫伤。③急性期可检查出局部骨质下陷。④当骨折片下陷较深时，可刺破硬脑膜，损伤及压迫脑组织导致偏瘫、失语或局灶性癫痫等相应症状。

2. 手术指征　①闭合性骨折 $>1.0\ cm$。②闭合性骨折位于脑功能区，压迫导致神经功能障碍。③开放性骨折。④闭合性骨折压迫静脉窦导致血液回流，出现颅内压增高。

3. 手术方法　①取出无污染的骨折片，塑形后原位固定。②去除严重污染骨折片，待二期修补。③合并颅内出血和脑挫裂伤者应按相应外科手术规范处置。

（四）头皮裂伤

1. 表现

（1）锐器致伤者伤口创缘整齐，多数裂伤仅限于头皮，可深达骨膜，一般颅骨完整。少数锐器可插入颅内，穿透颅骨和硬脑膜造成开放性脑损伤。

（2）钝器致伤者的裂伤多不规则，创缘有挫伤痕迹，常伴着力点的颅骨骨折或脑损伤。

2. 治疗

（1）尽早行清创缝合术，如受伤时间达 24 小时，只要无明显感染征象，仍可彻底清创后行一期缝合。

（2）术中将伤口内的头发、泥沙等异物彻底清除，明显坏死污染的头皮应切除，但不可切除过多，以免缝合时产生张力。

（3）清创时观察有无颅骨骨折或碎骨片，如发现脑脊液或脑组织外溢，按开放性脑损伤处理。

（4）术后给予抗生素。

第五节　神经外科常用操作

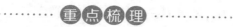

例题

患者已有明显颅内压增高体征,则不应做的检查是(C)

A. 头部 MRI

B. 颅骨 X 线片

C. 腰椎穿刺

D. 头部 CT

E. 头部 ECT

·········· 重点梳理 ···············

（一）神经系统查体

1. **脑神经检查**　包括嗅神经、视神经、动眼神经、滑车神经、展神经、三叉神经、面神经、位听神经、舌咽神经、迷走神经、副神经、舌下神经。检查时应按序进行,以免遗漏,同时注意双侧对比。

2. **运动功能检查**　包括肌容积、肌力、肌张力、不自主运动、共济运动、姿势和步态。

3. **感觉功能检查**　①浅感觉检查,包括痛觉、触觉、温度觉。②深感觉检查,包括运动觉、位置觉、震动觉。③复合感觉检查,包括皮肤定位觉、两点辨别觉、实体觉、体表图形觉。

4. **神经反射检查**

（1）浅反射:包括角膜反射、腹壁反射、提睾反射、跖反射、肛门反射。

（2）深反射:包括肱二头肌反射、肱三头肌反射、桡骨膜反射、膝反射、跟腱反射、阵挛。

（3）病理反射:包括 Babinski 征、Oppenheim 征、Gordon 征、Hoffmann 征。

（4）脑膜刺激征。

5. **自主神经功能检查**　包括眼心反射、卧立位试验、皮肤划痕试验、竖毛反射、发汗试验、Valsalva 动作。

（二）腰椎穿刺

1. **穿刺要点**　术者用左手固定穿刺点皮肤,右手持穿刺针,以垂直背部、针尖稍斜向头部的方向缓慢刺入。成人一般进针 4～6 cm,即可有落空感,表明针头已穿过韧带与硬脑膜。此时将穿刺针针芯慢慢拔出,可见脑脊液流出。

2. **测压**　放液前先接上测压管测量压力。测定压力时须嘱患者放松,并缓慢将双下肢伸直,以免因患者腹压增高而导致脑脊液压力测量值高于真实水平。正常侧卧位脑脊液压力一般为 $80～180\,mmH_2O$。

3. **采集脑脊液标本**　撤去测压管,用试管收集适量脑脊液送检。如需作培养时,应用无菌试管留标本。

    4. 术后观察   患者去枕平卧休息 4～6 小时,以免引起低颅压性头痛。

    5. 严格掌握禁忌证   凡疑有颅内压增高者必须先做眼底检查,如有明显视乳头水肿或有脑疝先兆者,禁忌穿刺。凡患者处于休克、衰竭或濒危状态,以及局部皮肤有炎症、穿刺点附近脊柱有结核病灶或颅后窝有占位性病变者均列为禁忌。